Neue medicinisch-chirurgische Beobachtungen

von

Christian Ludwig Mursinna,

Dritter General-Chirurgus, erster Professor der Chirurgie, bey dem Collegio-medico-chirurgico, Regiments-Wundarzt des höchlöbl von Möllendorfschen Regiments, Ober-Chirurgus und erster Geburtshelfer in der Charité.

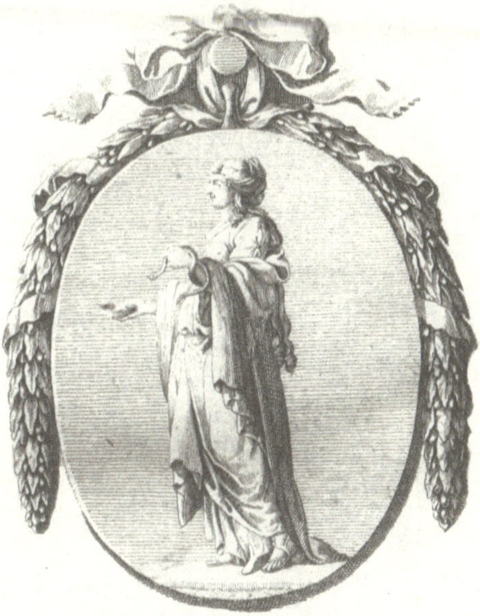

Berlin, 1796.
Bey Christian Friedrich Himburg.

Vorrede.

Seit der Zeit, da die zweyte Sammlung meiner medicinisch-chirurgischen Beobachtungen öffentlich erschien, sind eilf Jahre verstrichen, in denen ich zwar nicht müßig gewesen bin, aber durch mancherlei Ursachen verhindert wurde, jene Beobachtungen fortzusetzen.

Ich habe in diesen eilf Jahren große Veränderungen, und ich kann hinzusetzen, die wichtigsten meines Lebens erfahren. Ich wurde aus einer kleinen, entfernten Stadt, in die größte, volkreichste unsers Landes als Regimentswundarzt versetzt, und erhielt darin bald nachher die chirurgische Lehrstelle und die Aufsicht der äußern Kranken in der Charitee. Diese Aemter beschäftigten mich schon hinreichend und ließen mir wenig Muße zur Geisteserholung, und zu der mir sonst so angenehmen Beschäftigung, meine Beobachtungen aufzuzeichnen. Diese Muße wurde durch die nachherige weitläuftige Privatpraxis noch mehr eingeschränkt, und jener Trieb, meine Beobachtungen öffentlich mitzutheilen, größtentheils unterdrückt. Ich war zufrieden und hielt mich für meine saure Mühe belohnt, daß ich solche nur meinen Zuhörern mittheilen konnte.

Endlich wurde ich, im Jahre vier und neunzig, plötzlich von jenen Geschäften abgerissen und mit der Armee nach Polen beordert. Was ich hier während sechszehn Monaten, im medicinisch-chirurgischen Fache, wichtiges gesehen, erfahren und beobachtet habe, finden diejenigen wißbegierigen Jünglinge, die etwa durch meine Abwesenheit von Berlin und dem Lehrstuhle gelitten haben, hier treulich ohne Putz und Zierde, aber der Natur gemäß, aufgezeichnet. Erstere konnte ich hier nicht anbringen, weil ich von allen Gelehrten und Büchern entfernt, in einem mir ganz fremden Lande lebte, dessen Sprache mir unverständlich war, daher ich nur blos die letztere beobachten, von dieser lernen, und das Gelernte mit meiner Kenntniß und Erfahrung vergleichen, dadurch gegenwärtig nützen, und daraus für die Zukunft Schlüsse ziehen konnte.

Außer diesen im Felde gemachten Beobachtungen, habe ich jene, die ich in glücklicheren Zeiten zu machen Gelegenheit hatte, hier mit angeführt, und jenen, wie es die Ordnung erforderte, entweder vorgesetzt oder beygefügt.

Man darf also in diesen Beobachtungen weder Speculationen noch Citationen großer Männer, und noch weniger neue Mittel und Entdeckungen suchen, sondern solche blos nach der Natur und der Wahrheit gemäß gezeichnet erwarten. Aber diese und eine richtige

Darstellung der beobachteten Krankheiten, nebst einer freyen Beurtheilung ähnlicher Fälle, wird man darin finden, und sich davon durch die Erfahrung überzeugen. Sollte ich dadurch hie oder da den Meinungen und Beobachtungen eines großen Mannes zu nahe getreten, oder davon abgewichen seyn; so beliebe man zu erwägen, daß wir Sterblichen nicht immer einerley Meinung seyn, nicht alles auf gleiche Art sehen und beurtheilen können, und daß auch dies zur wesentlichen Verbesserung der Kunst beytragen kann. Es findet sich doch endlich ein erfahrener Mann, mit großer Beurtheilungskraft und Wahrheitsliebe ausgerüstet, der alles sammelt, untersucht, vergleicht und richtige Schlüsse daraus zieht, und der Wahrheit einen dauernden Tempel errichtet.

Ich habe zuerst die Kopfverletzungen, die ich theils im Frieden, theils im Kriege zu sehen Gelegenheit hatte, beschrieben und daraus einige Folgerungen gezogen. Eben so habe ich die im Felde beobachteten Verletzungen des Gesichts, der Gliedmaßen, des Halses, der Brust und des Bauchs beschrieben, und die in friedlichen Zeiten, besonders in Berlin gesammelten, wichtigen Fälle, jenen, theils der Erläuterung, theils der Ordnung wegen, beygefügt, und unten endlich die wichtigsten innern Krankheiten der Armee, bey der ich stand, mit angeführt.

Auch diese habe ich, wie ich sie mit meinen eigenen Augen gesehen, nach ihrem Anfange und Ausgange, sorgfältig beobachtet, so wie meine dawider gebrauchten Mittel treulich beschrieben. Ich hatte hier, wie ich schon erinnert, keine Gelegenheit, mich weder durch Bücher, noch große Aerzte zu belehren, sondern mußte mich lediglich an meinen schon erworbenen Kenntnissen und Erfahrungen halten, und durch sorgfältige Versuche hie oder da abnehmen oder zusetzen. Doch habe ich zwischen der Ruhr und den Faulfiebern, die ich im Jahre neun und siebenzig beobachtet, und im Jahre achtzig beschrieben habe, eine große Aehnlichkeit, so wie auch größtentheils darin gleiche Heilmittel anwendbar und nützlich gefunden.

Man hat hier zwar über die Krankheiten, die diesen Winter unter den Truppen, und zum Theil unter den Einwohnern in Südpreußen so häufig geherrscht haben, viel raisonnirt, und solche theils für äußerst bösartig und ansteckend, theils gar für pestartig gehalten, aber selten den wahren Character der Krankheiten gekannt, und noch weniger die Ursachen davon eingesehen. Man urtheilte größtentheils blos nach dem Erfolg, weil man sah, daß täglich viele Menschen von gleichen Krankheiten plötzlich befallen, und nicht wenige davon ein Raub des Todes wurden.

Ich habe mich bemühet, nicht nur den Character der damals herrschenden Krankheiten, sondern auch die Ursachen derselben anzugeben, und endlich bewiesen, daß sie nichts weniger als pestartig, ja eigentlich nicht einmahl ansteckend, und daher, unter gewissen Umständen und gehörig behandelt, größtentheils heilbar waren. Die Ursachen dieser häufigen und fürchterlichen Krankheiten waren eigentlich nicht schwer auszumitteln, wie dies dem denkenden Leser einleuchten wird; aber die Mittel, sie zu heben, waren theils zu kostbar, theils gar nicht zu haben; daher so viele Abartungen der Krankheiten, und über alle Beschreibung häufigen Rückfälle, die am Ende die so oft bezwungene Krankheit veränderten, die schwachen Kräfte erschöpften und den Tod bewürkten.

Wer diese Krankheiten gesehen und besonders behandelt hat, kann sagen, daß er das größte Elend des Menschen gesehen, die fürchterlichsten Erscheinungen in der Natur bemerkt, und mit nie gesehenen Zufällen und nie gekannten Uebeln zu kämpfen gehabt hat, und sich glücklich schätzen, davon gekommen zu seyn, und das Ende dieser unsäglichen

Leiden, und endlich den gesegneten, beglückenden Frieden zu sehen. Doch ist meines Wissens kein Feldarzt, kein Regimentswundarzt und kein Staabs- noch Oberchirurgus diesen Feldzug bey dieser Armee gestorben, obgleich viele davon schlecht krank gewesen sind; welches doch auch etwas wider die allgemein angenommene Tödtlichkeit der Krankheit beweiset; wie dies denn noch besonders aus meiner Beschreibung dieser Krankheiten erhellen wird.

Inhalt.

Erste Beobachtung,

eines Eindrucks am Stirnbein, der durch eine äußere Ursache veranlaßt, durch die Trepanation gehoben, und glücklich geheilt wurde.

Den 6. Oktober 1785 wurde ich nahe bey Bielefeld zu einem Bauer gerufen, um seinem hart verletzten Sohne Hülfe zu leisten.

Ein achtzehnjähriger Jüngling stürzte gegen Abend, fünf Stunden nach dem Mittagsessen, dreyßig Fuß hoch auf den harten Fußboden eines Bauernhauses nieder, und blieb sinnlos, fast ohne alle Lebenszeichen liegen, wobey ihm aus der Nase und den Ohren Blut floß. Man brachte ihn ins Bette, und schickte zu mir.

Ich fand den Verletzten zwar ohne Bewußtseyn, aber nicht ganz sinnlos. Er holte schwer und röchelnd Athem; die Augen waren geschlossen, und schienen ganz unwürksam, weil die Eröffnung derselben gar keine Veränderung der etwas zusammengezogenen Pupillen, und auch keine Empfindung bey dem Verletzten verursachte. Den Puls fühlte ich hart, ungleich, und geschwind, einige neunzig Schläge in der Minute, aber nicht aussetzend. Der Blutfluß aus der Nase und den Ohren hatte aufgehört.

Bey der näheren Untersuchung fand ich eine Geschwulst über dem Stirnbein, einer welschen Nuß groß. Nach einem Druck auf diese Geschwulst äußerte der Verletzte eine größere Empfindlichkeit, warf sich herum, griff mit der Hand gegen diese Stelle, und knirschte mit den Zähnen, ohne einen Laut oder Zeichen des Bewußtseyns zu geben.

Ich schloß aus der Höhe des Falles und der Härte des Fußbodens, wie aus den Zufällen, daß der Knochen verletzt, und eine Blutergießung erfolgt seyn könnte. Ich durchschnitt daher, nach weggenommenen Haaren, jene Geschwulst bis auf den Knochen, und fand diesen, in einem Umfange eines Dukatens groß, einige Linien tief eingedrückt, ohne Riß oder Bruch. Ich entblößte daher diese ganze Stelle durch einen Kreuzschnitt, um nöthigenfalls die Durchbohrung unternehmen zu können.

Theils die Durchschneidung der fleischigten Theile, theils die hierauf erfolgte ungewöhnliche Blutung hatte in dem Verletzten mehrere Empfindlichkeit und Besinnungskraft erregt, so daß er nicht nur mehr und lauter klagte, sondern auch einige Fragen gehörig beantwortete.

Diese Besinnungskraft wurde nach einem großen Aderlaß am Arm und kalten Wasserumschlägen über den Kopf noch vermehrt, so daß er seine Mutter erkannte, und zu Trinken verlangte. Indessen dauerte diese Würkung nicht lange, sondern der vorige sinnlosere Zustand erfolgte bald wieder. Und ob ich gleich eine Stunde nachher noch einmal die Ader öffnete, und in beyden malen wohl an dreyßig Unzen Blut abgezapfet hatte, so verfiel er doch bald nachher wieder in den ersten empfindungsloseren Zustand, holte schnarchend und tief Athem, warf sich umher, griff oft mit der Hand nach der verletzten Stelle, und äußerte große Unruhe, ohne seiner bewußt zu werden.

Alles zeigte vom Druck und Reiz aufs Gehirn, daher ich die Ausbohrung des niedergedrückten Knochenstücks für nothwendig hielt.

Theils hatte ich keine Instrumente bey mir, theils wollte die Mutter, wenigstens diesen Tag noch nicht, die Operation gestatten, weßwegen ich dem Kranken eine Auflösung von einem Loth Salpeter, zwey Loth Glaubersalz, sechszehn Loth Wasser, und zwey Loth Oxymel stündlich löffelweise nehmen, und einige Clystiere setzen ließ, und die Operation auf den andern Tag früh bestimmte. Dazwischen wurde ihm öfters Wasser, auch Thee, mit Citronensäure löffelweise eingestößt, welches er zwar langsam, aber doch nach und nach hinunterschluckte. Die kalten Umschläge über den Kopf wurden die Nacht durch fortgesetzt.

Am Morgen fand ich den Verletzten in den nämlichen eben beschriebenen Umständen; doch hatte er, so oft man ihm Getränk oder Medizin gereicht, alles leicht niedergeschluckt, und einige unwillkührliche Stühle gehabt, auch so den Harn wegfließen lassen.

Ich fand auch jetzt die niedergedrückte Knochenstelle in nichts verändert, die Pupillen zusammengezogen, noch unempfindlicher, und alle übrigen Zufälle wie gestern.

Ich setzte daher sogleich eine große Krone auf die eingedrückte Knochenstelle, um dadurch das ganze Stück auf einmal auszubohren. Der ungewöhnlich starken Verblutung wegen, die nach der Durchbohrung der ersten Knochentafel erfolgte, geschah dies langsam, weil die Krone öfters abgenommen, und die Wunde vom Blut gesäubert werden mußte.

Nach der Entfernung des Knochenstücks fand ich die harte Hirnhaut nicht nur mit geronnenem Blute bedeckt, sondern auch dunkelroth, pulsirend, etwas gespannt, und einige Linien im Umkreise vom Knochen getrennt. Nachdem ich die Hirnhaut ins Kreuz zerschnitten hatte, floß nicht nur etwas Blut aus, sondern ich fand auch noch mehrere geronnene Stücke auf dem Gehirne, die ich nach und nach, theils durch das Myrthenblatt, theils durch einen gelinden Druck, rund um auf die zum Theil getrennte Hirnhaut herauszog, und herauspreßte. Gleich nachher sah ich nicht nur die weißgraue Masse des nunmehr stärker pulsirenden Gehirns, sondern auch mit Bewunderung und Freude, wie sich so nach und nach der natürlich gesunde Zustand des Verletzten wieder einfand. Er erkannte nicht nur gleich seine Anverwandten, sondern auch alles Uebrige, und hatte den völligen Gebrauch seiner Sinne.

Ich verband daher die Wunde mit einem aus Charpie bereiteten, mit einem Faden versehenen Plättchen, etwas größer als die durchgebohrte Stelle, und brachte dies trocken zwischen die harte Hirnhaut und den Schädelknochen, füllte nun mit ähnlichen Charpiebäuschen diese Oeffnung aus, bedeckte die Wunde mit Wundbalsam, legte eine mit goulardischem Bleywasser befeuchtete Compresse darüber, und befestigte dieses vermittelst einer sechsköpfigten Binde, die ich nach Trepanationen, wie auch in allen andern beträchtlichen Kopfverletzungen für die vorzüglichste halte.

Blos des jungen unerfahrenen Wundarztes wegen beschreibe ich dieses so genau und bestimmt, weil hier über den Verband noch immer die Meinungen der Wundärzte verschieden sind; der eine will einen trockenen, der andere einen feuchten Verband, weil ersterer nach ihrer Meynung unmittelbar aufs Hirn oder dessen Häute zu sehr drückt und reizt. Der eine bringt ein rundes Läppchen, der andere ein Charpieblättchen zwischen den Knochen und die Häute. Der eine füllt die Knochenwunde stark, der andere gelinde aus; der eine schneidet die fleischigten Decken ins Kreuz, oder oval, andere Vmäßig durch. Der eine schneidet nachher diese Wundlefzen gleich weg, und der andere erhält sie, schont sie, und befördert selbst dadurch am Ende die Heilung. Der eine legt die große Kopf- oder eine andere Binde, und der andere die sechsköpfigte u. s. w über, und jeder führt für seine Methode Gründe an.

So klein diese Erinnerungen vielleicht vielen scheinen mögen, und so wenig sie auch zur Lebenserhaltung, und selbst zur Heilung überhaupt beytragen, so nothwendig ists doch immer für den angehenden Wundarzt, etwas Bestimmtes hierüber zu wissen, sich der besten, der sanftesten und zweckmäßigsten Verbindungsart zu bedienen.

Wenn ich den Hirnschädel durchbohren will, so zerschneide ich die fleischigten Bedeckungen dergestalt ins Kreuz, daß dadurch ein größerer Theil des Knochens entblößt wird, als ich mit einer Krone durchbohren kann. Einmal, um den entblößten Knochen weiter beschauen, und dessen Gesundheit oder Verletzung besser und in größerm Umfange entdecken zu können; zweitens, um nach dieser Erkenntniß gleich ohne weiteres Schneiden noch eine Krone ansetzen zu können. Der etwas größere Schnitt schmerzt, — wenn auch der Verletzte Gefühl hätte, — wenig mehr, heilt eben so geschwind, und der etwas weiter entblößte Knochen verursacht keinen Nachtheil, wenn er auch nicht durchbohrt werden dürfte. Man darf nur in diesem Fall die Fleischlappen gleich wieder anlegen, vereinigen, und durch einen guten Verband zusammenhalten, wie ich öfters mit Glück gethan habe, und alles aus Erfahrung rede. Den Kreuzschnitt ziehe ich vor, weil dieser am leichtesten zu machen, am fähigsten den Schädel weit nach allen Seiten zu entblößen, und diese Entblößung erforderlichenfalls auch leicht durch verlängerte Schnitte der vier Winkel zu erweitern ist. Die Lappen schneide ich nicht weg, um die Schmerzen zu mindern, und Masse zu ersparen, die den Verband keinesweges hindern, sich zwar anfangs etwas zurückziehen und kürzer werden, sich aber am Ende auch leicht wieder verlängern lassen, und nun die Heilung ungemein befördern, die im Gegentheil sehr verzögert wird, weil die weggeschnittene Haut überhaupt, besonders aber am Kopf, nur langsam, und durch die Ausdehnung wächst, und dieser Wachsthum durch viel Kunst und Mühe befördert werden muß.

Zur Durchbohruug des Schädels bediene ich mich einer großen pyramidenförmigen, an den Seiten und unten wohlgeschärften Krone, weil ich dadurch auf einmal ein großes Knochenstück geschwind und sicher ausbohren kann, und weil der größere Knochenverlust nichts schadet, wohl aber, wie bekannt ist, viel fruchtet, und zuweilen das mehrere Bohren unnöthig macht. Nach dem ausgebohrten Knochenstücke durchschneide ich allemal die harte Hirnhaut ins Kreuz, und löse sie einige Linien umher vom Knochen, theils um die ganze Verletzung genauer zu untersuchen, theils um den Ausfluß der hier zuweilen ergossenen oder hingepreßten Feuchtigkeiten zu befördern. Die Zerschneidung der Hirnhaut, so wie die vorsichtige Trennung derselben vom Schädel, hat, nach meinen Erfahrungen, nicht den geringsten Nachtheil; die Feuchtigkeit der getrennten Gefäße sammelt sich in diesem Fall nie zwischen dem Schädel und jener Haut an, sondern fließt bey jeder Erhebung des Hirns leicht aus der Knochenwunde, worauf die Verwachsung der Hirnhaut mit dem Schädel nach und nach wieder erfolgt.

Sowohl die Wunden der Hirnhäute als des Schädels verbinde ich mit trockner Charpie auf die vorbeschriebene Art, wenn nicht eine große Quetschung oder Zerstörung der Hirnhäute eine andere örtliche Behandlung erfordern, weil die in den ersten Tagen ausfließenden Feuchtigkeiten hier leichter eindringen, als wenn die Verbandstücke auch mit dem sanftesten Mittel befeuchtet wären, folglich im ersten Fall aller Reiz aufs Gehirn und dessen Häute verhindert, im letzten aber offenbar befördert, und das Gegentheil von dem, was man beendzweckt hat, bewürkt wird.

Der Verband wird die ersten Tage alle vier und zwanzig Stunden, auch wohl wenn viele Feuchtigkeiten ausfließen, oder ein neuer Druck oder Reiz aufs Gehirn bemerkt wird, mehrmal erneuert. Wenn alles gut geht, wenig Feuchtigkeiten ausfließen, verbinde ich in der Folge sparsamer, alle zwey oder auch wohl nur alle drey Tage, um nicht die Heilung durch die eindringende Luft und neue Verbandstücke zu stören: weil hier selten solche Eiterung statt findet, die die öftere Reinigung und Erneuerung des Verbandes erfordert. Sowohl die Ausfütterung der Knochenwunde als auch der äußere Verband muß locker, weder in der Tiefe noch im Umfange fest angelegt werden, weil hierdurch der Druck aufs Gehirn vermieden, die Erzeugung und der Wachsthum der vernichteten Theile, folglich die Heilung, befördert wird. Es ist falsch, das nach solchem lockern Verbande das Gehirn vorragt, wohl gar äußerliche Geschwülste und Brüche gebildet werden. Das Gehirn erhebt sich in diesem Fall, selbst wo mehrere Kronen angesetzt sind, nie, und tritt noch weniger in oder über die Knochenwunde. Jene Erhebungen sind kleine Auswüchse der neuerzeugten Knochen- und Fleischmasse, welches eine Folge des zu fettigen Verbandes und der übeln Behandlung überhaupt ist. Der Höllenstein und ein trockner Verband setzt diesem bald Grenzen; letzterer verhindert aber dergleichen Auswüchse auch schon grösstentheils allein.

Am folgenden Morgen, als den 8. Oktober und den dritten Tag der Verwundung, fand ich den Verletzten ebenfalls munter, bey völligem Verstande, und mit einem mäßigen Fieber. Er hatte die Nacht abwechselnd ruhig geschlafen, beym Erwachen viel getrunken, binnen vier und zwanzig Stunden drey flüßige Stühle gehabt, und nur gegen Morgen über größere Schmerzen in der Wunde und der ganzen rechten Seite des Körpers geklagt. Letzterer war eine Folge des Falls an dieser Seite, daher auch hin und wieder blaue Flecke bemerkbar waren, und ersterer von dem Druck des nun stark befeuchteten Verbandes: denn die ausfließenden Feuchtigkeiten hatten den ganzen inneren und äußeren Verband durchdrungen, und roth gefärbt. Nachdem ich alles entfernt, die Wunde bis aufs Gehirn vorsichtig mit lockerer Charpie ausgetrocknet und gereiniget hatte, erneuerte ich den Verband vorbeschriebenermaßen.

Ich behandelte den Verwundeten noch antiphlogistisch, und lies ihm eine dergleichen Diät und sich ruhig halten.

Den fünften Tag verminderte sich der Ausfluß der Feuchtigkeit, und es erfolgte eine gute Eyterung.

Der Verwundete war nun ganz ohne Fieber und ohne alle üble Zufälle, hatte natürliche Absonderungen und recht gute Eßlust. Am Kopfe klagte er blos beym Verbinden über eine geringe Empfindung, nachher empfand er gar nichts; so daß man ihn kaum von seiner großen Verletzung überzeugen, und daher nur mit Mühe im Bette erhalten konnte. Deßwegen setzte ich auch alle Arzeneyen aus, und empfahl blos eine strenge, wenigstens vorsichtige Diät, welches aber leider, wie dies nur gar zu oft geschieht, nicht lange befolgt, sondern grobe Nahrungen genossen wurden, daher ich auch öfters wieder durch Abführungen, einmal selbst durch ein Brechmittel, ausleeren mußte.

Nichts destoweniger erfolgte die Heilung ohne alle Kunst in der siebenten Woche, nachdem sich den sieben und dreyßigsten Tag nach der Durchbohrung der innere Knochenrand dieser ausgebohrten Stelle ohne alle Kunst abblätterte. Es entstand äußerlich eine platte feste Narbe, die nachher völlig wieder von den neu angewachsenen Haaren bedeckt wurde, und nicht die geringste Unbequemlichkeit verursachte. Auch in der Folge, da ich diesen Geheilten nach zwey Jahren beobachtete, habe ich nicht den geringsten Nachtheil von dieser Operation oder irgend einen widrigen Zufall bemerkt.

Ich habe nach der völligen Heilung nichts gethan, was die Ausdehnungen der fleischigten Theile über die Narbe verhindern konnte; kein Blättchen noch irgend eine Schiene, überhaupt weiter keinen äußeren Druck angebracht, sondern alles der Natur, nachdem sich die Wunde einmal völlig vernarbt hatte, überlassen. Ich schloß, daß hier sowohl wie bey den Wunden der andern fleischigten und festen Theile, sich nach der gehörigen Heilung eine neue Fleisch- und Knochenmasse erzeugen, und nach und nach ihre natürliche Gestalt erhalten werde: und fand dies sowohl hier als in andern ähnlichen Fällen durch die Erfahrung vollkommen bestätigt. Ich glaube daher, daß jene Erhebungen und Auswüchse der fleischigten Theile nach Trepanationen, die andere Beobachter bemerkt haben wollen, durch eine üble Verbindungsart der Wunde verursacht worden sind; so wie ich mich auch überzeugt habe, daß hier das ausgebohrte Knochenstück, eben sowohl wie bey andern Knochen, wieder erzeugt werde, und die gehörige Festigkeit erhalte; wie aus den folgenden Fällen noch mit mehrerem erhellen wird.

Zweyte Beobachtung,

des Beinfraßes am Stirnbein, und der dawider glücklich angewendeten Trepanation.

Ein Prediger aus Blotho, in Westphalen, kam eines Morgens in Bielefeld zu mir, äußerst beängstigt, mit Thränen in den Augen, und zeigte mir eine Geschwulst an der Stirne, und bat flehentlich, ihm darüber meine Meynung zu sagen, und ihn, wo möglich, von diesem Uebel, das ihm schon lange die größten Beschwerden und Bekümmernisse verursacht und bisher allen Mitteln getrotzt hätte, zu heilen.

Ich betrachtete die Geschwulst näher, und fand sie nahe an der Nath, wo sich das Stirnbein mit dem linken Seitenbeine vereinigt, so groß wie ein Entenev, ganz weich und weiß, aber unschmerzhaft.

Auf mein Befragen, nach der Ursache und Entstehung dieser Geschwulst, antwortete mir der Prediger: daß er seit mehrern Jahren an dieser Stelle bald mehr bald weniger Schmerzen empfunden, und deßwegen mancherley Aerzte und verschiedene Mittel gebraucht habe. Indessen wäre nicht nur an dieser

Stelle äußerlich nicht das geringste Widernatürliche bemerkbar gewesen, sondern die Schmerzen hätten sich auch nach verschiedenen Mitteln, besonders dem Aderlassen, wieder vermindert, jedoch seit drey Jahren nicht gänzlich nachgelassen; seit einem Jahre aber hätten sich nicht nur die Schmerzen vermehrt, und ihn größtentheils den Schlaf gestört, sondern auch keinem Mittel weichen wollen. Vor sechs Monaten ungefähr hätte er an dieser Stelle zuerst eine kleine Erhabenheit, ohne Röthe, bemerkt, und diese sogleich seinem Wundarzt entdeckt. Und ob dieser gleich alle bekannten inneren und äußeren Mittel versucht hätte, so wäre doch weder eine Vertheilung noch Eyterung erfolgt, vielmehr sey diese Erhabenheit nach und nach gewachsen, und zu der gegenwärtigen Größe gediehen. Seit kurzer Zeit hätte sie sich schneller erhoben, mehr erweicht, und seinem Arzt und Wundarzt sehr bedenklich geschienen; ob itzt gleich seine Schmerzen viel leidlicher wären.

Auf mein ferneres Befragen: ob er keine äußere Verletzung oder bekannte innere Schärfe zur Ursache angeben könne? antwortete er: Nein! außer daß er einmal in seiner Jugend, vor funfzehn Jahren, auf dem Eise gefallen, und darauf nicht nur einige Minuten betäubt worden sey, sondern auch an dieser Stelle eine Beule erhalten, und lange nachher Kopfschmerzen erlitten hätte.

Außerdem sey ihm keine äußere Ursache bekannt, und am wenigsten eine Schärfe der Säfte, wie er denn auch nie venerisch gewesen sey, noch andere Krankheiten, außer ein Lippengeschwür, erlitten habe. Er glaube aber mit vielen Gründen jene Verletzung für die Ursache zu halten, weil er seit dem Fall, öfters, bald in kürzerer, bald in längerer Zwischenzeit, Schmerzen an der verletzten Stelle empfunden hätte.

So seltsam dies klang, und so sehr es mir auffiel, so habe ich doch nie eine andere Ursache entdekken können, sondern diese angebliche für die wahrscheinlichste gehalten.

Ich entdeckte nun dem Prediger, daß itzt höchstwahrscheinlich Eyter in der Geschwulst befindlich sey; daß sie nothwendig geöffnet werden müsse, und daß ich die Verderbung des Knochens befürchtete.

Den folgenden Morgen, den 13. Oktober 1786, öffnete ich die Geschwulst, und es floß wenigstens eine Obertasse voll dicken weißen gutartigen Eyters aus. Wegen der Verblutung konnte ich die Wunde itzt nicht gehörig untersuchen, daher verband ich sie trokken, verordnete dem Kranken eine gelinde Abführung, und suchte seine große Angst durch die Vorstellung einer gründlichen Heilung zu mildern, und ihm zugleich Muth und Vertrauen einzuflößen. Am folgenden Morgen fand ich bey Eröffnung der Wunde meine Vermuthung gegründet, und nicht nur die Schädelhaut, sondern auch den Knochen verdorben, so daß ich durch diesen eine feine Sonde führen konnte. Ich erweiterte die Wunde, und füllte sie mit lockerer Charpie aus. Uebrigens klagte der Verwundete über keine Schmerzen, war munter, fieberfrey, und frohen Muths.

Da er etwas viel Blut verloren, auch vor einigen Tagen Blut gelassen hatte, ordnete ich blos gelinde abführende Mittel, und eine zweckmäßige Diät.

Den 15. früh entdeckte ich, daß der Knochen an einer Stelle durchfressen sey, daher man das Pulsiren des Hirns deutlich bemerken konnte. Mit jeder Erhebung des Hirns floß zugleich eine dünne, weiße, übelriechende Jauche aus dieser Oeffnung. Ich verband die Wunde abermals trocken, und stellte vor, daß dies Uebel nicht ohne die Trepanation geheilet werden könnte. Der Verletzte, ein beherzter, entschlossener Mann, voll Hoffnung und Liebe zur Genesung, willigte gleich ein, und bat nur, den Herren Hofrath Müller, ein in der That vorzüglicher Arzt, zu Rathe zu ziehen. Dieser kam den folgenden Morgen, war völlig meiner Meynung, daher die Trepanation auch einige Stunden nachher unternommen wurde.

Ich erweiterte nun die Wunde durch einen Kreuzschnitt, und entblößte den Knochen von seiner Beinhaut, die zwar an einer kleinen Stelle eines Dreyers

groß,

groß, über der durchlöcherten Knochenstelle, verdorben und zerfressen, sonst aber allenthalben so fest wie im natürlichen Zustande mit dem Schädel verbunden war, und ihre gehörige weiße Farbe hatte.

Obgleich die Durchschneidung der Schwarte, und die Lostrennung der Beinhaut, nur einige Minuten dauerte, verlor der Verwundete doch wohl ein halbes Pfund Blut, deswegen wir ihn nicht zur Ader, wohl aber ein kühlendes Tränkchen nehmen, und eine strenge Diät halten ließen.

Diesen Abend hatte er einen starken Fieberanfall, erst Frost, uud dann große Hitze, die sich gegen Morgen, nach einem starken Schweiß, wie das Fieber überhaupt, verminderte. Doch klagte er über einen drückenden Kopfschmerz, und hatte eine große Neigung zum Schlaf, so daß er sowohl den Abend als die ganze Nacht fortschlief, und schwer ermuntert werden konnte. Ich leitete dies von dem, wegen der großen Verblutung nöthigen festen Verbande und dadurch verursachten Druck aufs Hirn her, weil dadurch natürlich der Ausfluß des Eyters gehindert worden war. Den folgenden Morgen, als den 18ten, eröffneten wir den Verband. Es floß eine Menge dünner, übelriechender Jauche aus der Knochenöffnung, die mit jeder Erhebung des Hirns aufs neue vordrang, und von einer weiten Trennung der harten Hirnhaut vom Schädel zeugte.

Ich setzte also gleich eine Krone dergestalt an, daß ich die zerfressene Knochenstelle umfaßte, und bohrte das ganze verdorbene Knochenstück langsam und nicht ohne Mühe aus, theils weil der Knochen ganz ungewöhnlich dick war, und theils weil die Zähne der Säge auf der einen Seite die lockere Masse, womit die Knochenwunde angefüllt war, faßten, wodurch eine ziemlich starke Verblutung verursacht wurde, welche ich nie in dem Grade bemerkt habe, und die das öftere Absetzen und Abtrocknen der Krone und der Wunde nöthig machte. Sobald der Knochen völlig ausgebohrt war, hörte die Verblutung auf, und wir entdeckten nicht nur etwas dünnen Eyter auf der harten Hirnhaut, auf dieser Stelle, sondern noch mehr rechterseits, und nach oben, und zugleich an diesen Stellen die Lostrennung der harten Hirnhaut, so daß wir die Sonde ganz leicht, einen Zoll rechts und anderthalb nach oben unter dem Knochen fortbewegen, und eine Höhle, mit Eyter gefüllt, bemerken konnten. Dieser quoll auch bey jedem Athemholen heraus. Die harte Hirnhaut war unverletzt, und nur an einer kleinen Stelle, unter den Knochenfraß, misfärbig, bleich und schlaf, daher dieser Theil, eines Groschen groß, auch weniger pulsirte, als die gesunden Seitentheile der Hirnhaut, die auch, rechts und nach oben ausgenommen — wie ich schon vorher erwehnt habe — allenthalben mit dem Schädelknochen fest verbunden war.

Um nun die Eyterquelle, so weit die Hirnhaut noch vom Knochen getrennt war, völlig zu entblößen, wurde beschlossen, an dieser Stelle noch eine Krone anzusetzen; ob es gleich schien, daß wir den Knochen, so weit er zerfressen war, gefaßt, und mit einmal herausgebohrt hatten. Das erste ausgebohrte Stück war auf der einen Seite durch beyde Tafeln schwarz und zerfressen, doch war diese Zerfressung größer und in weiterm Umfange an der innern als äußern Tafel, daher sehr wahrscheinlich die Verderbniß des Knochens an der inneren Tafel zuerst entstanden war, wie dies am Ende noch deutlicher erhellen wird.

Ich verband die ganze Wunde blos mit trockner, lockerer Charpie, außer daß ich ein feines rundum ausgestopftes Läppchen auf die Hirnhaut dergestalt anbrachte, daß nicht nur diese pulsirende Haut für den Druck der von dem ausgebohrten Knochenstück zurückgebliebenen Ränder geschützt, sondern auch die Oeffnung nach der Seite und oben etwas ausgefüllt, und dadurch der Abfluß des Eyters, nach der gemachten Oeffnung begünstigt wurde. Die Ränder der Wunde belegte ich mit der Basilioumsalbe, bedeckte sie mit einer weichen, achtfachen Kompresse, und befestigte alles durch die sechsköpfigte Binde.

Der Operirte war während der ganzen Operation sehr gelassen und standhaft, klagte über gar keine Schmerzen, und blieb auch nachher davon, so wie vom Fieber oder andern Zufällen, völlig befreiet. Indessen wurden ihm, des starken Pulses wegen, zehn Unzen Blut aus der Ader gelassen. Uebrigens muste er eine antiphlogistische Mixtur, aus Salz, Tamarinden und Oxymel, in der Art fortnehmen, daß täglich einige Stühle erfolgten, und dabey eine strenge Diät halten.

Diese Nacht schlief der Operirte ganz natürlich, und war auch am Morgen munter und ohne alle Zufälle.

Bey der Eröffnung des Verbandes bemerkten wir abermals eine Menge dünnen, übelriechenden Eiter, welcher besonders unter dem Theil des Knochens hervorquoll, wo die Hirnhaut losgetrennt war. Ich verband die Wunde wieder trocken, und entblößte nun noch den Schädel von seiner völlig gesunden, und sehr fest anhängenden Schädelhaut, um morgen die zweite Krone ansetzen zu können. Jenes führe ich deßwegen an, weil man bemerkt haben will, daß bey der Trennung der Duramater von der innern Schädelfläche, auch das Pericranium über dieser Stelle getrennt sey, und nimmt dies gleichsam als ein Kennzeichen an, daß jene, falls diese getrennt und verdorben wäre, es auch seyn müsse, welches dieser Fall widerlegt.

Den folgenden Tag, als den 20sten dieses, wurde die zweite Krone neben der ersten Stelle dergestalt angesetzt, daß wir dadurch die getrennte Hirnhaut entblößten. Hier ging die Durchbohrung des Knochens geschwinder vor sich, weil keine solche Verblutung erfolgte. Dies ausgebohrte Knochenstück war unbeschädigt und ganz natürlich, dagegen die harte Hirnhaut unter demselben noch misfarbiger, fast bräunlich, schlaff und zusammengefallen, doch nicht ganz durchlöchert.

Ob ich zwar die rechte Stelle, da die Hirnhaut vom Schädel losgetrennt war, getroffen hatte, so konnte man doch noch, auf der einen Seite und nach oben, gerade über dem obern, größern Blutbehälter, die Sonde zwischen dem Schädel und der Hirnhaut wohl zwey Zoll lang fortschieben. Da diese Haut hier herum aber völlig gesund, so wie auch der Knochen unbeschädigt war, verband ich die Wunde ebenfalls trocken, und hoffte, da der Eyter nun aus der großen Wunde frey ausfließen und herausgeschaft werden konnte, die Vereinigung jener Haut mit dem Schädel. Dieser Ausfluß wurde durch eine gegenseitige Lage begünstigt.

Der Operirte hatte abermals, weder bey der Entblößung des Schädels, noch bey der Durchbohrung des Knochens etwas empfunden, und hatte auch diesen Tag gar keine Zufälle und eine sehr ruhige Nacht.

Am folgenden Morgen fand ich den Eyter weißer und geruchloser; auch ließ sich etwas von dem Verdorbenen der harten Hirnhaut trennen und wegnehmen. Um dies zu befördern betupfte ich sie itzt mit Terpentingeist und verband übrigens trocken und wie vorher.

Den 23sten hatte sich das Verdorbene der harten Hirnhaut völlig abgesondert, so daß diese nun überall roth erschien, und sich bey jedem Athemholen stärker erhob.

Der Eyter war nun zwar weiß und gutartig, aber doch noch zu häufig, weil durch die weitere Trennung der harten Hirnhaut vom Knochen, zwey kleine Höhlen gebildet waren, worin sich der Eyter versammelte und die Vereinigung der Hirnhaut mit dem Schädel verhinderte. Ich suchte diesen Eyter durch lockere Charpie und durch ein feines Myrtenblatt sorgfältig herauszuschaffen, und brachte feine Leinewandsfasern in diese Höhlen, um den Eyter aufzunehmen. Man rieth Einsprizzungen, die ich aber in den mehrsten Fällen, wo nicht zwey gegenseitige Oeffnungen sind, und besonders hier, scheue und für schädlich halte, weil die eingesprizten Feuchtigkeiten, so sanft sie auch seyn mögen, immer reizen, sich ansammeln, und gerade den Endzweck, wozu sie bestimmt sind, nämlich die Reinigung und Heilung zu befördern, verhindern. Freilich wären durch das Ansezzen zweyer Kronen diese Höhlen am sichersten geöfnet worden, wenn man nicht die zu große Entblößung der Hirnhaut und auch die Schmerzen gescheuet, und, da noch keine dringende Gefahr vorhanden war, erst die gelinden Mittel hätte versuchen wollen.

Das Befinden des Operirten war diese Tage bis zum 1sten November so gut, und die Wunde so schön, daß ich alle innere Arzeneyen aussetzte, und blos eine magre Diät halten ließ, wobey er denn doch täglich zum Mittage etwas Braten mit Gemüse, ein Glas Wein, und des Morgens einige Tassen Kaffee mit großem Appetit genoß, und auch täglich zwey Pfeifen Tabak rauchte.

Indessen verminderte sich der Eyter nicht nur nicht, sondern hatte heute wieder eine üblere Beschaffenheit und übeln Geruch. Ich entschloß mich daher, an dem untern Theil der Höhle noch eine Krone anzusetzen, welches auch genehmigt wurde. Die Durchbohrung des Schädels verursachte wieder keinen Schmerz, und nur eine gelinde Verblutung. Ich verband itzt wieder die ganze beträchtliche Wunde trocken, und verordnete innerlich anderthalb Loth Chinapulver, mit zwey Quentchen Salpeter auf zwey Tage.

Schon den andern Tag war der Eyter geringer, dick und ohne Geruch. Die harte Hirnhaut hatte ein rothes, frisches Ansehen.

Und ob zwar die harte Hirnhaut nach oben, wie auch zur Seite, noch mehrere Linien weit vom Knochen getrennt war, so verkürzte sich doch dieser Raum, nach der einfachsten Behandlung, täglich. Aus der ganzen Oberfläche der entblößten harten Hirnhaut schoß in allen Punkten eine neue röthliche Masse hervor, wodurch sie sich erhob, und allenthalben mit dem Knochen fest vereinigte. Den zu starken Wachsthum verhinderte ich in der Folge durch das tägliche betupfen mit dem Höllenstein.

Den 3ten December sonderte sich das erste Stück, und den 5ten dieses der ganze Rand des ausgebohrten Knochens ab.

Von nun an erfolgte die Heilung der Wunde schnell, und ob ich sie gleich stets trocken verband, so mußte ich doch dem zu starken Wachsthum der neuen Masse in der ganzen Wunde durch den täglichen Gebrauch des Höllensteins Grenzen setzen.

Die völlige Heilung und Vernarbung erfolgte den 14ten December, folglich binnen zwey Monath, welches für den Geheilten wie für mich um so erfreulicher war, weil ich diesen nämlichen Monath von des Königs Majestät nach Berlin versetzt wurde.

So wie in dem vorigen Fall, erfolgte auch hier die Heilung so vollkommen, daß nicht die geringsten Beschwerden übrig blieben. Eben so wurde der größte Theil der Narbe, der nämlich im haarigten Theil befindlich war, wieder mit Haaren versehen, und die ganze Narbe verblieb flach und fest, ob auch gleich hier nach der Heilung weiter kein Druck angebracht, sondern die gewöhnliche Perücke getragen wurde.

Auch in der Folge blieb der Prediger von dem vorigen vieljährigen Kopfschmerz gänzlich befreiet, welches, glaube ich, noch mehr beweist, daß jener Fall in der Jugend die entfernte Ursache dieser Verletzung gewesen sey. Und aus diesem Grunde ist diese Beobachtung für den Wundarzt noch lehrreicher, weil sie beweiset, daß auch äußere Verletzungen, wenn gleich nachher ihre Würkung völlig aufhört, noch nach vielen Jahren den Grund zu einer großen Verderbniß des verletzten Theils abgeben können.

Meines Wissens befindet sich der Prediger noch gegenwärtig wohl, und verrichtet seine Amtsgeschäfte mit viel Eifer.

Ein Jahr vor dieser Operation hatte ich seiner liebenswürdigen, geistreichen Gattin einen Knoten, eines Hühnereyes groß, aus der Brust ausgeschält, und war so glücklich, diese beträchtliche, länglichte Wunde durch die Vereinigung binnen zehn Tagen zu heilen, so daß sie an dieser Brust in der Folge noch mehrere Kinder genährt und nie üble Folgen gehabt hat. Zu eben der Zeit heilte ich ihrem Gatten ein eingewurzeltes, bösartiges Geschwür an der Unterlippe, durch einfache Mittel und eine passende Diät; er hielt dieses Geschwür für krebsartig, und war deßwegen schon nach Berlin gereiset, wo man ihm die Wegschneidung als das einzige Mittel gerathen hatte. Da er nun lieber in seiner Heimath operirt seyn, und hier lieber sterben wollte, wie er sich ausdrückte, und sich den Tod immer vorstellte, so wählte er mich zu diesem Geschäft. Ich fand eine so irrige Behandlungsart; äußerlich caustische Mittel und innerlich Pillen aus dem Schierling angewandt, wodurch man beydes, die Lippe und den Kopfschmerz, heilen wollte. Das Geschwür ward hierauf immer bösartiger, und der Leib bey diesem äußerst hypochondrischen Menschen verstopft und das Gemüth völlig, bis zur Verzweiflung, gestört.

Ich verordnete dem Leidenden auflösende und gelind abführende Mittel, viel Bewegung in der freien Luft, in der herrlichen Jahreszeit und der lachenden, blühenden Gegend, und äußerlich Rosenhonig und Myrrthenessenz, und am Ende das Goulards-Cerat mit Mohnsaft, und war so glücklich, ihn binnen vier Wochen von seinem vermeinten Krebs, und seiner schon tief eingewurzelten Verstopfung im Unterleibe zu heilen. Selbst sein Kopfschmerz verminderte sich nun dergestalt, daß er nur einen stumpfen Druck empfand, den ich damals von seiner Leibesverstopfung herleitete, und von einer bessern Lebensart, die ich ihm vorschrieb, eine völlige Besserung hoffte.

Dritte Beobachtung,

des Beinfraßes am Seiten- und Hinterhauptsbein, nebst der dawider glücklich angewendeten Trepanation.

Ein Gelehrter, vierzig Jahr alt, ließ mich im Jahr 1787 in Berlin rufen, und zeigte mir zwey Beulen am Kopf, davon die eine am rechten Seitenbeine, wie ein Reichsthaler groß im Umfange und einen Zoll hoch und steinhart; die andere am Hinterhaupt, kleiner, ohngefähr wie eine welsche Nuß groß, weicher und mit einer Oeffnung versehen war, aus der nach einem Druck eine misfarbige, stinkende Jauche floß, und wodurch man auch, vermittelst einer Sonde den angefressenen Knochen deutlich fühlen konnte.

Diese Beulen waren vor fünf Jahren zuerst als kleine Erhabenheiten bemerkt worden. Vordem hatte der Kranke aber mehrere Jahre an diesen Stellen Schmerzen erlitten, welche seine Aerzte für gichtisch erklärten; er hatte dawider mancherlei Arzeneien gebraucht, worauf sie sich mehrmalen vermindert, aber nie ganz nachgelassen hatten. Bey den sichtbaren Geschwülsten vermehrten sich auch die Schmerzen, und wurden des Nachts oft unerträglich. Die Aerzte wurden nun aufmerksamer, erfuhren von ihm, daß er in der Jugend mehrmalen venerisch gewesen sey, auch in seinem männlichen Alter eben nicht sehr streng gelebt hatte, und verordneten ihm nun allerlei Quecksilbermittel, in- und äußerlich, bis zum Speichelfluß. Die Schmerzen ließen nach, und die Beulen schienen sich zu vertheilen, daher man, da sich auch die völlige Gesundheit wieder fand, die Krankheit für geheilt hielt.

Das folgende Jahr entstanden an gedachten Stellen neue Schmerzen, und die Geschwulst vergrößerte sich, die vorige Heilart ward wieder, aber ohne Erfolg angewandt.

Der Leidende besuchte hierauf verschiedene Bäder; zog mehrere Aerzte und Wundärzte zu Rath, die alle einstimmig den Ursprung des Uebels für venerisch hielten, aber nunmehr weder die Schmerzen heben, noch den Wachsthum der Beulen verhüten konnten.

Ich fand ihn izt, theils wegen der so lange erlittenen Schmerzen und der dawider gebrauchten Arzeneien, theils wegen der beständigen Furcht und strengen Diät, schwach, abgezehrt und besonders für alles äußerst empfindlich.

Nichts destoweniger entdeckte ich ihm meine Meinung, daß an dieser Stelle der Knochen gewiß, und an jener höchst wahrscheinlich verdorben sey, und daß ihn nur eine Operation heilen könne.

Der begüterte Kranke, der schon seit geraumer Zeit den Tod als unvermeidlich gefürchtet, und daher wahren und Afterärzten ungewöhnlich und doch vergeblich gezollt hatte, hörte dies zu meinem Erstaunen mit wahrer Freude an, um so mehr, da ihm dieses Mittel selbst einleuchtete, und noch von keinem der vorigen Aerzte vorgeschlagen worden war.

Nach einer gelinden Abführung durchschnitt ich am folgenden Tage die Geschwulst am Hinterhaupt ins Kreuz, entfernte die sehr feste, widernatürlich verdickte Schädelhaut (Pericranium) vom Knochen. Dies erregte fast gar keine Schmerzen, aber eine große Blutung. Ich verband die Wunde trocken und fest, und verließ meinen Kranken, gutes Muths, mit der Versicherung, daß ich morgen dies verdorbene Knochenstück ausbohren würde.

Er hatte die Nacht gar keine Schmerzen empfunden, und daher sehr ruhig geschlafen; deßfalls er ungewöhnlich munter war, welches er für ein gutes Zeichen, und ich natürlich für die Folge des gestrigen Blutverlustes hielt.

Bey der Oeffnung der Wunde fand ich eine große Menge stinkender Jauche ausgeflossen. Dies war vorhin immer geschehen, weßhalb auch der Schaden von ihm täglich ein- und mehrmalen verbunden worden war.

Ich setzte eine große Krone gerade über die Oeffnung an, und bohrte das Stück leicht und ohne alle Schmerzen aus, was meinen sonst furchtsamen Kranken ungemein behagte und viel Muth und Hoffnung einflößte. Die innere Tafel dieses ausgebohrten Knochenstücks war wie ein Groschen groß, so verdorben, schwarz, und durchlöchert, daß man diese Masse leicht zerbrechen und absondern konnte. Uebrigens war glücklicherweise der ganze verderbte Theil des Knochens mit gefaßt und ausgebohrt. Die harte Hirnhaut war widernatürlich hart, dick und gräulicht gefärbt, aber nicht durchlöchert, und um den Rand des ausgebohrten Knochens allenthalben fest anliegend. Ich verband trocken und in allem wie gewöhnlich.

Da der Operirte so sehr entkräftet war, so lange gelitten, und offenbar eine große Nervenschwäche, und daher vor der Zeit ganz graues Haar, blödes Gesicht und hartes Gehör hatte, ließ ich ihm das Extract aus der China, den Wolferleiblumen und dem Zimmet, und zu Mittage erst eins, und da ihm dies behagte, in der Folge drey Gläser guten Rheinwein zu seiner großen Erquickung und wahren Besserung nehmen.

Die Schmerzen hatten an dieser Stelle, gleich nach der Durchbohrung, völlig aufgehört, und sich selbst an der andern Stelle vermindert, daher er auch glaubte, daß diese so mit zur Gesellschaft heilen, oder besser werden würde. Da ich ihn aber versicherte, daß hier ebenfalls, um ihn gründlich zu heilen, der Knochen durchgebort werden müste, war er gleich dazu bereit, und konnte die Zeit nicht erst abwarten, so groß war die Liebe zum Leben und die Furcht, daß bey einer Verzögerung das Gehirn angefressen werden könnte.

Den dritten Tag verband ich die Wunde und fand einen wahren, wenig übelriechenden Eiter, und die Hirnhaut pulsirender, natürlicher und weniger misfärbig. Die Anzeige davon beseelte meinen Kranken so sehr, daß er Freudenthränen weinte und der Gott- und Menschheit die größten Opfer zu bringen feierlich versprach.

Nach einigen Tagen verbesserte sich der Eyter völlig, und die Beschaffenheit der Hirnhaut größtentheils, daher ich die Wunde stets mit trockner Charpie locker ausfüllte.

Da ich aber nicht zweymal in so entfernten Zeiträumen heilen wollte, rieth ich nun zur Eröffnung der zweyten, verschlossenen Geschwulst.

Die Eröffnung, so wie alles was ich für gut fände, ward mir den achten Tag nach der ersten Durchbohrung gestattet.

Ich durchschnitt die große Geschwulst ebenfalls ins Kreuz, und entblößte die ganze ausgedehnte Knochenstelle mit vieler Mühe, nur erregte dies mehr Schmerzen wie das erstemal, so wie auch eine weit stärkere Blutung erfolgte.

Ich verband die Wunde schnell trocken, legte einen festen Verband an, und schob alle Untersuchung bis morgen auf.

Die Nacht war unruhig gewesen, vielleicht auch etwas Fieber erfolgt, das aber am Morgen, nach einem starken Schweiß, völlig wieder aufgehört hatte.

Den folgenden Morgen öffnete ich den Verband, und fand den Knochen aufgetrieben, in der Weite eines Achtgroschenstücks groß verdorben, aber nirgends durchbohrt. Ich entschloß mich in dem Mittelpunkt, an der größten Erhabenheit des verdorbenen Knochens, eine Krone anzusetzen, um nach dem ausgebohrten Knochenstück alles besser übersehen zu können. Ich weis wohl, daß die Chirurgie lehrt, in diesem Fall durch Arzneymittel und das Anbohren des Knochens, die Absonderung desselben zu befördern, aber ich weis auch durch mehrere Erfahrungen, daß dies sehr langsam und mühsam geschieht, daß man viele Monate, wo nicht Jahre, damit zubringt, ehe eine so große Masse abgesondert, und die Heilung bewürkt wird. Aus dem Grunde wähle ich itzt gleich die Ausbohrung des Knochens, weil ich dadurch leichter zum Zwecke komme, und alle die Zufälle, die bey jener Verzögerung fast unvermeidlich sind, verhüte, und die Heilung beschleunige.

Nachdem

Nachdem ich die erste, stark aufgetriebene Knochenschicht durchbohrt hatte, trennte sie sich von der innern und blieb in dem Cylinder der Krone stecken. Aus der innern Knochenschicht quoll viel Blut aus. Ich leerte dies durch einen Schwamm öfters aus, fand die untere Schicht ganz und fest, daher ich die Wunde mit trockner Charpie ausfüllte, und die fernere Untersuchung bis zum folgenden Tag verschob. Der Operirte hatte gar nichts empfunden, und schöpfte nun immer mehr Muth und Hofnung zur Genesung, daher er auch eine recht gute Nacht hatte.

Am Morgen säuberte ich die Wunde vom geronnenen Blut, und fand die innere Tafel ganz, röthlicht und meines Erachtens gesund. Ich versuchte vermittelst eines Hebeisens, das ich vorsichtig zwischen die innere und äußere Knochenschicht schob, die letztere zu lösen und abzusondern. Dies gelang so gut, daß ich in kurzer Zeit nach und nach jene ganz verdorbene Knochenschicht stückweise absondern und herausnehmen konnte. Der verdorbene Theil des Knochens war sehr dick aufgetrieben und offenbar mit einer stinkenden Materie angefüllt. Allenthalben quoll das Blut aus der innern Knochenschicht stark hervor; aber nirgends konnte ich die geringste Trennung oder Verderbung derselben wahrnehmen. Ich verband daher wie gestern.

Den folgenden Morgen fand ich, nachdem ich die Knochenwunde vom geronnenen Blut gesäubert hatte, die ganze große Fläche der innern Tafel röthlicht, fest und meines Erachtens gesund. Ich nahm noch einige kleine Stücke, die der verdorbenen, äußern Tafel um den Rand leicht weg, und hatte nun mit einmal alles Verdorbene abgesondert.

Ich füllte daher die ganze Wunde mit lockerer Charpie aus, bedeckte dies mit Wundsalbe, und hatte nun Zeit, die Natur und ihre Würkungen zu beobachten.

Da sich der Operirte täglich munterer und wirklich besser befand, änderte ich seine vorher erwähnten Arzeneyen nicht, und ließ ihm nach und nach leicht verdauliche und nährende Speisen mit großem Behagen und sichtbarer Erholung genießen. Ich schloß: da hier seit einigen Jahren so viele und verschiedene Mercurialmittel gebraucht sind; so kann das venerische Gift im Körper völlig getilgt und ausgeführt, und jene Kopfverderbung nur örtlich seyn, und also durch örtliche Behandlung geheilet werden. Und die Folge lehrte, daß ich richtig geschlossen hatte.

Nach und nach schossen aus der ganzen Oberfläche der innern Knochentafel, so wie aus der harten Hirnhaut am Hinterhaupt, viele rothe Körperchen hervor, die sich endlich vereinigten und eine neue zusammenhängende Masse bildeten.

Nach zwey Monaten sonderten sich dte letzten Stücke von dem Rande der durchgeborten Knochen ab, und die Heilung erfolgte binnen vierzehn Wochen vollkommen. Nicht der geringste Schmerz noch andere Unbequemlichkeit blieb zurück, vielmehr befand sich der Geheilte besser wie in vielen Jahren vorher, und genießt noch einer recht guten Gesundheit.

Ich habe noch drey dergleichen Menschen, die alle ähnliche Knochengeschwülste am Kopf, nach übelgeheilten, venerischen Krankheiten, erhalten hatten, auf gleiche Art geheilet, wovon ich nur die eine Geschichte ganz kurz anführen will.

Vierte Beobachtung,

des Beinfraßes am Hirnschädel, der nach der endlichen Durchbohrung glücklich geheilt wurde; nebst einem Räsonnement, über die Trepanation, deren Ursachen und Kennzeichen.

Ein gelehrter, geistreicher, in allem Betracht trefflicher Mann, acht und dreißig Jahr alt, kam im Jahr 1791 aus Kurland nach Berlin, um sich hier von einem vieljährigen Schaden am Kopf heilen zu lassen.

Da der Schade alt war, und viele Aerzte und Wundärzte daran gescheitert hatten, verlangte er ein

Consilium der hiesigen besten Aerzte und Wundärzte. Da gerade der Herr Hofrath Richter aus Göttingen in Berlin war, fiel natürlich auf diesen grossen Arzt das erste Loos. Er wurde nebst dem Herrn Geheimenrath Fritze, Herrn Professor Selle, Herrn General-Chirurgus Theden und mir zu Rathe gezogen. Diese Versammlung nahm den Patienten in Augenschein.

Wir fanden am Stirn- und bei den Seitenbeinen in einer weiten Ausdehnung den Beinfraß. In der Mitte dieser Ausdehnung war der Knochen wie ein Thaler groß, blos, trocken, schwarz und von allen Bedekkungen völlig entblößt. Die fleischigten Ränder um diesen entblößten Knochen umher waren unrein, aber wenig geschwollen.

Der Verletzte schien abgezehrt und kränklich, ob er gleich gegenwärtig kein Fieber hatte.

Er erzählte sehr freimüthig, daß er beinahe vor zwanzig Jahren auf der Universität einen Tripper bekommen hätte, und davon durch einen Candidaten der Medizin bald genug geheilt worden sey. Er hätte nachher, weder auf der Universität noch in der Folge, die geringste Ansteckung erlitten, und wegen seiner nachherigen weisen, mäßigen Lebensart nicht erleiden können.

Bald nach dem geheilten Tripper hätte er an dieser nämlichen Stelle, die itzt verdorben war, einen wandelbaren Schmerz bekommrn, der ihm auch nach der Zeit, minder oder heftiger, seltener oder öfterer befallen, und durch nichts gänzlich zu tilgen gewesen wäre. Da er anfangs ganz erträglich war, wurde er nicht sonderlich geachtet, sondern für etwas rheumatisches gehalten.

Sein Ruf führte ihn nach Kurland. Hier genoß er die ersten Jahre einer ziemlichen Gesundheit, außer daß ihn der erwähnte Kopfschmerz oft anwandelte.

Es wurden ihm viele Mittel dawider ohne allen Nutzen verordnet. Und da er ein unsträflicher, christlicher und äußerst geliebter Mann war, wurde die wahre Ursache nicht geahnet, auch vom Leidenden nicht angegeben.

Er verheuratete sich sehr glücklich, wurde aber von dieser schönen, höchst geliebten Gattin durch einen plötzchen Tod getrennt; welches ihn bald zur Verzweiflung brachte, und ihn dergestalt siech und elend machte, daß er sein Amt niederlegen mußte.

Unter dieser Zeit hatte sich denn nicht nur der Kopfschmerz vermehrt, sondern der Schaden war auch sichtbar und kennbar, und nun durch innere und äußere Mittel kunstmäßig behandelt worden. Da aber nichts fruchtete, und der Beinfraß immer um sich griff, kam er in den vorhin beschriebenen Umständen nach Berlin.

Die Herren urtheilten einmüthig, daß die Ursache venerisch sey, und beschlossen, daß man den so empfindlichen und geschwächten Körper erst stärken; das vielleicht noch im Körper verborgene Gift durch die zweckmäßigsten Mittel tilgen, und die Absonderung des verdorbenen Knochens durch die Kunst bewirken sollte.

Dies Geschäft wurde mir aufgetragen, daher er mir nebst Herrn Selle nur allein überlassen, in der Folge aber der Herr Hofrath Herz noch zugezogen wurde.

Nachdem sich der Kranke von der großen Reise erholt hatte, und der Körper gereinigt war, wurden ihm gelinde Quecksilbermittel, mit auflösenden Arzeneyen verbunden, geordnet, um nicht nur das venerische Gift zu tilgen, sondern auch seine vermeinte Drüsen-Verstopfung zu heben. Ich glaube indessen, daß seine Krankheit mehr in seiner Seele als im Körper gegründet war, wie dies die Folge offenbar bewies.

Ich fing indessen sogleich an, die Absonderung des so weit verdorbenen Knochens zu besorgen, und bohrte ihn, nach dem allgemeinen Rath, so weit er entblößt war, an mehreren Stellen an, und verband die verdorbenen Stellen mit dem Mercurio nitroso. — Dies Mittel habe ich bey verdorbenen Knochen, zumal nach einer venerischen Ursache, offenbar nützlich und vorzüglich würksam gefunden. — Hier erfolgte inzwischen die Absonderung nur sehr geringe und langsam. Ich bediente mich daher des Terpentinöls, des Liquor anodynus und der Vitriolsäure, ohne eben meinen Endzweck zu erreichen. Der Knochen ward zwar immer tiefer verdorben und äußerlich mürbe, daher man oft kleine Stücken abbrechen und wegnehmen konnte; er war aber zu dick und so fest wie ein Stein, wie ich nie gesehen habe; daher auch alle äußerlich angewendeten Mittel so langsam würkten.

Nach sechs Wochen entschloß ich mich eine Krone anzusetzen. Ich fand es gerade so wie in dem vorigen Fall, nur daß das Blut weniger ausfloß. Die innere Tafel war ebenfalls ungestört, und erlitt auch in Zukunft nicht die geringste Absonderung, Ich versuchte auch hier in der Folge die übrige verdorbene Masse zu lösen und durch Hebel fortzuschaffen, es war aber wegen der zu großen Härte des Knochens nicht möglich. Ich mußte mehrere Kronen ansetzen und nach und nach das ganze Stück ausbohren.

Hiebey mußte ich umher die schon verdorbenen fleischigten Theile mit dem Messer trennen, welches viel Schmerzen verursachte, die aber der hoffnungsvolle Kranke dennoch gern ausstand, und überhaupt eine recht rühmliche Folgsamkeit bezeigte; so wie mir sein geistreicher Umgang großes Vergnügen gewährte.

Nach der völligen Ausbohrung des ganzen verdorbenen Knochenstücks sonderten sich die Ränder des Knochens auch nach und nach ab, und die Heilung begann, so wie sich auch mehr Munterkeit, Seelenruhe und mit dieser mehr körperliche Kraft einstellte.

Nach sechs Monaten war der so wichtige, langwierige Schaden völlig geheilt, und der Geheilte körperlich gesund, obgleich noch nicht völlig geistisch hergestellt.

Er blieb nachdem wohl ein halbes Jahr hier, doch mehr um die Heilung eines jungen Kurländers von Adel, den er mitgebracht hatte, abzuwarten. Dieser hatte nach den Blattern skrophulöse Geschwüre an der Lende und am Hodensack behalten, die seit acht Jahren allen Mitteln getrotzt hatten.

Er war dreyzehn Jahr alt, und mit in der vorigen Rathschließung begriffen gewesen; schien äußerlich blühend, gesund und stark, wie er denn auch außer den Geschwüren über keine andere Empfindung klagte. Indessen waren diese so bösartig, daß ich drey Jahre lang allen möglichen Fleiß und die größte Aufmerksamkeit anwenden und wiederholentlich kleine Operationen vornehmen mußte, ehe mir die Heilung glückte. Das eine Geschwür drang nicht nur tief in den Sack, sondern auch in den einen Hoden, der zugleich stark geschwollen und wirklich verhärtet, widernatürlich groß und scheinbar scirrhös war. Es hat sich inzwischen, nachdem alle Fistelgänge wiederholentlich aufgeschnitten wurden, durch innere und äußere Mittel nach und nach zertheilt, so wie alles nach dreyjähriger Bemühung geheilet. Der liebenswürdige Jüngling ist schön gewachsen und vorzüglich wohl erzogen.

Sein Führer, Freund und Lehrer machte, mehrere Monate nachdem sein Kopf geheilt war, eine Reise in verschiedene der schönsten Länder, kam ein Jahr nachher völlig gesund an Seele und Leib zurück; hielt sich noch eine Zeitlang in Berlin auf, und genießt meines Wissens in Kurland noch der besten Gesundheit.

Ich habe nach der Zeit, sowol in Berlin, als in dem Feldzuge gegen die Polen oft trepanirt, aber davon seltener einen glücklichen Erfolg gesehen.

Dies lag nie an der Operation, sondern immer an der Verletzung, die jedesmal zu groß, zu zerstörend war, als daß die Trepanation heilsam werden, und das Leben erhalten konnte; wie dies wohl bey den mehresten Kopfverletzungen der Fall ist, und daher die Trepanationen so selten fruchten, leider von manchem als unnütz und gefährlich verschrien, und aus diesem Grunde so oft unterlassen werden.

Sie sind weder unnütz, noch, am allerwenigsten, gefährlich, wie dies nicht nur meine, sondern alle richtigen Erfahrungen beweisen. Und obgleich die mehresten Menschen an solchen Kopfverletzungen, die die Trepanation erfordern, dieser, auch bey der richtigsten Anwendung und geschicktesten Ausübung, ungeachtet sterben, so bleibt die Trepanation dennoch immer eine höchst nöthige, und oft nur allein heilsame Operation. Und wenn durch dieselbe, unter den vielen äußerlich Verletzten, auch nur höchst selten einer erhalten wird, so geschieht dies doch öfterer, wenn etwa ein Schädelknochen, aus innern Ursachen, durch dahin abgesetzte Schärfen zerfressen und verdorben wird; wie ich denn dergleichen Fälle mehrere gehabt, und einige davon bereits angeführt habe. In den letzten Fällen wird sie fast immer heilsam, verfehlt höchst selten ihren Endzweck, und folglich ist sie schon aus dem Grunde eine der vorzüglichsten Operationen. Da sie nun hier fast immer heilsam wird, wenigstens nie schadet, so ist sie schon dieserwegen als eine ganz unschädliche Operation anzusehen, und kann daher auch, in allen äusseren Kopfverletzungen, wo nur irgend eine Anzeige zur Durchbohrung des Schädels, und noch die kleinste Hoffnung zu ihrer Würksamkeit vorhanden ist, sogleich dreist angewendet werden.

Es frägt sich nur, was wird eigentlich durch die Trepanation erreicht oder bewürkt. Die Antwort ist leicht und in allen Lehrbüchern bestimmt; ob sie gleich oft genug vergessen wird: die Durchbohrung des Hirnschädels, um dadurch nicht nur die Absonderung des Knochens zu befördern, und alle fremde Körper unter der Hirnschale wegzunehmen, sondern vorzüglich den Druck und Reiz aufs Gehirn zu heben, und den Ausfluß abgesonderter oder ergossener Feuchtigkeiten zu befördern. Wenn man bedenkt, wie oft dergleichen Zufälle im menschlichen Körper entstehen können, und würklich entstehen, als: Druck und Reiz aufs Gehirn, die theils durch den Eindruck, einen Riß oder Bruch des Hirnschädels, und theils durch hier abgesetzte oder ergossene Feuchtigkeiten, oder auch bloß durch Entzündungen der Hirnhäute entstehen können; so erstaunt man würklich, daß nicht öfter trepanirt wird.

Aber, wird mir der Kenner sagen, wenn auch unleugbar ist, daß jene Verletzungen oft erfolgen, und die erwähnten Würkungen hervorbringen, so sind doch die Kennzeichen, wie deßfalls immer noch überall Klage geführt wird, zu unbestimmt: ob, wenn, und wo man trepaniren soll? Dies ist die ewige Klage, und deßwegen bleibt so mancher Wundarzt in dergleichen Fällen so unthätig, oder versäumt, oder verschiebt doch oft so lange die Trepanation, bis sie nichts mehr fruchten kann, und behilft sich mit den bekannten inneren und äußeren Mitteln, und glaubt, wenn er nur kalt Wasser mit Essig und Salmiak auf den Kopf recht fleißig gießt, und allenfalls Ader läßt, so habe er schon alles geleistet.

Ich denke doch, daß in den mehresten Fällen die Anzeigen zur Trepanation so ziemlich bestimmt sind. Alle äußeren Verletzungen des Kopfs fallen in die Sinne. Vergleicht nun der Wundarzt diese Verletzung mit der äußeren Gewalt, und untersucht er jene zugleich gehörig, und vergleicht beydes mit den Zufällen, so wird es ihm äußerst selten fehlen, sich einen richtigen Begriff von der Verletzung und ihren Folgen zu verschaffen, und die besten Mittel dawider zu wählen. Ist die Verletzung z. B. am Stirnbein, und die Gewalt groß gewesen, nämlich der Fall hoch, auf einen harten Körper, oder der Schlag stark, mit viel Gewalt, oder durch große, harte, starke Werkzeuge, so wird an dieser Stelle gewiß äußerlich eine Verletzung, eine Geschwulst oder Wunde sichtbar seyn, und des Wundarzts ganze Aufmerksamkeit erregen; wenn auch in einzelnen, seltenen Fällen die Zufälle nicht gleich der Verletzung entsprächen. Der Wundarzt muß sich in diesem Falle vorstellen, daß nebst den fleischigten Theilen auch der Knochen gequetscht, geborsten, oder gebrochen seyn kann; daß hierauf eine Trennung, Zerreißung, oder Entzündung der Hirnhäute, eine mehrere oder wenigere Ergießung der Feuchtigkeiten zwischen dem Schädel und der harten Hirnhaut, oder unter derselben erfolgt seyn könne. Findet nun der Wundarzt in solchem Falle, bey der Untersuchung, den Knochen eingedrückt, geborsten, oder gebrochen, so müßte er gleich über dieser Stelle trepaniren, wenn auch noch nicht Zufälle des Drucks oder des Reizes zugegen wären; theils um diesen Zufällen vorzubeugen, theils dieselben, wenn sie zugegen wären, zu heben. Die Trepanation schadet nichts, wenn sie auch in höchst seltenen Fällen vermeidlich gewesen wäre; sie wird aber nur allein, früh angewendet, heilsam, wenn die innere Tafel abgebrochen, die Hirnhäute verletzt, und Blut vergossen seyn sollte. Am Anfange erfolgen nicht immer heftige Zufälle, weil die Trennung oder Verletzung der Hirnhäute, so wie der Austritt des Bluts nur geringe seyn können; sie nehmen aber bey der Dauer zu, bis dann heftigerer Schmerz, Betäubung, Lähmung, oder gar Sinnlosigkeit erfolgen. In diesen Fällen trepanirt denn wohl gewöhnlich der Wundarzt, trift auch den Sitz der Krankheit, die Ursache jener Zufälle; aber das Mittel ist zu spät angewendet, und fruchtet nichts mehr, weil der Druck und Reiz aufs Hirn schon zu stark gewesen ist, zu langegedauert hat, zu viel Feuchtigkeiten ausgetreten sind, oder die Entzündung in Eyter gegangen ist u. s. w. Hätte man aber gleich trepanirt, ehe die heftigen Zufälle eintraten, so hätte man diesen vorgebeugt, und dem Verletzten das Leben gerettet. Ich bin durch meine Erfahrungen überzeugt, daß man, wenn man in vorangeführten Fällen früher, gleich und überhaupt öfter trepanirte, man mehrere Kopfverletzungen heilen würde, wie dies auch der Fall, den ich in dem ersten Theil meiner medizinisch = chirurgischen Beobachtungen S. 1 angeführt habe, gar schön beweiset. Aber in der Folge, und besonders in diesem Feldzuge, habe ich noch mehr Gelegenheit gehabt, hierüber überzeugende, diese Meynung bestätigende Bemerkungen anzustellen. Ich habe öfters ähnliche Fälle gesehen, wo man anfangs, da die Zufälle noch nicht die Trepanation hinreichend anzuzeigen schienen, solche verzögerte, endlich anwendete, diese aber nichts fruchtete, weil man nach dem Tode fand, daß nebst der beträchtlichen Ergießung des Bluts, eine

Menge Eyter über und unter den Hirnhäuten befindlich war; welchem durch die frühere Trepanation hätte vorgebeugt werden können. Aber noch öfter habe ich dies nach dem Tode solcher Verletzten gefunden, wo gar nicht trepanirt war, ob sie gleich die Zufälle nach der Verletzung hinreichend anzeigten. Die Eröffnung des Kopfs zeigte dann, daß entweder abgebrochene Knochensplitter der inneren Tafel, oder auch blos die Erschütterung, eine Verletzung, Entzündung und Eyterung der harten Hirnhaut, und nebst dieser einen größeren Austritt des Blutes, und so den Tod verursacht hatte.

Ich habe hier in Lowicz in vierzehn Tagen drey Mann trepanirt, die zu spät, der Eine erst den dreyzehnten Tag nach der Verletzung, ins Lazareth geschickt wurden, und die alle drey bald nachher starben. Dem Einen war der Hinterhauptsknochen durch einen Säbel völlig durchgehauen, und vielleicht die Duramater mit, weil diese zerstört, und mit Eyter bedeckt war. Die andern beyden hatten Prellschüße von einer Flintenkugel, der Eine am Stirn- der andere am linken Seitenbein. Ich fand sie alle drey betäubt, schnarchend, und größtentheils sinnlos. Ich setzte bey allen gleich eine Krone an, leerte bey jedem mehr oder wenigere blutige Feuchtigkeiten aus. Bey allen war eine Menge Eyter über und unter der Hirnhaut, unter der verletzten Stelle. Bey dem Gehauenen waren einige Knochensplitter der inneren Tafel in die harte Hirnhaut gedrungen. Wahrscheinlich wären diese alle, wenn man sie gleich nach der Verletzung trepanirt hätte, gerettet worden, weil tiefer im Gehirn nicht die geringste Verletzung war. Einem andern hatte zu der nämlichen Zeit eine Flintenkugel das Hinterhaupt dergestalt berührt, daß die fleischigten Theile einige Zoll lang zerrissen, und der Knochen selbst in mehrere Stücke zerbrochen war. Er hatte gar keine besonderen Zufälle gleich nach der Verletzung, hatte Eßlust, und war völlig munter. Nichtsdestoweniger entblößte ich die zerbrochene Knochenstelle noch mehr von den fleischigten Theilen, und brachte, vermittelst eines Hebels, einige Knochenstücke der äußeren Tafel heraus. Da ich aber die innere auch zerbrochen fand, und Druck und Reiz auf die Hirnhäute befürchtete, setzte ich eine Krone seitwärts an, leerte die schon ergossenen Feuchtigkeiten aus, und verhinderte neue, indem ich nun Raum hatte, alle zerbrochene Knochenstücke nach und nach auszunehmen, und dadurch allen üblen Folgen vorzubeugen. Die letzte Absonderung des Knochens erfolgte nach dreyßig Tagen, und die völlige Heilung in zwey und funfzig, ohne alle üble Zufälle, ja, ohne daß der Trepanirte einmal Fieberanfälle erlitt.

Häufigere Kopfverletzungen habe ich in diesem Feldzuge gesehen und behandelt, bei solchen denen eine Flintenkugel durch den Schädel ins Hirn gedrungen war. Diese sind alle, mit und ohne Trepanation, gestorben, obgleich verschiedene noch mehrere Tage lebten. Ich erinnere mich eines Polen, ungefähr etliche zwanzig Jahr alt, dem nach der Bataille bey Czekoczin eine Flintenkugel das linke Seitenbein zerschmettert hatte, und, wie die Folge lehrte, tief in das Hirn gedrungen war. Dieser hatte außerdem zwey und dreyßig Blessuren an seinem Körper, theils Schuß- theils Stich- und Hiebwunden. Ich zog ihm den sechsten Tag nach der Bataille, da er noch unverbunden war, große Knochenstücke aus der Wunde, und leerte einige Theelöffel voll ausfließender Hirnsubstanz aus. Der Verletzte erhielt hierauf seine völlig Besinnungskraft wieder, und forderte zu Essen, das ihm gereicht wurde, und ihm wohlschmeckte. Er ward natürlich einfach verbunden. Unter den vielen Verwundungen hatte er auch einen Schuß in den Rückgrad, so daß wir verschiedeue Knochensplitter von dem einen Lendenwirbelbein herauszogen, ohne daß ihm dies im geringsten am Gehen hinderte, oder eine Klage ausspreßte. Er kam alle Morgen selbst an den Verbindetisch; aß mit Appetit, und war ungewöhnlich munter. Ich fand ihn eines Morgens vor der Thüre in der Sonne sitzend, mit einem Stück Wurst und Brod in der Hand, das er mit großer Begierde verzehrte, und welches ihm seine Mutter gebracht hatte, die ganz unbefangen neben ihm saß, ihn nackend ent-

kleidet

kleidet hatte, und seinen Anzug vom Ungeziefer reinigte, ihn dann am vorbeyfließenden Bach wusch, und ihn nach einigen Stunden damit wieder bekleidete. Dieser Mensch lebte bis zum funfzehnten Tage nach der Verletzung; ward zwey Tage vor seinem Tode betäubt, riß den Verband weg, griff in die Hauptwunde, und warf das Hirn um sich, so daß wir beträchtliche Portionen von Hirnmark in seiner Hand und um ihn herum antrafen, und starb erst den andern Tag unter Zuckungen. Mehrere Regimentschirurgen, und besonders mein ältester Freund, der Herr Generalchirurgus Jaße, haben dies mit mir gesehen.

Unter diesen Polen, deren fünfhundert in der Bataille, grösstentheils äußerst schwer blessirt waren, habe ich solche Naturen und so große Lebenskraft angetroffen, daß es allen Glauben übertreffen würde, wenn dies nicht mehrere, wie Herr Jaße und der Herr Oberstaabsmedicus Formey mit beobachtet hätten. Ich habe verschiedene, die einige dreyßig Blessuren hatten, worunter selbst Knochen zerschmettert waren, der Genesung nahe, wenigstens mit dem größten Anschein zur Besserung, gesehen; ob sie gleich alle erst den sechsten Tag nach der Bataille von mir verbunden, und wahrhaftig, aus Mangel fast an Allem, nicht vorzüglich verpflegt wurden, und zusammengehäuft in Scheunen, auf elendem Stroh, und viele darunter fast nakkend, lagen.

Ich habe nie in meinem Leben einen traurigern, schrecklichern Anblick in der Natur gesehen, als diesen, ob ich gleich schon die vierte Campagne mitmache; worunter die drey letzten Jahre des siebenjährigen Krieges gehören.

Ich erhielt in Polen auf dem Marsch mit dem Lazareth, dreßig Meilen entfernt, durch eine Estafette den Königlichen Befehl, mit mehreren Chirurgen und der Apotheke mit Extrapost nach Czecnoczin zu eilen. Ich fuhr in diesem unglücklichen, über alle Beschreibung schlechten, und noch zum Theil verheerten Lande Tag und Nacht, fast mit Lebensgefahr, und kam doch erst den sechsten Tag nach der Bataille an. Und ob gleich unser, über alle Vorstellung gnädige König, für das Unterbringen und die Verpflegung der Polen äusserst besorgt gewesen war; ihnen selbst durch Seine Bedienten Getränk reichen lassen: so war doch ihre Verpflegung in diesem Lande und unter diesen Umständen sogleich nicht möglich. Die Regimentschirurgen hatten völlig mit ihren vielen schwer Blessirten zu thun, daher die Polen gröstentheils bis zu meiner Ankunft unverbunden blieben.

Mein erster Anblick war so betäubend, so schrecklich, daß ich keine Worte weis, ihn darzustellen. Ich fand alles unverbunden, mit gehauenen und geschossenen Wunden, mit zerschmetterten, abgerissenen Gliedern, und besonders viele mit zerschmetterten Hirnschädeln, unter und über einander kriechen, mit Blut, Eyter und Koth bedeckt; viele brüllten aus Schmerz und Verzweiflung, anderere heulten, winselten, und flehten zu mir in einer ganz fremden Sprache; noch andere röchelten, und starben unter Zuckungen, oder waren eben verschieden. Ungeziefer aller Art kroch und weidete sich in allen Wunden; der Gestank war abscheulich. Ich rang die Hände, und sah' alle meine Chirurgen blaß und zitternd. Ich hatte nur einen Staabs-, einen Ober- und zehn junge unerfahrne Unterchirurgen bey mir.

Ich entschloß mich schnell, und ließ erst mehrere Eymer Wasser reichen, und allen schenken. Sie hätten sich für Durst ersäufen mögen. Sogleich wurden große Kessel Mehlsuppen gekocht, und diese unter allen ausgetheilt. Die mehresten verschlangen es mit einer nie gesehenen Begierde; verschiedene schlurften sie lächelnd hinunter und starben.

Während dieser Zeit ließ ich Tische in alle Scheuren bringen, auf alle hinreichendes Appareil und Arzeneyen auspacken, und fing an, diejenigen, die hergehen konnten, zu verbinden, weil es innerhalb der Scheuren zu finster war, und man auch keinen Fuß fortsetzen konnte, ohne auf zerschmetterte Glieder, die zum Theil mit Stroh bedeckt waren, oder Leichen, zu treten. Da sie fast alle mit am Kopf verwundet waren — die Russen hatten sie auf dem Schlachtfelde blessirt gefunden, und alle durch Säbelhiebe und Pikenstiche so häßlich und häufig verwundet — ließ ich die Köpfe in Eymer Wasser tauchen, um nur die von Blut wie Horn zusammengeklebten Haare zu erweichen und abschneiden zu können. Dies war die sauerste, beschwerlichste Arbeit, und doch mußten fast alle Köpfe abgeschoren werden, weil sie größtentheils zehn und mehrere Kopfwunden hatten. Ganze große Stükken vom Hirnschädel, die Ohren, Kinnbacken, wie auch die Hände, die sie vorgehalten hatten, waren abgehauen, und hingen zum Theil nur noch an der Haut. Nachdem diese verbunden waren, wurden die mit zerschmetterten und abgeschossenen Gliedern, mit Brust- und Bauchwunden, vorgetragen und verbunden. Da viele schwach, fast ohnmächtig waren, oder es bey dem häufigen Kugelausschneiden, Gliederablösen, und Knochenlostrennen, wurden; so reichte ich allen Zucker mit Liquor anodynus, den sie mit großer Freude und Herzerquickung verschluckten, und dann ihre ferneren Blessuren, zu unserer Bestürzung, entdeckten. Andern gab ich einen Löffel mit Tropfen aus bitterm Extract, etwas Pomeranzengeist und Liquor, mit großem Behagen und sichtbarer Erquikkung. Wein war hier nicht zu haben; meinen Rest hatte ich auf dem Wege aufgezehrt, und mein größerer Vorrath war noch auf dem Wasser nach Posen. Die Entbehrung desselben hat mir großen Kummer und Nachtheil verursacht; so wie ich überhaupt viel gelitten habe, weil hier platterdings nichts als was wir bey uns hatten, zu bekommen war, und aller meiner Leute Pferde und vorzüglichsten Sachen noch auf dem Marsch waren.

Um meine Chirurgen zu erquicken, pflanzte ich Brandtewein, Butterbrod, und was ich noch hatte, vor die Scheuernthüre, und lies sie dabey abwechselnder sich laben und ausruhen.

Ich muß sie alle hier öffentlich rühmen, und ihnen noch herzlich danken: sie haben alle unaussprechlich viel gelitten, und über alle Vorstellung gearbeitet, so daß diese Polen den zweyten Tag alle verbunden und verpflegt waren, und in der Folge täglich verbunden wurden; welches gewiß viel sagen will, da ich die ersten acht Tage überhaupt nur zwölf Wundärzte hatte.

Bey diesen Polen habe ich gelernt, daß bey manchen Verwundungen die einfachste Behandlung die beste ist; daß Schußwunden, ohne Knochenverletzung, viel leichter und geschwinder heilen, wenn sie nicht aufgeschnitten, gar nicht ausgestopft, sondern bloß mit einer gewöhnlichen Wundsalbe bedeckt werden. Die mehresten Fleisch-Schußwunden hatten über ihre Oeffnungen eine Borke; wurde diese vorsichtig durch Salbe erweicht und gelöst, so fiel sie ab, die Wunde war rein, und der verbrannte, oder vielmehr gequetschte Rand der Schußöffnung war durch einen weißen eyternden Strich, den sechsten Tag nach der Verletzung, getrennt; sonderte sich in eben so viel folgenden Tagen, nach der bloßen Bedeckung mit der Basilikumsalbe, ganz ab, und dann erfolgte die Heilung, ohne alle Kunst, binnen vierzehn Tagen oder drey Wochen. Doch hiervon werde ich bey einer anderen Gelegenheit, wenn ich von den Schußwunden überhaupt reden, nnd meine, in diesem Feldzuge gemachten Beobachtungen beschreiben werde, noch ausführlicher reden. So viel nur noch, daß alle diese Blessirten in der fünften Woche auf des Königs Befehl nach Krakau ins barmherzige Brüderkloster abgeliefert, und diesem ganz überlassen wurden. So schwer sie größtentheils verwundet waren, so besserten sich doch viele über alle Erwartung, daher es mich nun schmerzte, sie verlieren zu müssen. Sechs uud neunzig waren schon so weit wieder geheilt, daß sie diesen Transport mit zu Fuße machen konnten, und auch häufig auf dem Wege wegliefen. Freylich waren auch viele, und den ersten Tag auf dem Marsch eilf Mann gestorben. Das Aufladen und Abfahren war herzschneidend. Hierbey ereignete sich eine besondere Scene. Eine alte graue Frau, die Mutter eines Polen, dem der Schenkel abgeschossen, und der noch an mehreren Stellen blessirt war, hatte diesen beym Aufladen an die andere Seite der Scheune ins Gras geschleppt, und mit einer Decke bedeckt, als wenn er todt wäre; um ihn vermuthlich nachher mit nach Hause zu schleppen. Bey einer näheren Untersuchung fand der polnische Aufseher diesen, zog die Decke ab, und ließ ihn, da ihn das Weib für todt ausgab, liegen. Ich war zugegen, untersuchte ihn, fand ihn lebend, und befahl, daß er mit aufgepackt werden sollte. Das Weib bat und flehete kniend, umklammerte die Füße, und da dies nichts half, endlich den Verwundeten. Der Inspektor schlug sie, und zwang sie, ihn los zu lassen. Nun sprang sie, gleich einer wüthenden Löwin, ergriff einen großen Stein, und hätte den Inspektor getödtet, wenn ich sie nicht verhindert hätte. Ich bat für sie um Gnade, schenkte ihr Geld, und nun ward sie wieder freudig — denn der Pole verläßt für Geld alles — setzte sich zum Sohne auf den Wagen, schenkte ihm Milch und Brod, verließ ihn vor dem Dorfe wieder, und besoff sich, daß sie sinnlos liegen blieb.

Ich komme nunmehro, von der kleinen Ausschweifung, wieder zu den Kopfverletzungen zurück. Wäre nun in dem vorhin angeführten Fall, da irgend eine äußere Gewalt, vermittelst eines harten Körpers, eine Stelle des Kopfs getroffen hätte, keine äußere Wunde, aber doch eine Geschwulst zugegen, wie diese doch in den angeführten Fällen gewiß erfolgen muß; so müßte diese genau untersucht, und wieder mit der würkenden

Gewalt verglichen werden. Wäre diese stark, so müßte die Geschwulst, wenn auch noch nicht die Zufälle des Drucks und Reizes aufs Hirn zugegen wären, ins Kreuz aufgeschnitten, und der Knochen entblößt werden. Wäre dieser unbeschädigt, so schadet diese Entblößung nichts, und die Wunde kann leicht wieder durch die Vereinigung geheilet werden. Wäre aber der Knochen auf irgend eine Weise verletzt, eingedrückt, gerissen, oder gebrochen, so müßte an dieser Stelle eben sowohl gleich trepanirt werden, als wenn auch der Knochen unverletzt, aber Zufälle des Drucks oder Reizes zugegen wären.

In den äußerst seltenen Fällen, wo der Knochen an der verletzten Stelle gesund, der gegenseitige aber eingerissen, oder gebrochen wäre, muß man die allgemeinen Zufälle mit erwägen, die gegenseitige Stelle gehörig untersuchen, und dann jene Stelle auch entblößen, und nach den allgemeinen Regeln verfahren. Indessen erfolgen diese Gegenspalten wohl äußerst selten. Ich habe viel Kopfwunden, und besonders in diesem Feldzuge, gesehen, aber nie eine dergleichen Contrafissur wahrgenommen.

In den seltenen Fällen, wo eine große drückende Gewalt auf einen Theil eines stark bedeckten Kopfs gewürkt hat; oder in dem noch seltenern Fall, wo der Mensch von einer großen Höhe auf den Steiß gefallen, und in beyden Fällen, ohne daß das geringste

Merkmal am Kopfe sichtbar ist, und dennoch der Knochen gebrochen, oder ein Austritt von Feuchtigkeiten unter dem Hirnschädel befindlich wäre, wie dies einzelne Erfahrungen bestätigen, muß freylich der Wundarzt bloß die Zufälle mit der Gewalt vergleichen, beyde scharfsinnig beurtheilen, und dann nach einer genauen, örtlichen Untersuchung, dabey er sich aller bekannten Zeichen erinnern muß, von andern ähnlichen Fällen auf diesen besondern schließen, und dann an dem ausgemittelten Ort, wo beym Druck größerer Schmerz oder nur mehr Empfindlichkeit wahrgenommen wird, ebenfalls trepaniren. Da in diesen Fällen nicht ohne die gewissesten Zeichen des Drucks oder Reizes aufs Hirn trepanirt werden wird, so ist hier die Durchbohrung des Schädels immer zu versuchen, da sie hier ohnedem, wegen der Betäubung, schmerzlos, unschädlich, und leicht anwendbar ist, und besonders in Criminalfällen, nothwendig wird, und vielleicht für Beyde, den Thäter, oder den Leidenden, nützlich werden kann.

Da die Hirnerschütterungen, wenn sie ungemischt sind, ihre eigenen Zufälle und Zeichen haben, und nicht durch die Trepanation geheilt werden, so gehören auch die nicht zu meinem Endzweck.

Alles was ich oben von der Würkung und den Folgen, der am Kopf durch harte Körper angebrachten Gewalt, gesagt habe, gilt vorzüglich bey

Schußwunden des Kopfs. Hier fährt die Kugel mit einer großen Schnelligkeit, entweder durch die fleischigten Theile und durch den Knochen ins Hirn, oder dringt an der andern Seite wieder heraus, oder bleibt hier unter, oder im Knochen, oder auch wohl in den fleischigten Theilen stecken, oder sie queścht nur, indem sie über einen Theil des Kopfs wegrollt, aber diesen doch würklich berührt, die fleischigten Theile und den Knochen, und zerbricht diesen, mit und ohne äußere Wunde, wie ich dies einigemal beobachtet habe. In allen diesen Fällen würkt die Kugel doppelt, durch Zerreißung, Zerstörung und Erschütterung. In allen diesen Fällen muß, wenn noch die geringste Hoffnung zur Erhaltung ist, sogleich trepanirt werden. In den Fällen, da die Kugel den Knochen völlig zerschlagen hat, und tief ins Gehirn gedrungen oder durchgefahren ist, darf man fast nie trepaniren; theils weil der Fall immer tödtlich, theils weil die Trepanation auch außerdem nicht nöthig ist. Der Wundarzt kann hier leicht zu der verletzten Stelle kommen, die ganze Wunde bis in die Tiefe untersuchen, und die ihm hindernden Knochenstücke durch andere Instrumente sattsam herausschaffen. Nur da hat sich der Ungeübte wohl vorzusehen, wo die Kugel in der Nähe den Kopf getroffen, und schnell in oder durch denselben gedrungen ist. In diesem Fall ist die äußere Wunde oft sehr klein, wie eine Erbse groß, und scheint nicht vom Durchgange der Kugel verursacht worden zu seyn. Die gequetschten fleischigten Theile sind nach dem Durchgange der Kugel geschwollen; daher hat sich die Wunde fast wieder geschlossen, oder erscheint doch klein und unbedeutend. Untersucht man sie, so findet man bald die Oeffnung im Knochen, u. s. w. In diesem Falle muß die Wunde immer erweitert, und der Schußkanal verfolgt werden, um zu versuchen, ob man die Kugel finden und herausbringen kann. Aber in diesem Falle ist selten eine Trepanation nöthig, weil man die Knochen ohnedem durch Hebel, oder durch das Myrthenblatt, lösen, und soviel nöthig ist, fortschaffen kann. Sollte dies aber nicht angehen, die Knochenwunde auch zu klein, und das Herausbringen der Knochenstücke, so viel zur Untersuchung nöthig ist, unmöglich seyn; so muß dies ebenfalls gleich durch die Ansetzung einer Krone geschehen, wie ich dergleichen Fall auch gehabt habe. Wenn man auch fast mit Gewißheit weiß, daß der Verletzte sterben müsse, so bleibt diese Untersuchung und Anwendung doch nöthig, um dem Tadel und den Vorwürfen der Lebenden zu entgehen, welche sonst nach dem Tode des Verletzten schreyen: daß er, wenn er nur trepanirt worden wäre, noch wohl hätte erhalten werden können; wie mir dies verschiedentlich selbst begegnet ist. Hat aber der Wundarzt nur seine Schuldigkeit gethan; konnte er den Schußkanal ohne Trepanation gehörig untersuchen, und den Gang der Kugel verfolgen, so bedarf er derselben nicht, um auch bey dem Sachverständigen nicht für einem Charlatan zu gelten; dagegen er im andern Fall trepaniren muß.

Aus gleichen Gründen muß er die Kugel, wenn sie durchgedrungen, und an der Gegenseite, unter oder in dem Knochen, oder gar unter der Haut befindlich wäre, herausschaffen. Er thut immer wohl, daß er in diesem Falle die Kugel herauszubringen sucht, selbst durch die Trepanation, wenn er auch gar keine Hoffnung zur Genesung hätte. In dem Falle, da die Kugel beym Eingange in, oder nahe unter dem Knochen befindlich wäre, wie bey matten Kugeln wohl erfolgt, und wie ich selbst gesehen habe, muß sie durchaus gleich herausgeschafft werden, und dies geschieht am leichtesten durch die Trepanation, wenn die Kugel sonst nicht auf eine andere Weise herausgebracht werden könnte.

Fünfte Beobachtung.

Eine Kartätschenkugel war linkerseits ins Stirnbein gedrungen, und wurde rechterseits, über der Stirnhöhle, sichtbar, und ausgeschnitten.

Einem polnischen Officier war bey Warschau eine Kartätschenkugel, wie die größte welsche Nuß groß, links neben dem äußern Rande der Augenhöhle ins Stirnbein gedrungen, und blieb gegenüber, in der Stirnhöhle, dergestallt stecken, daß sie zwar die Knochen über und unter sich zerbrochen hatte, aber nicht völlig durchgedrungen, sondern gleichsam davon eingeklammert war. Eine Geschwulst, wie ein Borsdorfer Apfel groß, über die Augenbraune rechterseits, bezeichnete den Sitz und die Größe der Kugel. Die fleischigten Theile waren über derselben ganz unverletzt, blos ausgedehnt und blau. Der junge schöne Mann hatte seinen völligen Verstand, war ganz blind, weil die Augennerven zerschmettert waren, so wie höchst wahrscheinlich, wegen der Größe des Körpers, auch ein Theil des Gehirns, und bat mich flehentlich, ihm diesen Körper herauszuschneiden. Ich machte zwey grosse Schnitte ins Kreuz, entblößte größtentheils die Kugel, konnte sie aber nicht herausbringen, weil sie gleichsam eingekeilt war. Ich brach inzwischen mit dem Myrthenblatt nach und nach die zerbrochenen Stücke der äußern Tafel des Stirnbeins aus, lösete die Kugel, und brachte sie ohne viel Mühe heraus. Der junge Mann kroch mir, nach polnischer Art, um die Beine, dankte mir freundlich, und verbarg sorgfältig den ihm so lästig gewesenen großen Körper. Bis den andern Abend, also den dritten Tag nach der Verwundung, war sein Befinden, zu meinem größten Erstaunen, leidlich. Er hatte kein Fieber, und keine Eßlust. Am Abend ward er plötzlich betäubt, hatte heftige Zuckungen, und starb den folgenden Tag.

Bey dieser Gelegenheit will ich nur ganz kürzlich erwähnen, daß ich zwar mancherley Instrumente, Kugeln, Knochen u. s. w. aus Wunden zu ziehen, bey mir gehabt, sie aber alle in der That, außer einer gewöhnlichen Zange, die in eines jeden Bindzeng befindlich ist, nicht gebraucht habe. Findet man nur erst die Kugeln, so sind sie größtentheils leicht, ohne Gewalt, ohne Kunst, mit den Fingern, oder mit den gewöhnlichen Kornzangen, mit welchen man den Verband abzunehmen pflegt, zu fassen und auszuziehen. Der ganze Kunstgriff bestehet darin, den Schußkanal gehörig zu untersuchen, zu beur=

theilen, und die Wunde hinlänglich durch Einschnitte zu erweitern. Ich habe unter den vielen Schußwunden, die ich besonders in diesem Feldzuge zu sehen und zu behandeln hatte, nie einen Fall bemerkt, wo ich die vermuthete oder würklich gefundene Kugel nicht hätte herausbringen können, sondern zurücklassen müssen. Allemal habe ich die Kugeln, sobald ich sie durch die Untersuchung entdeckt hatte, ohne gar große Mühe herausgezogen. Ich habe sehr viel Kugeln, bey ihrem Eingange oder Fortgange, zwischen und in den Muskeln und Knochen, gefunden, und ausgezogen, und noch mehrere an der Gegenseite, unter der Haut, oder auch tiefer, ausgeschnitten, nnd sie alle größtentheils mit den Fingern, oder einer gewöhnlichen Zange, herausgebracht. Dringen die Kugeln in die Knocheu, und gehen nicht durch, so zersplittern sie doch den Knochen bey ihrem Eindrange dergestallt, daß man diese Splitter leicht entfernen, die Kugel lösen, und ausziehen kann. Dies geschieht auch sogar alsdann, wenn die Kugel beym Eindrange in die Knochen ganz breit geschlagen wird. Ich habe einigemal gesehen, daß die Kugel in den Schenkelknochen gedrungen, und so breit wie ein Viergroschenstück geschlagen war, und sie doch ohne Bohrer und Zange herausgeschafft. Ich erstaune daher, wenn ich alle die zum Theil so künstlichen Werkzeuge, Zangen, und Bohrer betrachte, die die alten, und auch zum

Theil die neuen Wundärzte zu diesem Behuf erfunden haben. Freilich, wenn die Kugel durch den Knochen dringt, breit geschlagen wird, nun ihre Kraft verliert, und an jener Seite liegen bleibt, wie ich dies nach dem Tode der Verwundeten einigemal bemerkt habe, da kann man sie nicht herausbringen, aber auch nicht finden, kaum vermuthen; und folglich würden in diesem Falle auch die künstlichsten Werkzeuge nichts fruchten, wie in allen den Fällen, wo die Kugel einen solchen schiefen unbegreiflichen Weg genommen hat, daß sie weder der Verwundete, noch der Wundarzt vermuthet, und also nicht erforschen kann. Ich habe verschiedene Fälle gesehen, wo die Kugel erst nach vier, ja sechs Wochen, an einer ganz entfernten Stelle, durch Schmerz und Geschwulst fühlbar ward, und dann durch einen Schnitt mit leichter Mühe herausgeschafft wurde. Einem Soldaten wurde eine Flintenkugel durch den rechten Schenkel geschossen. An der männlichen Ruthe war ebenfalls eine ähnliche Wunde, die vermuthen ließ, daß die Kugel da hineingedrungen war. Das Glied war äußerst geschwollen und schmerzhaft, es war aber weder eine Gegenöffnung noch Kugel zu entdecken. Das hochgespannte, stark geschwollene Glied ward warm cataplastirt, und nur erst in der vierten Woche die Kugel an der Gegenseite unter der Haut entdeckt, leicht ausgeschnitten, und die ganze Verletzung binnen zwey Monaten vollkommen geheilet.

In

In unserm Feldzuge hätten auch die Bohrer und eingreifenden Zangen wenig gefruchtet, weil bey den Polen nicht nur, wie gewöhnlich, die Kartätschen-, sondern auch die Flintenkugeln von Eisen waren. Indessen gebe ich zu, daß unter allen Zangen, die neuerlich von Herrn Percy erfundene, und mit zwey in einandergreifenden Zähnen versehene Zange die vorzüglichste ist, die ich zwar bey mir hatte, aber eigentlich nie zu brauchen nöthig gehabt habe. Denn dies muß ich der Wahrheit gemäß noch einmal behaupten: nie ist mir eine Kugel, die ich einmal entdeckt hatte, stecken geblieben, oder hat mir, um sie heraus zu schaffen, große Mühe gekostet, oder künstliche Werkzeuge erfordert. Auch erinnere ich mich dessen bey keinem von den gegenwärtigen Wundärzten, die viele Kugeln ausgezogen und ausgeschnitten haben, weil sie mir gewiß einen solchen Fall, der ihnen schwierig dünkte, wie in andern Fällen, angezeigt hätten Um so lieber sind mir diese Bemerkungen, weil ich schon immer obige Meinung hegte und damit zu Felde ging, und daher wenig Instrumente bey mir hatte. Ich denke, daß dies doch wohl der Erfindungssucht solcher Werkzeuge endlich Einhalt thun soll. Ich wiederhole noch einmal, die ganz Kunst Kugeln leicht herauszunehmen, ist die, sie zu suchen, zu finden, und dann die gehörigen Einschnitte und Erweiterungen zu machen. Doch auch hiervon werde ich noch unten mehr zu reden Gelegenheit haben.

In den Fällen wo die Kugel nur über einen Theil des Kopfs wegfährt, aber ihn doch würklich berührt, sind zuweilen große Fleischwunden an dieser Stelle, so daß die Kugel alle Bedeckungen des Kopfs mehrere Zoll lang weggerissen hat, ohne daß der Knochen verletzt und Gefahr zu befürchten ist. Indessen muß man hier, wenn der Knochen entblößt ist, sehr aufmerksam seyn. Die Kugel kann doch zu hart angeschlagen und Eindrücke, Brüche u. s. w. verursacht haben. Da diese Verletzungen in die Sinne fallen, so wird hier der Wundarzt wohl die gehörigen Maasregeln nehmen und trepaniren. Aber der Knochen kann unbeschädigt seyn, und die Kugel kann doch durch Erschütterung einen Bruch der innern Tafel, oder eine Trennung der Hirnhaut, oder Blutergießung verursacht haben. Aeußern sich also Zufälle des Drucks und des Reizes, so muß der Wundarzt sogleich an dieser Stelle trepaniren; ja auch selbst alsdanu, wenn auch nur ein wachsender Schmerz unter dieser Stelle, oder eine dauernde Betäubung bemerkt würde. Ich habe in diesen Fällen, da der Knochen durch die herübergelaufene Kugel zwar völlig entblößt, aber ganz unbeschädigt war, und die Verwundeten anfangs munter und ohne solche Zufälle waren, die eine innere Verletzung anzeigen konnten, einigemal zu gelinde verfahren, und blos die allgemeine innere und äußere Behandlung, ohne Trepanation, angewendet. Nach mehreren Tagen ward der Knochen misfarbig, und es entstand ein starkes Fieber mit hartem Puls. Ich ließ wiederholentlich zur Ader, und belegte den misfarbigen Knochen mit Terpentingeist, und verordnete kalte Umschläge über den Kopf. Nach wenigen Tagen entstand Betäubung und Lähmung. Ich trepanirte nun, und fand bey beyden die harte Hirnhaut getrennt, zerfressen und eine Menge Eyter über und unter derselben, und selbst das Gehirn damit bedeckt, ohne daß eine Verletzung der innern Tafel sichtbar war. Sie starben beyde bald nach der Trepanation. Ich habe mir große Vorwürfe gemacht, daß ich nicht gleich trepanirt hatte. Aber die Zufälle waren die ersten Tage so leidlich, und die Aussichten so günstig, daß ich solche üble Zufälle nicht mit Grunde vermuthen konnte. Ueberdem hatte ich mehrere von solcher Art, ja selbst zwey Mann, wo bey dem Einen der Knochen beschädigt, ein Stück der äußern Tafel abgerissen, aber nicht gebrochen, und bey dem Andern ein feiner Spalt, einen Zoll lang, befindlich war, ohne Trepanation glücklich geheilet. Indessen haben mich jene Beobachtungen bestimmt, in dergleichen Fällen auch zu trepaniren, weil ja hier, da die fleischigten Bedeckungen schon getrennt sind, die Operation nicht schmerzt und überhaupt nicht schadet. Vielmehr wird sie immer einigen Nutzen haben, indem sie den Ausfluß auch der geringsten ausgesickerten Feuchtigkeiten befördert, und so alle üble Folgen verhindert. Und überdem weiß der Wundarzt itzt, woran er ist, bleibt mehr Herr dieser Verletzung, und kann erforderlichen Falls die Wunde heilen, oder mehrere Kronen ansetzen.

Die Hiebwunden am Kopf erfordern seltener die Trepanation. Indessen kömmt es auch hier sehr auf die dabey angebrachte Gewalt, die Art und Würkung des Instruments, und die darauf erfolgenden Zufälle an. Dies muß der Wundarzt alles wohl erwägen, vergleichen, und dann nach Umständen auch trepaniren; wie dies in den besten Lehrbüchern bestimmt ist. Da ich hier aber blos aus Erfahrung reden, und meine gemachten Beobachtungen beschreiben will; so kann ich mich nicht in die ganze Behandlung der Kopfwunden einlassen, sondern werde nur von dem reden, was ich gesehen, häufig gesehen und beobachtet, und welche Schlüsse ich aus diesen Beobachtungen gezogen habe. Darunter gehören nun auch die vielen Hiebwunden des Kopfs, die ich in diesem Feldzuge besonders gesehen, und zu behandeln gehabt habe. Von diesen erinnere ich mich nur drey, die gestorben sind, eines Officiers und zweyer Gemeinen, ob ich gleich nur einmal trepanirt, und auch diesen erhalten habe. Freylich sind mehrere, und besonders von den

Polen, nach der Bataille mit Hiebwunden am Kopf gestorben; diese aber hatten immer mehrere Schußwunden, selbst am Kopf, daher ich sie nicht mit zu jenen zählen kann. Ich rede nur von denen, die blos Hiebwunden in den Kopf hatten, obgleich viele davon noch andere Hiebe oder Schußwunden am Körper hatten, und doch genesen sind. Da die Cavallerie bey weiten der geübteste, thätigste, und bravste Theil der polnischen Armee war, so erhielten wir auch viele Verwundete mit Hiebwunden. Und diese wurden immer am ersten und öftersten am Kopf, als dem wichtigsten Theil des Körpers, angebracht. Ich habe daher viele mit vier, sechs, ja mehreren Hieben in den Kopf gehabt, wovon einige durch den ganzen Knochen, und selbst bis in die Hirnhaut gedrungen waren. Andern war eine ganze Portion vom Schädel abgehauen, und die Hirnhaut blos einigemal gequetscht. Noch andern waren die Ohren, und ganze Stücken vom Kinnbacken weggehauen, ohne daß einer daran gestorben wäre. Starben sie, so hatten sie noch Schußwunden, oder waren auf der Stelle todtgehauen, oder auf dem Transport gestorben. Doch sind überhaupt sehr wenige durch Hiebwunden allein getödtet worden. Ich habe verschiedene Fälle gesehen, wo zehn polnische Cavalleristen über einen Mann hergefallen waren, und ihn mit aller Muße und Lust zerhauen hatten, und ihrer Meynung nach todt liegen ließen. Sie wurden betäubt ins Lazareth gebracht, und wieder geheilet.

Die Hiebwunden, welche nicht durch den Schädel dringen, sind größtentheils schwach, mit zu weniger Kraft angebracht, heilen leicht, und verursachen selten üble Zufälle. Die andern, welche durch den Knochen dringen, sind zwar schlimmer, erfordern mehr Vorsicht, und heilen weit später, verursachen doch aber auch selten Zufälle des Drucks und Reizes, und solche üble Folgen wie die Schußwunden. Das kommt wohl daher, weil der Knochen in diesen Fällen gleich ganz, und mit einem schneidenden Instrument durchgehauen ist. Einmal ist die Erschütterung nicht so groß, und das ausgetretene Blut kann aus der größern Oeffnung frey ausfließen, und der Wundarzt kann die Wunde leicht und gehörig untersuchen; die losgehauenen oder abgesprungenen Knochen, so wie andere fremde Körper herausschaffen, und den übeln Zufällen, folglich auch dem Druck und Reiz aufs Hirn, größtentheils vorbeugen.

Sechste Beobachtung.

Ein Husar hatte eilf Hiebwunden, die alle glücklich geheilt wurden.

Ich erhielt bey Warschau einen Husaren vom Regiment von Trenk, der in allem eilf Hiebwunden, und darunter vier am Kopf erhalten hatte. Unter diesen waren zwey durch beyde Tafeln gedrungen. Da ich das Myrthenblatt frey durchbringen, und keine Splitter noch andere fremde Körper wahrnehmen konnte; so ließ ich den ganzen Kopf abscheeren, und verband, nachdem ich das abgehauene, und nur noch etwas anhangende Ohr abgeschnitten hatte, alle Wunden mit trockner Charpie, und bedeckte alles mit der Basilikumsalbe. Da ich diese während diesem Feldzuge bey allen frischen Wunden zur Bedeckung gebraucht, so werde ich sie künftig nur unter dem Namen Wundsalbe anführen. Während allem diesen blieb der Verwundete betäubt, holte schwer Athem, hatte einen langsamen aber harten Puls, schluckte die Flüssigkeit, die man ihm in den Mund goß, nieder, und hatte unwillkührlichen Abgang des Harns und des Koths. Nachdem er verbunden war, ließ ich ihm viel Blut aus der Ader am Arm fließen. Er eröfnete noch während dem Blutausfluß die Augen, war bestürzt, bald aber darauf recht froh, daß er Hofnung zur Genesung hätte. Ich behandelte ihn blos antiphlogistisch, ließ täglich die Wunden einmal trocken und auf vorige Art verbinden, hielt ihn zur strengen Diät an — die bey Kopfwunden besonders nöthig ist — und hatte das Vergnügen ihn binnen zwey Monat, nachdem sich die fünfte Woche einige Knochen abgesondert hatten, glücklich zu heilen.

Dieser Mensch hatte während der ganzen Heilung keine anderen übeln Zufälle, als daß er sich alle Woche wenigstens einmal überfraß. Ehe wir dies gewiß wußten, wurde es andern Ursachen zugeschrieben, bis ich endlich seine Gefräßigkeit entdeckte. Er bekam dann einen Fieberanfall mit Hinfälligkeit, heftigen Kopfschmerz und Neigung zum Erbrechen. Ein Brechmittel hob jedesmal den ganzen Anfall, und stellte nebst einigen Digestivmitteln, die bey uns aus gleichen Theilen Rhabarber, Weinsteinrahm und Glaubersalz bestanden, den vorigen gesunden Zustand wider her. Einmal hatte er sich an einer Metze unreifer Pflaumen den Magen überladen und verdorben. Um nun dies wieder gut zu machen, hatte er darauf eine gute Portion Brandwein, und da dieser großen Durst erregte, ein Maaß frisches polnisches Bier gesoffen. Dies hatte denn eine solche Gährung verursacht, daß er zu plaßen glaubte, und daher seine Sünden beichtete. Ein Brechmittel schaffte alles weg, und einige Tage magere Diät setzte ihn in seinen vorigen gesunden Zustand.

Siebente Beobachtung.

Ein polnischer Rittmeister hatte vierzehn Blessuren, und darunter sieben in den Kopf. Er wurde trepanirt und glücklich geheilt.

Ein polnischer Rittmeister bekam bey dem Ueberfall auf die Russen sieben Säbelhiebe in den Kopf, und mehrere in die Schultern und Aerme, die aber größtentheils unbeträchtlich waren. Er blieb wie todt auf dem Platz liegen und wurde von den Russen verbunden. Da er immer betäubt blieb, wurde ich gerufen. Ich fand ihn ganz sinnlos und unempfindlich, aber warm und feucht am ganzen Körper, folglich in einer gelinden Ausdünstung. Die ihm in den Mund gegossenen Feuchtigkeiten schluckte er mit Mühe hinunter, ohne sie wieder zurück zu geben. Der Puls war klein und geschwind, und daher meine Prophezeihung schlecht, weil ich dies immer bey Hirnerschütterungen, und nie beym Druck oder Reiz aufs Gehirn, dagegen hier einen langsamen, stärkern oder auch wol aussetzenden, und in den seltensten Fällen einen zwar geschwinden, aber doch starken Puls bemerkt habe.

Ich untersuchte alle Wunden und fand sie größtentheils nicht gefährlich, am Kopf zwey die durch den Schädel drangen, unter denen mir die am Hinterhaupt die beträchtlichste zu seyn schien. Hier war nicht nur der Knochen, sondern auch die harte Hirnhaut durchgehauen, so daß ich mit leichter Mühe das Myrthenblatt durchführen und dann eine größere Empfindlichkeit und Unruhe erregen konnte. Ich versuchte durch das gedachte Instrument einen Ausfluß der Feuchtigkeiten zu befördern, oder etwas vom Rande des Knochens abzusondern, aber vergeblich. Man hatte ihm, und meines Erachtens schon zu viel, zur Ader gelassen, und der Kopf wurde fast in kaltem Wasser ersäuft, ohne daß dieses im geringsten mehrere Empfindlichkeit bewürkte. Ich schloß daher, daß hier irgend etwas unter dem Schädel befindlich seyn müsse, daß diesen großen Druck auf das Hirn, und die fast gänzliche Unempfindlichkeit verursachte. Ich schnitt also den Hieb am Hinterhauptsbeine quer durch, sonderte alle fleischigten Theile vom Knochen, und setzte gerade auf der Mitte des Säbelhiebes, dort wo er mir am tiefsten einzudringen schien, eine große Crone, und bohrte das Stück in einigen Minuten, ohne große Verblutung, aus.

Ich fand die Hirnhaut völlig durchgehauen, und in der Wunde nichts als etwas geronnenes Blut und einige Haare, von denen ich die Wunde leicht befreiete. Der Operirte ward zwar empfindlicher, griff itzt öfters nach dieser Wunde und sprach auch, obgleich, wie man versicherte, unverständlich oder doch unzusammenhängend. Ich vermuthete nun tiefer eine Blutergießung oder Hirnerschütterung, die ich gleich anfangs befürchtet hatte. Ich reinigte die Wunde aufs neue von der immer hervorquellenden, röthlichen Feuchtigkeit, und untersuchte dann die Wunde der harten Hirnhaut mit der Fingerspitze, und ward einen harten Körper im Hirnmark gewahr. Ich nahm die Zange, faßte ihn und brachte ganz leicht einen kleinen Knochen, ungefähr wie das Drittel eines Fingernagels groß, heraus. Dies war offenbar von der innern Tafel durch den Hieb getrennt und mit ins Gehirn gedrungen.

Der Verwundete blieb in dem letzterwähnten Zustande, ohne größere Sinneskraft zu bekommen. Ich verband die Wunde trocken, so daß ich ein Charpiebäuschchen mit einem Faden versehen, zwischen die harte Hirnhaut und den Schädel brachte; füllte alles mit lockrer Charpie aus, verband alle seine übrigen Wunden und rieth ihm ein erweichendes Klystier und innerlich Tamarindenmark und Glaubersalz, jedes zwey Loth in acht Unzen Wasser und zwey Loth Oxymel, alle Stunden zwey bis drey Eßlöffel voll.

Den andern Morgen erzählte man mir: daß der Verwundete bis gegen Mitternacht äußerst unruhig ge=

wesen wäre, dann hinter einander drey starke, flüssige Stühle gehabt hätte, und bald darauf ruhig geworden und eingeschlafen wäre, auch noch itzt um zehn Uhr ziemlich ruhig, obgleich schnarchend schliefe. Ich beobachtete ihn eine Weile, untersuchte den Puls, und fand diesen weniger geschwind als am Abend, weich, erhabener und die Haut ausdünstend. Das Athemholen schien mir auch freyer, obgleich schnarchend. Ich fuhr ihm mit der Hand etwas hart über das Gesicht, worauf er die Augen eröfnete und völlig erwachte. Er bemühete sich, sich aufzurichten; wir unterstützten ihn, und er blickte wild und fragend um sich. Auf die Frage: wie er sich befinde? antwortete er: gut; aber er wolle schlafen, und schloß auch gleich die Augen.

Ich verband nur allein die trepanirte Wunde, fand wenige röthliche Feuchtigkeit, die ich sanft austrocknete, das Hirn pulsirend, und bey meiner abermaligen Untersuchung mit dem Finger nichts widernatürliches. Ich verband wie gestern, ließ oben erwähnte Auflösung fort geben; erlaubte ihm etwas schwachen Thee und Wasser mit Zitronensäure und verließ ihn schlafend.

Den folgenden Morgen war alles ganz anders. Ich fand ihn aufgerichtet, völlig munter und fast ohne Fieber. Sowol in der trepanirten als in den übrigen Wunden zeigte sich eine gute Eyterung. Ich verband wieder alles trocken, außer daß ich die äußeren Wunden mit der Wundsalbe bedeckte; ordnete ihm innerlich noch einige Tage vorige Auflösung in verminderter Menge, und in der Folge, seiner vielen Wunden und großen Entkräftung wegen, die Chinarinde.

In der Folge pinselte ich die durchgehauene und gequetschte Stelle der harten Hirnhaut täglich mit Rosenhonig und etwas Myrrengeist, auch dazwischen einigemal mit etwas Terpentingeist, und verband übrigens bis zur völligen Heilung trocken.

Nach sechszehn Tagen hatte sich der verdorbene Theil der Hirnhaut völlig abgesondert. Es entstand nach und nach an dieser Stelle eine weisröthliche Masse, die in der vierten Woche das Hirnmark völlig bedeckte, und sich in allen Punkten mit dem Schädelknochen verband.

In der fünften Woche sonderte sich der innere Rand des ausgebohrten Knochenstücks ab, und in der zehnten waren alle seine Wunden völlig geheilt, und der Rittmeister gesund und dienstfähig. Ich habe ihn fünf Monat nachher zu Lowicz vollkommen gesund gesprochen, alle seine Wunden fest vernarbt, und die trepanirte mit Haaren bewachsen gefunden.

Achte Beobachtung,

mehrerer Kopfwunden, auf welche in der dritten Woche der Tod erfolgte.

Ein Officier, Adjutant vom Regiment von Frankenberg Dragoner, wurde von vielen polnischen Husaren überfallen, und erhielt vier Säbelhiebe über den Kopf, und fünf ins Gesicht und die Schulter.

Er hatte viel Blut verlohren, und wurde mir einige Stunden nachher nach Raßzin ins Lazareth gebracht.

Nachdem ich alle Wunden von dem geronnenen sehr fest klebenden Blut gesäubert, und den größten Theil des Kopfs von Haaren entblößt hätte, untersuchte ich die Wunden und fand die beträchtlichste über das linke Seitenbein. Diese drang nicht nur durch den ganzen Knochen, sondern stand auch so weit aus einander, daß ich ganz leicht eine Sonde dazwischen durchführen, und die Bewegung des Gehirns deutlich wahrnehmen konnte. Indessen konnte ich die Sonde nicht tiefer einbringen, sondern fand gleich unter der Knochenwunde einen weichen aber doch festen Widerstand, woraus ich schloß, daß dies die harte nicht durchgehauene

Hirnhaut sey. Auch waren weder Splitter noch fremde Körper in der Wunde zu finden.

Ich verband sie, so wie alle übrigen, worunter die eine ins Schultergelenk gedrungen war, trocken, und ließ den schwer Verwundeten zur Ruhe in eine horizontale Lage bringen.

Er hatte sich schon während dem Verbinden ermuntert und erholte sich in einigen Stunden dergestalt, daß er nicht nur seine ganze Besinnungskraft hatte, sondern auch mit großer Erquickung etwas Haferschleim verzehrte.

Er hatte die Nacht fast ununterbrochen geschlafen, war am Morgen ganz ohne Fieber und auch in einer ruhigen Gemüthsverfassung. Ich verband bloß die durch den Knochen gedrungene Wunde, um zu untersuchen, ob etwas fremdartiges zugegen sey, das fortgeschaft oder überhaupt etwas unternommen werden müßte, fand aber außer einem ganz geringen Ausfluß von röthlicher Feuchtigkeit nichts; die Hirnhaut war ganz und pulsirend. Ich säuberte die Wunde sorgfältig, verband sie trocken, ordnete ihm einen kühlenden Trank und eine strenge, zweckmäßige Diät. Die andern Wunden verband ich erst den dritten Tag, wie ich dies immer thue, wenn ich nicht früher etwas beabzwecke, weil das frühere Verbinden nichts fruchtet, Schmerz und Verblutung erregt und die Eyterung hindert.

Den vierten Tag stellte sich ein starker Fieberanfall mit heftigen Schmerzen in der Nierengegend ein, auch war der Harn blutig, floß sparsam und unter Schmerzen ab und der Puls wurde hart und geschwind. Da er in dieser Gegend und überhaupt am Unterleibe keine Verletzungen hatte, schloß ich, daß nach der Verwundung beym Fall vom Pferde diese Gegend gequetscht worden sey, oder durch Erschütterung gelitten habe. Und ob er gleich viel Blut verlohren hatte, ließ ich ihm doch gleich zur Ader, und ordnete innerlich einen Trank aus Salpeter, arabischem Gummi und Oxymel, und äußerlich Einsalbungen von Oel, Campher und Mohnsaft, nebst warmen zertheilenden Umschlägen.

Die Schmerzen verminderten sich nach und nach, und gegen Morgen hatten sie völlig aufgehört, und der Harn floß wieder frey und war nur noch röthlicht. Auch hatte sich das Fieber sehr vermindert. Die Wunde eyterte gehörig und hatte nichts bemerkungswerthes. Ich ordnete ihm innerlich einen Aufguß von China und etwas wenigem von den Wolferleiblumen, so daß er täglich ein Loth China und ein halbes Quentchen der Wolferlei verbrauchen mußte. Die Wunden waren alle in einem erwünschten Zustande.

Der Verwundete ward täglich munterer, hatte keine widerlichen Zufälle; lebte als ein vernünftiger Mann ganz nach meiner Vorschrift, und hatte daher mit mir die größte Hofnung zur Genesung.

Den

Den 7ten September, als den dreyzehnten Tag nach seiner Verwunduug, mußten bey dem Rückzuge von Warschau auf Höchsten Befehl alle Kranke und Verwundete von Raßzin nach Lowicz transportirt werden, folglich dieser auch. Er hatte seinen eigenen Wagen, lag in Betten, und fuhr nebst den andern, zum Theil noch schwerer verwundeten Officieren, alle langsam hinter meinem Wagen her. Unglücklicherweise mußten wir den ersten Tag sechs polnische Meilen zurücklegen, weil wir nirgends unterkommen konnten. Wir hatten üble Wege, schlechte Knüppeldämme und folglich die Verwundeten viele Stöße und Schmerzen zu ertragen, welches sie zu meiner größten Betrübniß oft durch lautes Geschrei zu erkennen gaben. Ich konnte nicht helfen und langte mit diesen Unglücklichen erst um Mitternacht in dem elendesten Städtchen Mzannow, im größten Regen, an. Ich wurde noch zum Glück durch einen hier gefundenen Freund gleich bey ihm in der Judenschule untergebracht. Ich war müde und hungrig, hatte die vorige Nacht schon nicht geschlafen, sondern mich bey dem Ausladen der Verwundeten beschäftigt, und überhaupt viel gelitten, und konnte daher itzt nichts weiter besorgen, sondern bedurfte der Erholung. Alle Straßen waren voll Wagen mit Verwundeten, deren Geschrei und Wehklagen schrecklich war. Die Officiere wurden endlich alle in einen Krug eingepfropft.

Am Morgen machte ich da meinen ersten Besuch. Ich fand den Adjutanten mit wildem Blick, gebundenen Händen, rasend und von zwey Bedienten gehalten.

Er erkannte mich freundlich und ward zu Aller Erstaunen — es lagen noch zehn verwundete Officiere mit in der Stube — augenblicklich ruhig. Ich öfnete die Hauptwunde, und fand sie schon äußerlich schmutzig, übelriechend und brandartig. Bey näherer Untersuchung fand ich mehrere Stücken von der innern Tafeln abgebrochen, und die harte Hirnhaut ebenfalls faul und gänzlich zerquetscht. Ich brachte nicht nur jene Splitter leicht aus der Wunde, sondern nahm auch mehrere Knochenstücke heraus, so daß alles Schadhafte hinlänglich entblößt war. Ich verband die innere Wunde mit Rosenhonig und Myrrengeist, und die äußere mit Terpentinöl. Des harten Pulses wegen ließ ich zur Ader, und verordnete einen kühlenden Trank aus Salpeter, Citronensäure, Oxymel und Wasser, auch über den Kopf kalte Umschläge. Ich verließ den Verwundeten ruhig und bey mehrerem Verstande.

Gegen Abend bekam er einen neuen Anfall von Raserei mit Zuckungen, fing bald darauf an zu röcheln, und verschied die Nacht.

Ich hatte keine Zeit ihn zu öfnen, weil ich unmöglich alle die Unglücklichen, die meiner harreten, überhaupt Fünfhundert an der Zahl, nach Wunsch befriedigen konnte. Sein Verlust war mir um so schmerzlicher, da ich ihn kurz vor seiner Verwundung von der Ruhr geheilet, und seine mir recht schätzbare Freundschaft erhalten hatte. Ich habe mir viel Vorwürfe gemacht, daß ich ihn nicht gleich trepanirt hatte. Indessen glaube ich, daß er vielleicht ohne diesen großen erschütternden Transport ohnedem hätte geheilet werden können. Zwey Tage vor seiner Verwundung ward sein ältester Bruder in einer Affaire erschossen, den er mit den bittersten Thränen ins Grab legte. Von den übrigen neunzehn verwundeten Officieren starb noch einer auf diesem Wege; die andern achtzehn brachte ich glücklich nach Lowicz, auch wurden diese alle geheilt.

Man erlaube mir, des großen Kummers wegen, den ich erlitten, noch etwas von diesem Transport, dessen Erinnerung mir gewiß immer Thränen auspressen wird, anzuführen. Wir hatten in Raßzin bey dem Abzuge von Warschau an fünfhundert schwer Verwundete, weil die leichtern immer vom ambulirenden ins Hauptlazareth geschickt waren. Unter diesen Unglücklichen hatten viele schwere Verwundungen am Kopf, durch die Brust und den Bauch; abgeschossene oder zerschmetterte Glieder u. s. w. Diese mußten auf Allerhöchsten Befehl mit einmal auf allen Brodwagen der Armee nach Lowicz, zehn Meilen, transportirt werden, weil sie sonst den folgenden Tag in polnische Gefangenschaft geriethen. Diese Unglücklichen mußten zum Theil vier und zwanzig Stunden auf den Wagen bleiben, und die empfindlichsten Schmerzen erleiden, und wurden dann um Mitternacht in die säuische polnische Judenstadt in allen Häusern, Kirchen, Scheunen und Ställen abgeladen, so daß man sie am Morgen kaum ausfinden und fast unmöglich verpflegen konnte. Die Noth und der Jammer war so groß, daß ich kein Bild davon zu entwerfen vermögend bin. Es starben auf dem ersten Marsch zehn, und bis Lowicz neunzehn Mann. Hier sowol, wie auf dem nächsten Marsch, wo wir einen ungeheuren Wald passirten, wurden wir immer von den Conföderirten beunruhigt, so daß ich fast durch ein Wunder der Gefangenschaft entgieng. Die Polen schienen sich vor der Menge unserer Blessirten, die alle geladene Gewehre bey sich hatten, wovon aber die wenigsten eins losdrücken konnten, zu fürchten, und ließen uns daher ungestört ziehen.

Neunte Beobachtung.

Ein Officier hatte vierzehn Blessuren und wurde glücklich geheilt.

Unter den verwundeten Officieren war ein Hauptmann vom Regiment von Holwedel, der den 26sten August beim Sturm einer Schanze schwer verwundet wurde. Er hatte zwey Kartätschenschüsse durch beyde Schenkel bekommen, und war bey dem Weiterrücken des Trupps sich selbst überlassen liegen geblieben. Die polnischen Husaren fanden ihn, hieben, schossen und stachen auf ihn, kleideten ihn nackend aus und ließen ihn für todt liegen. Man fand ihn indeß noch lebend, obgleich seiner unbewust, und schickte ihn mir ins Lazareth. Ich fand außer den beyden erwähnten Schüssen durch den Schenkel noch zwey durch die Hände, sechs Pikenstiche in die Brust und den Rücken, und vier Hiebe in den Kopf, folglich in allem vierzehn Blessuren. Er war bey seiner Ankunft betäubt, ermunterte sich aber während dem Verbinden zu meinem Erstaunen völlig, und bat flehentlich ihn nur nicht zu schneiden — das ich auch wirklich vermied — sondern ihn ruhig sterben zu lassen. Ich verband indessen mit vieler Mühe alle Wunden, und fand zwey am Kopfe am gefährlichsten. Der eine Hieb war fünf Zoll lang über dem rechte Seiten = und Stirnbein, der andere linkerseits über das Stirnbein vier Zoll lang, dicht neben der Augenhöhle bis an die Backe reichend. Beyde Hiebe hatten die Knochen völlig durchdrungen; erstere einen Zoll, letztere nur einige Linien lang. Aus diesem Grunde befürchtete ich seinen Tod, und verband alle Wunden, ohne große Untersuchung, ziemlich einfach; und sorgte hierauf für seine Diät und Ruhe, deren er äußerst bedurfte. Den Puls fand ich klein und langsam, die Haut warm, und seine große Müdigkeit, nach dem starken Blutverlust und vielen Schmerzen, natürlich.

Den folgenden Morgen fand ich den schwer Verwundeten ganz munter und ohne Fieber. Ich verband blos die zwey durch den Schädel gedrungenen Wunden, fand nirgends Splitter oder fremde Körper, sondern nur wenige ausfließende röthliche Feuchtigkeit. Ich ließ ihn einen kühlenden Trank nehmen, und seine gute Eßlust durch Grütz und Obstsuppen mäßig befriedigen.

Den dritten Tag eyterten alle Wunden, besonders die im Schenkel, stark. Ich brachte aus der einen ein großes Stück Tuch und etwas Leder, welches vom R. ck und den Beinkleidern mit der Kugel eingedrungen w. r. Die Kugeln hatten eine so glückliche Richtung genommen, daß die Knochen unverletzt geblieben waren. Dagegen hatte die durch die rechte Hand gedrun=

gene Kugel den einen Knochen der Mittelhand, die andere das erste Gelenk des kleinen Fingers an der linken Hand in mehrere Stücke zerbrochen. Ich konnte gleich verschiedene Splitter herausnehmen; füllete die Wunde, so wie die des Schenkels mit lockrer Charpie mäßig aus, bedeckte dagegen alle nicht zu tief gedrungene Pikenstiche blos mit der Wundsalbe.

Den vierten Tag erfolgte ein gelindes Wundfieber, das in allen Wunden mehr oder weniger Eyterung bewürkte, und den fünften Tag nach einem Schweiß völlig aufhörte. Von diesem Tage an, bis zur völligen Heilung, hat der Verwundete keine Arzeney, die er ohnedem scheuete, genommen.

Da die eine Schenkelwunde, aus der das Tuch gezogen ward, eine übelrichende, misfarbige Jauche erzeugte; so brachte ich den ersten Tag ein leinenes Seil mit Terpentinöl, und die folgenden mit Rosenhonig befeuchtet, durch den Schußgang; zog es aber nach sechs Tagen, da die Eyterung geringe und gutartig war, wieder aus, füllte nunmehr blos die Eingänge mäßig mit trockner Charpie aus, und belegte alles mit der Wundsalbe. Zwischen die beyden Oefnungen legte ich graduirte Kompressen, und wickelte dieses so wie die ganzen Schenkel mit einer langen Binde kunstmäßig ein.

Das Gequetschte der Schußwunden sonderte sich nach und nach ab; die Schußgänge hielten durch die Binde unterstützt zusammen, so daß beyde Schenkel nach fünf Wochen ohne Einschnitte völlig geheilt waren.

Unter der Zeit waren auch die Piekenstiche und die beiden flachern Kopfhiebe geheilet.

Die durchgedrungenen Hiebwunden heilten natürlich, so wie die Schußwunden an den Händen, später. Inzwischen hatte ich mir nun einmal vorgenommen, auch diese nicht aufzuschneiden, weil es der sonst so fürtrefliche, edle Mann so sehr fürchtete; ich erweiterte sie daher zuweilen durch Preßschwamm, um die getrennten und abgebrochenen Knochensplitter herausnehmen zu können. Dies gelang auch so gut, daß die Wunden in der neunten Woche beide heilten.

An den beiden Kopfwunden hatten sich nunmehr auch nach und nach mehrere Knochen, nnd besonders aus der über dem rechte Seitenbein, so weit der Hieb gereicht hatte, abgesondert, daher erfolgte hier auch die Heilung später. Gerade den 26sten November, also volle drey Monat nach der Verwundung, ward der letzte Verband abgenommen, und der so schwer-Verwundete, zu meiner und des ganzen Regiments Freude, dergestalt glücklich geheilet, daß er blos eine Steifigkeit des Mittelfingers der rechten Hand übrig behielt, die auch gewiß in der Folge größtentheils gehoben werden wird.

Von allen diesen Verwundungen habe ich nicht eine aufgeschnitten, und überhaupt wenig widrige

Zufälle, sondern die tägliche Besserung mit so grossem Vergnügen gesehen, daß ich den Verwundeten auch von Anfang bis zu Ende selbst verbunden, und seine Heilung ganz allein besorgt habe.

So einfach wie hier, habe ich die mehresten Wunden, wo keine Zerschmetterung zugegen war, behandelt, und die baldigste Heilung mit Vergnügen erfolgen sehen. Ich habe die mehresten Schußwunden, wo die Kugel durch den fleischigten Theil, ohne den Knochen zu verletzen, durchgedrungen war, ohne sie aufzuschneiden geheilet: ja ich fand, daß sie größtentheils leichter und schneller heilten, als die aufgeschnittenen Schußwunden. Ich stopfte die Oefnung mit trockner Charpie mäßig aus, bedeckte den äußern Umfang mit der Wundsalbe, gab dem Gliede eine bequeme Lage, fütterte die Zwischenräume der Muskeln zwischen beiden Oefnungen gehörig durch graduirte Kompressen aus, und umwickelte diese dann, so wie das ganze Glied, kunstmäßig, das heißt, weder zu fest noch zu lose, und ohne daß Druck und Schmerz erregt, und besonders die Circulation gehemmt wurde, vermittelst leinener Binden. So verbunden wartete ich immer den dritten Tag ab, wenn dies nicht etwa eine Verblutung oder ein andrer Zufall änderte, und fand dann gemeinhin die angehende Eyterung und schon einen entzündeten Strich um die Schußöfnung, welcher die Absonderung des gequetschten Theils anzeigte. Um diese zu befördern tröpfelte ich in der Folge zuweilen etwas Terpentingeist auf die in die Mündungen gelegte Charpie. Sobald die Wunden rein waren, wurden sie blos mit trockner Charpie mäßig angefüllt und mit Wundsalbe bedeckt. Besonders wurde darauf gesehen, daß die eingebrachte Charpie der Wunde gemäß nicht zu viel eingebracht, noch diese zu stark damit ausgestopft wurde, weil sonst natürlich Schmerz und neue Entzündung erregt, und die Heilung verzögert wird. Am Ende wurden sie alle, um die Vernarbung zu bewürken, mit dem Höllenstein betupft und mit dem Cerat bedeckt.

Solche und ähnliche Verwundete bekamen gewöhnlich gar keine inneren Arzneyen, wenn nicht etwa Fieber oder Diätfehler u. s. w. solche erforderten. Indessen mußten sie doch alle eine strenge Diät halten, indem ein solcher, auch der leicht Verwundete, weil er sich entweder gar nicht oder doch nur wenig bewegt, auch nur geringe und ganz einfache Nahrung zur Heilung und Erholung bedarf. Genießt er im Gegentheil seine gewöhnliche Kost, oder will sich noch besonders futtern und tränken, wie dies die mehresten aus einem übeln Wahn wünschen; so beschwert oder verdirbt er seinen Magen, und giebt zu allerley, nicht selten selbst zu den etwa grassirenden Krankheiten Anlaß; wodurch denn die Wunden verdorben, faul, ja brandig werden, und die Heilung sehr verzögert, zuweilen selbst unmöglich wird.

Eine gutt, strenge Diät ist in der That das wesentlichste Genesmittel in allen Verwundungen. Die Uebertretung derselben kostet dem Wundarzt die mehreste Mühe, und sehr vielen Verwundeten ihre Gesundheit oder das Leben. Ich habe leider bey vielen, die größtentheils, ja wirklich geheilet waren, durch Diätfehler die Wunde sich verschlimmern, wieder aufbrechen, und die schlimmsten Zufälle, Abzehrung, Brand und Tod erfolgen sehen. Also auch bey der völligen Besserung hat man auf diese Geheilten vorzüglich zu sehen, daß sie nicht gleich sich selbst überlassen, oder zur Armee geschickt werden. Sie verderben sich größtentheils, indem sie sich nun recht gütlich thun wollen, machen große Diätfehler, recidiviren und kommen wieder ins Lazareth. Da heißt es denn noch überdem bey der Armee: der Kerl ist schlecht curirt, und kränker zurück als hingeschickt worden. Dies erfolgt gar häufig nicht nur bey denen die verwundet, sondern auch bey denen die innerlich krank gewesen sind, und kostet der Armee die mehresten Menschen.

Im Lazareth erhält nun kein Kranker Geld, sondern es wird ihm abgenommen, und er wird wahrlich ziemlich gut verpflegt, wenigstens so, daß er dabey genesen, und auch seine Kräfte wieder sammeln kann. Denn wer weiß es nicht, daß diese nicht durch zu vieles, sondern durch mäßiges Essen und Trinken; nicht durch gekünstelte und gemischte, sondern durch kunstlose, einfache Speisen ersetzt, und der natürliche, gesunde Zustand wieder hergestellt wird? Wir hätten in diesem Feldzuge nicht halb so viel Kranke und Todte, und ich muß hinzusetzen, im folgenden Herbst und Winter zwey Drittheile weniger gehabt, wenn das häufige Verfressen, das ohne alle Beschreibung häufige Recidiviren, mehr hätte vermieden werden können. Ich habe manche zehnmal heilen und recidiviren, und am Ende doch sterben sehen. Ich glaube auch, daß es nie in einer andern Gegend so arg und häufig beobachtet worden ist. Hier lag der Fehler mit an diesem unglücklichem Lande. Der Pole frißt das ganze Jahr durch fast kein ander Gemüse als Kapusta (Sauerkraut), höchstens Merrettig und Zwiebeln, folglich bauet er auch nichts anderes. Seine fast viehische Natur verträgt dies bey seiner harten Lebensart. Der Deutsche verlangt aber mehr, ist an andere Speisen, als Rüben, Erdtoffeln, Erbsen, Linsen u. d. gl. m. das man hier alles bey dem gewöhnlichen Bauer nicht kennt, gewöhnt. Da er dies alles nicht, oder doch nur äußerst selten, erhalten konnte, so aß er zuviel Fleisch, besonders von Rindern und Schweinen, weil hier auch andre Fleischarten selten, und für den gemeinen Mann zu theuer sind, und soff dazu größtentheils schlechtes Bier, und immer schlechtes Wasser. Ich habe nur zweymal in ganz Polen, ob ich gleich einige hundert Meilen zu meinem größten Kummer darin herum gezogen bin, reines Wasser gefunden. Alles andre hatte immer einen süßen, widerlichen, oft ekelhaften Geschmack, wenn es auch ganz klar und frisch geschöpft war. Da ich nun kein Bier trinke, so hat mir dies allein schon am Anfange große Klagen ausgepreßt.

Noch mehr schadet eine üble Diät bey complicirten und besonders Kopfwunden. In diesen Fällen muß der Wundarzt vorzüglich aufmerksam auf eine strenge Diät, zuweilen hart seyn, wenn er glücklich seyn und seine schwer Verwundeten heilen will. Selbst bey dem Nachlasse des Fiebers, beim guten Appetit, muß er nur sehr einförmige Kost, und in geringer Menge erlauben. Sobald sich der Verwundete gütlich thut, recht satt, oder gar zu viele und gemischte oder grobe Kost ißt, leidet er und seine Wunden; geschieht dies öfterer, so wird er wieder krank, und alles gehet den Krebsgang. Es entstehet sehr leicht Fieber, jauchigter Eyter, Resorbtion, Abzehrung; und dann folgen traurige Scenen, und nicht selten der Tod.

Wer also seine Verwundeten leicht, geschwind, und glücklich heilen will, muß vorzüglich auf deren gute, strenge Diät sehen, und die vielen, besonders Fleisch, = und gemischten Speisen, und vorzüglich die Ueberfutterung, als das größte Hinderniß, scheuen, und soviel möglich, vermeiden. Bey guten vernünftigen Menschen kann er das durch eine gehörige Dar = und Vorstellung, welche zuweilen, auch bey rohen ungesitteten Menschen, etwas fruchtet. Doch dies weiß ja Jedermann, ist häufig gesagt, aber auch wieder vergessen, oder nicht befolgt worden. Und deßwegen habe ich mir die Freyheit genommen, auch noch etwas darüber zu reden, um es wenigstens angehenden Aerzten und Wundärzten aufs neue recht einzuprägen.

Bey den complicirten Schußwunden fand oben erwähnte Behandlungsart nur selten statt. Ich meyne, wo die Kugel den Knochen verletzt, oder gar zerbrochen oder zerschmettert hatte, reichte jene Methode nicht zu, indem die Schußöffnungen fast immer eingeschnitten, oft sehr erweitert, und zuweilen selbst der ganze Schußgang aufgeschnitten werden mußte. Ist der Knochen nur verletzt, ohne gebrochen zu seyn, so kann die Heilung auch wohl ohne Erweiterung der Wunde erfolgen, wie ich dies auch gesehen habe, ja selbst daß Knochenbrüche in einzelnen Fällen, ohne äußeren Schnitt, vollkommen geheilet sind. Indessen ist dies keine Regel, sondern hängt von der jedesmaligen Beurtheilung eines geübten Wundarztes ab.

Nicht nur die vorige Beobachtung an dem Hauptmann von Holwede, sondern auch folgende beweiset dies ganz fürtreflich, daß nemlich auch zuweilen Schußwunden mit zerbrochenen Knochen, ja selbst solche, die durch eine Leibeshöle dringen, ohne alle Einschnitte leicht und glücklich geheilet werden können.

Zehnte Beobachtung,

einer Schußwunde durch die Brust, die ohne Schnitt glücklich geheilet wurde; nebst einer freyen Beurtheilung der Wunden überhaupt.

Ein Hauptmann, vom Bataillon von Oswald, ward am 26sten August bey Warschau mit einer Flintenkugel durch die Brust geschossen, und gleich zu mir nach Raßzien gebracht. Die Kugel war rechterseits, zwischen der zweyten und dritten Ribbe, dergestalt eingegangen, daß sie den obern Rand der leztern zerschlagen, und ein Stück davon mit abgerissen hatte. Auf dem Rücken war sie unter dem linken Schulterblatt wieder herausgedrungen, ohne hier einen Knochen zu treffen.

Der Verwundete war sehr schwach, hatte einen geschwinden Puls, viel Husten, wobey ihm immer schäumigtes Blut aus der Wunde, und aus dem Munde floß. Außerdem klagte er über heftige, dem Stich ähnliche Schmerzen in der Brust, die sich bey jedem Athemholen vermehrten, und keine nur in etwas senkrechte Lage gestatteten. Auch hörte man bey jedem Ausathmen die Luft aus der Wunde fahren; ein Beweis, daß der Schuß durch die Lunge gegangen war.

Bey der Untersuchung der Wunde zog ich ein kleines Knochenstück, und etwas Tuch vorn aus derselben, und verband sogleich beyde Oeffnungen trokken, theils um das Eindringen der Luft zu hindern, theils den Morgen erst abzuwarten, weil ich hier keine Besserung vermuthete, und theils weil die Kugel vorne schräg eingegangen war, und eine große, weite, äußere Wunde in den fleischigten Theilen gemacht hatte.

Ich ließ ihm zur Ader, ordnete innerlich lauwarmen Haferschleim mit Oxymel, und ließ ihn auch letzteres so oft er wollte Theelöffelweise nehmen, weil ihn dies vorzüglich erleichterte.

Die Nacht über hatte er wenig geschlafen, viel gehustet, und immer einen blutigen Schleim ausgeworfen. Doch waren die Stiche in der Brust erträglicher, und das Fieber mäßiger.

Ich verband beyde Wunden schnell; fand aus der vordern eine Menge blutiger Feuchtigkeiten ausfließen, die hintere hingegen fast trocken, so daß diese nicht Gemeinschaft mit der Lunge zu haben schien, wie dies auch die Folge bestätigte. Ich säuberte die vordere Wunde behutsam, doch hinreichend, und füllte

sie

sie mäßig mit trockner Charpie aus, so daß zwar die Luft abgehalten, aber der Abfluß der Feuchtigkeiten nicht gehemmt wurde. Ich ordnete ihm nun noch einen Trank aus Salpeter und Salmiak, jedes anderthalb Quentchen, zwey Loth arabisches Gummi, in zwölf Loth Wasser aufgelöst, setzte sechs Loth Oxymel zu, und ließ dies Eßlöffelweise, und dazwischen noch immer den Oxymel Theelöffelweise, nehmen. Gegen Abend setzte ich zu letzterm einen gleichen Theil von Mohnsyrup zu, weil der Kranke sich äußerst nach Ruhe sehnte.

Auch hatte er die Nacht abwechselnd geschlafen, weniger blutig ausgeworfen, und das Fieber war sehr mäßig, der Puls weich, und die Haut ausdünstend. Da er noch keine Leibesöffnung gehabt, ordnete ich ihm ein erweichendes Klystier, worauf einige große Stühle, mit wahrer Erleichterung, folgten.

Aus der vordern Wunde war viele blutige übelriechende Jauche ausgeflossen, so daß der ganze Verband davon durchdrungen war. Ich säuberte die Wunde sorgfältig, brachte noch etwas Tuch aus derselben und füllte sie wieder locker mit weicher Charpie; den Schußgang aber überließ ich der Natur. Ich veranstaltete jetzt seine Lage mehr senkrecht, und nach der Seite hin, damit die Feuchtigkeiten leichter abfließen konnten, welches ihm auch itzt keine Beschwerden verursachte. Die innern Arzeneyen wurden unverändert beybehalten, und die erste Zeit alle zwey Tage ein Klystier beygebracht, ohne welches er keine Leibesöffnung hatte.

Am Morgen des vierten Tages nach der Verwundung fand ich ihn zu meiner Freude munter, und fast ohne Fieber. Er hatte noch ruhiger geschlafen, weniger gehustet und ausgeworfen, und hatte große Eßlust. Ich erlaubte ihm in meiner Gegenwart zwey Tassen Thee mit Milch und einen Zwieback, welches er mit Thränen der Freude und des Danks genoß, und versicherte, daß er nie etwas köstlichers genossen hätte. Dies erlaubte ich ihm nun täglich zweymal, und zu Mittage und Abend Haferschleim, mit etwas Butter und Zucker. Dazwischen trank er nun auch Wasser, und folgte genau, weil er äußerst gern genesen, und seine junge Gemahlin wiedersehen wollte.

Der Ausfluß aus der vordern Wunde war geringer und weniger blutig; die hintere fing schon an zu eytern. Ich verband wie immer, und ließ nun nichts als Haferschleim mit Oxymel, und beym Husten, der itzt seltener eintrat, letzteres allein, und zur größten Erleichterung nehmen.

Den sechsten Tag konnte ich den muntern fieberfreyen Verwundetrn außer dem Bette verbinden. Es floß gegen die ersten Tage wenige, bloß röthliche Feuchtigkeit, mit gutem Eyter vermischt, aus. Im Verbande wurde nichts geändert.

Täglich nahmen nun jene Feuchtigkeiten ab, dagegen die gute Eyterung zu, wobey sich die äußere Wunde von dem großen gequetschten Umfang nach und nach reinigte; welches das Betupfen mit warmen Terpentingeist sehr beförderte.

Von nun an ließ ich ihn eine Abkochung von China und wenig Wolferleyblumen mit viel Oxymel nehmen, auch mehrere Grütz- und Mehlspeisen, auch gekochtes Obst, doch alles in kleiner Menge, und oft genießen.

Den sechsten September, als den zwölften Tag nach der Verwundung, war alles so gut, die Wunde so rein, mit gutem, nach der Größe der Wunde nicht zu häufigem Eyter angefüllt, der Kranke so munter, und ohne Auswurf, daß ich mit Grund die Heilung der Lungenwunde vermuthen konnte. Aus diesem Grunde, und da er sich durchaus nicht von mir trennen wollte, erlaubte ich ihm denn, dem morgenden allgemeinen Transport zu folgen Er fuhr mit hinter meinem Wagen, in Betten gepackt, langsam und vorsichtig.

Der König, der selbst beym Aufladen der verwundeten Soldaten zugegen gewesen war, sah mit der ganzen Generalität diesen Ehrfurcht und Schauder einflößenden, und Thränen entlockenden Zug verwundeter Helden, langsam und still vorüber ziehen, weil sich jetzt gleichsam alles härtete, und Aechzen und Wehklagen unterdrückte. Seine Majestät fragten auch nach allen, namentlich aber, nach diesem, und dem Capitän von Holwede, dessen Geschichte ich vorher erzählt habe, und waren auf meine Antwort, in welcher ich Hoffnung zu beyder Genesunz gab, sichtbar und angenehm erstaunt. Den dritten Tag fand ich ihn im Regen vor einem polnischen Kruge halten, und sehr vergnügt eine Tasse warmen Biers hinunterschlürfen, das er bey sich gehabt, und hier durch seinen Bedienten hatte bereiten lassen. Ich war, um den ganzen Zug zu übersehen, zu Pferde, und würklich verklammt, und fand daher dies Warmbier, wovon er mir freudig mittheilte, äußerst angenehm, und über allen Preis, weil in diesem unglücklichen Lande, in den Dörfern zumal, platterdings nichts zu bekommen war; wozu denn der völlige Mangel an Sprachkenntniß viel beytrug.

Nicht den geringstey widrigen Zufall hatte der Verwundete auf diesem Marsch erlitten, sondern noch gebessert Lowicz erreicht.

Die vordere Wunde eyterte stark, weil sie äußerlich weit, und durch die Brust gedrungen war, aber der Eyter war im Ganzen gut, ob er gleich noch eiuige Wochen einen üblen Geruch hatte, welches blos die zerschossene Ribbe verursachte. Die schwarze Stelle an dem obern Rande derselben, belegte ich immer mit Terpentingeist, alles übrige verband ich trokken, vom Anfange bis ans Ende.

In der vierten Woche sonderte sich das verdorbene Stück der Ribbe ab, und nun neigte sich, da die hintere Wunde größtentheils geschlossen war, auch die vordere zur Heilung.

Ich habe vergessen zu sagen, daß ich vorn zwischen der ersten und zweyten Ribbe, und hinten gegenüber eine hoch graduirte Kompresse anbrachte, um dadurch die Vereinigung des Schußganges zu befördern. Auch fand der Verletzte selbst mehrere Tage nach der Verwundung, die festere Anlegung der Binde lindernd und erleichternd. Da dies einmal in Lowicz in meiner Abwesenheit durch einen andern nicht gehörig verrichtet war, empfand er Beschwerden im Athemholen und Gehen.

In zwey Monaten waren beyde Wunden geheilet, und alles im vorigen Geleise. Zwar empfand der Geheilte beym starken Gehen, und besonders beym Reiten, anfangs einige Beängstigung, und kurzen Athem; dieses hatte sich aber drey Monat später, da ich die Freude hatte, ihn in Petrikau schon im Dienst zu sehen, völlig verloren, so daß er würklich seiner vorigen Gesundheit genoß, und noch genießt.

Diese Schußwunde ist auch, ob sie gleich durch die Lunge drang, und die Ribbe mit verletzt war, ohne Einschnitt geheilt. Inzwischen zähle ich diese Heilung mit unter die seltesten, und glücklichsten, die ich je gesehen habe, weil ich außerdem fast alle

Schüsse durch die Brust, besonders wenn sie die Lungen durchdrungen hatten, tödtlich fand; wie ich bald mit mehrerem anführen werde. Ich glaube auch, daß hier die Lunge nur an ihrem obersten und äußersten Theil verletzt gewesen ist, weil sich der Ausfluß der blutigen Feuchtigkeit, sowol durch den Mund, als aus der Wunde so bald, und schon den zehnten Tag völlig verlor, und daher auch schon die Schließung der Lungenwunde anzeigte.

So glücklich nun zuweilen solche complicirte Wunden, selbst ohne Einschnitte, zur großen Freude des Verletzten und Wundarztes geheilet werden; so bleibt doch bey solchen die Regel festgesetzt, daß die Mündungen ein- und aufgeschnitten werden müssen. Ist eine Kugel durch einen beträchtlichen Knochen gedrungen, und hat diesen zerbrochen, oder gar zerschmettert, so muß, sowol der Ein- als Ausgang der Kugel, am besten auf zwey entgegengesetzten Seiten, z. B. nach oben und unten, so weit aufgeschnitten werden, daß man nicht nur bequem zur Wunde gelangen, sondern auch ohne große Gewalt die abgebrochenen, oder künftig sich absondernden Knochen, herausschaffen kann. Diese Einschnitte werden am leichtesten und nützlichsten gleich nach der Verwundung gemacht, weil da noch keine Geschwulst, und wenigere Empfindlichkeit in diesen Theilen, und der Verletzte noch nicht abgemattet ist, und mehr Muth und Duldung hat. Durch diese Einschnitte gelangt man nicht nur leichter zu dem verletzten Knochen, und ist im Stande, die völlig abgesprungenen Stücke, so wie andere fremde Körper, herauszuziehen, sondern hebt auch die Spannung, Geschwulst, und verschafft den Feuchtigkeiten einen freyern Ausfluß, wodurch man viel gewinnt, und gleichsam Meister von dieser großen Verwundung wird.

Sollte die Kugel nicht auf einer andern Stelle des Gliedes durchgedrungen seyn, so kann man durch die Einschnitte mit mehrerer Leichtigkeit den Schußgang verfolgen, und die Kugel aufsuchen. Hierzu bedient man sich am sichersten eines Fingers, so wie man auch auf diesem, wenn man ihn anders in die Schußwunde bringen kann, solche am leichtesten, vermittelst eines Bistouri's, einschneidet.

Soviel möglich muß der Wundarzt die Kugel und alle fremde Körper, folglich auch die getrennten Knochenstücke, gleich bey dem ersten Verbande herauszuschaffen bemüht seyn. Hiedurch erspart er sich viele Mühe, und dem Verwundeten große Schmerzen, und verhütet die sonst üblen Folgen, als: großen Schmerz, Spannung, Geschwulst, und die so unglückliche Verblutung.

Sobald er das alles geleistet hat, füttert er gleichsam die Wunden mit Charpie locker, aber gleichmäßig aus, bedeckt sie mit der Wundsalbe, umwikkelt diese wie das Glied gleichmäßig, aber nicht zu fest; bringt das Glied in eine bequeme, ruhige Lage, worin es lange ohne Beschwerde erhalten werden kann, und sorgt dann für die andern Bedürfnisse des Leidenden. Die Binde muß in diesen Fällen ja nicht zu fest angelegt werden, weil die fleischigten Theile bald nachher anschwellen, und nun die zu fest angelegte Binde, große Beschwerden, heftigen Schmerz, höhere Entzündung, ja nicht selten den Brand verursacht. Aus diesen Gründen lege ich auch in den mehresten Fällen einen trocknen Verband, ohne alle Befeuchtung an, weil dieser nicht nur mehr nachgiebt, sondern auch ganz reizlos ist, und die ausfließende Feuchtigkeit williger und häufiger aufnimmt. Hierdurch wird auch dem Reiz und Schmerz in den Wunden am kräftigsten widerstanden, und die lindernde Eyterung befördert. Auf diese Weise habe ich die mehresten Schußwunden behandelt, und ohne alle Befeuchtung des Gliedes oder der Verbandstücke größtentheils glücklich geheilt. Dann nur, wenn die fleischigten Theile um die Wunden schon sehr geschwollen, oder gequetscht, und misfarbig, sugillirt waren, feuchtete ich die Kompressen und Binden mit meinem Schußwasser an, und ließ dann die Befeuchtung öfters erneuern; weil der Verband sonst trocken und hart wird, und nun gerade den Reiz, Schmerz und die Geschwulst vermehrt. Mein Schußwasser bestand aus zwey Theilen Brunnenwasser, einem Theil Weinessig, und eben soviel Camphorgeist. Dies ist nicht kostbar, dringt leicht ein, und hebt die Spannung, den Reiz, folglich auch den Schmerz und die Geschwulst. So gut das Goulardische Wasser ist, so dringt es doch bey dem öftern Gebrauch schwer durch den Verband, erregt Schimmel, und einen widerlichen Geruch. Die künstlichen Spiriti sind zu kostbar, und reizen, allein gebraucht, zu sehr, so wie mancherley Schußwasser diesen Fehler haben, und noch wohl überdem den Verband, dessen Erhaltung im Felde so höchst nöthig ist, zernichten. Zuweilen sind aber die fleischigten Theile, nach großen Schußwunden, wo die Knochen zerschmettert, große Stücke losgerissen, und ins Fleisch gedrungen sind, so sehr gespannt und schmerzend, daß sie keinen kalten Umschlag vertragen, sondern warme angewendet werden müssen. Hier bediente ich mich dann einer Abkochung aus gleichen Theilen Chamillen und Wolferleyblumen mit zwey Theilen Wasser, und einem Theil Weinessig, setzte auch wohl etwas Salmiak zu Dies muß scharf warm umgeschlagen, und oft erneuert werden, wenn es fruchten soll. In einigen seltenen Fällen that ein warmer Breyumschlag noch vorzüglichere Dienste. Sobald die Eyterung, oder ein größerer Ausfluß von Feuchtigkeiten erfolgt, vermindert sich der Schmerz nnd die Spannung, daher nun auch wieder die erste Behandlung statt findet. Zum Glück werden jene warmen Umschläge, die im Felde sehr beschwerlich und kostbar sind, nur höchst selten erfordert. Ich erinnere mich keines Falles, wo ich sie nöthig gehabt hätte, wenn ich die Verwundeten gleich und unverdorben erhielt. Die Ursache liegt fast immer in der ersten Behandlungsart. Entweder werden solche Wunden gar nicht, oder nur eine Linie weit eingeschnitten, daß man sich schämt, sie aus den Händen, zuweilen selbst dirigirender Wundärzte, erhalten zu haben, so daß der Verwundete selbst über den ersten Verband wehklagt, weil er das üble Verfahren begreift, und nun doppelte Schmerzen ausstehen muß. Oder es werden die Kugeln, Knochen und andere fremde Körper nicht ausgezogen; dagegen die Wunden mit Gewalt durch Charpie oder Lappen vollgepfropft — in der Meynung das Bluten zu stillen — und dann das Glied durch Binden so zusammengeschnürt, daß der Verwundete ach und weh schreyt, aber es größtentheils duldet, weil er es für nöthig hält. Dieses üble, unglückliche Verfahren richtet großes Unglück an, und kostet vielen Verwundeten das Leben. Es werden dadurch nicht nur die Knochensplitter in die fleischigten Theile gedrückt, sondern diese werden auch gleichsam gequetscht, und der Umlauf der Säfte gehemmt, wodurch allein Entzündung, Geschwulst, und Brand entstehen kann, und auch nicht selten, wenn der Verband mehrere Stunden sitzen bleibt, wirklich entstehet.

In diesen Fällen sind nun die fleischigten Theile zuweilen so sehr angeschwollen, gespannt, und schmerzhaft, daß sie nicht die sanfteste Berührung ertragen, und man sich vor allem Schneiden fürchtet. Und doch ist dies auch hier das wesentlichste Hülfsmittel, weil dadurch die Spannung am geschwindesten gehoben, und der Ausfluß der Feuchtigkeiten befördert wird. Ueberdem kann man wohl die fremden, getrennten, und eingeklemmten Körper, ohne den Schmerz zu sehr zu erhöhen, ausziehen. In diesen Fällen sind größtentheils jene warmen Umschläge erforderlich, und nebst dem innern Gebrauch des Mohnsafts, heilsam, weil sonst gewiß Zuckungen, oder andere Nervenzufälle erfolgen.

Eben so ist dies Verfahren, auch ohne Verschulden des Wundarztes, nothwendig, wenn eine Kugel in die Gelenke, zum Beyspiel die Hand oder Fußwurzel, oder auch durch den Rücken der Hand, oder des Fußes, gefahren, und in den ersten Fällen, zwischen den Knochen, in letztern aber unter der harten, nun äußerst gespannten Aponevrose der flachen Hand, oder Fußsole stecken geblieben ist, und keine Gegenöffnungen sind. In diesen Fällen ist die Geschwulst zuweilen so hart und schmerzhaft, daß man die Kugel nicht wohl gleich ausschneiden kann, sondern erst äusserlich Breyumschläge, und innerlich Mohnsaft geben muß. Dadurch entsteht dann ein größerer Zufluß,

Eyterung, und nun wird es dem Wundarzt leichter, jene Wunde zu erweitern, zu öffnen, und die Kugeln, Knochen, u. s. w. herauszunehmen. Sollte aber in diesen Fällen die Spannung so groß seyn, daß man den Brand befürchten müßte, oder er schon zugegen wäre, wie dies die Blasen, leicht abgehende Epidermis, und Bräune oder Schwärze anzeigen; so ist gar nicht zu zaudern, sondern die Wunden müssen gleich stark erweitert, und die Kugeln herausgezogen, oder unter der Aponevrose ausgeschnitten werden. In letztern Fällen darf man nicht das Schneiden scheuen, weil es am wenigsten schmerzt, und ohnedem kein anderes Rettungsmittel ist. Hier müssen die Wunden weit aufgeschnitten, und alles Verdorbene gleich eingeschnitten, und soviel wie möglich die Knochen und fremden Körper herausgenommen werden, weil man sonst den Verwundeten in Gefahr setzt, das Glied oder das Leben zu verlieren. Aber auch hier sind nach der Erweiterung, nach den Einschnitten, jene warmen Breyumschläge den antiseptischen Mitteln vorzuziehen, weil sie nicht nur die Spannung heben, sondern auch Eyterung, und dadurch die Trennung und Absonderung des Verdorbenen, befördern. In die Wunde muß lockere Charpie, mit Terpentingeist getränkt, gebracht, und solche mit gewärmter, stark bestrichener Wundsalbe bedeckt werden. Doch bleibt hier immer das Wesentlichste, die Wunden hinlänglich auf- und einzuschneiden, und alle fremden, reizenden Körper je eher je lieber wegzuschaffen. Ich habe viele dergleichen Verletzungen gehabt, habe immer geholfen, und bin nicht einmal in die Verlegenheit gerathen, desfalls das Glied absetzen zu müssen. Wohlverstanden, wenn ich die Verwundeten bald nach der Verletzung, und unverdorben erhielt, und nicht das ganze Glied völlig zerschmettert war.

Zuweilen bluten die Schußwunden gleich nach der Verletzung stark, seltener diejenigen, wo die Kugel durch die fleischigten Theile gedrungen, öfterer diejenigen, wo der Knochen mit verletzt ist. Dies kömmt daher, daß beträchtliche Schlagadern eingerissen, aber nicht völlig getrennt sind; im letztern Falle hört die Verblutung größtentheils von selbst auf, weil sich die zerrissene Schlagader zurückziehet, und vom geronnenen Blute verstopft, zugeklebt wird. Im erstern Falle findet diese Verklebung, wegen der kleinen Oeffnung, und der beständigen Bewegung der Schlagader, nicht statt, sondern das Blut strömt immer aus der Wunde. Dies will der Wundarzt stillen, stopft die engen äußern Wunden stark mit Charpie, oder auch wohl Feuerschwamm aus, und legt einen sehr festen Verband an. Diese Behandlung ist nun nicht nur ganz unnütz, sondern auch äußerst verderblich. Die stark sich bewegende Schlagader stößt allemal bald nachher die auch würklich nahe genug angebrachten

Verbandstücke ab, und blutet immer fort. Freylich fließt itzt, bey der völligen Verstopfung der äußern Oeffnungen, das Blut nicht aus diesen Wunden, zur größten Beruhigung des Wundarztes; aber es fließt doch innerlich fort, durchdringt alle Zwischenräume der Muskeln, des Zellengewebes, und dehnt die äußere Haut außerordentlich aus. Dadurch werden die äußern Oeffnungen noch enger, die Binde wird noch fester, und die Verblutung scheint völlig aufgehört zu haben. Der beruhigte Wundarzt läßt nun gern den Verband mehrere Tage ruhig sitzen, um keine neue Verblutung zu erregen, wenn ihn nicht der Brand, an den unbedeckten, entfernten Theilen des Gliedes, ermuntert, und zur Lösung des Verbandes zwingt. Nun sieht er den Brand deutlicher, oder doch eine ungeheure große braune Geschwulst, und in diesem Falle eine neue Blutung aus der Wunde. Er weiß sich nun nicht zu rathen und zu helfen; schiebt fast alles auf üble Säfte — obgleich sein Verletzter übrigens gesunder wie er war —, behandelt den Elenden palliative, weil er ihn aufgiebt, oder zieht, wenn er noch Nachdenken und Gewissen hat, einen klügern Wundarzt zu Rathe, mit der Vorstellung, daß das Glied abgesetzt werden müsse. In diesen Fällen bin ich oft, dieses traurigen Geschäftes wegen, selbst von vorgesetzten Wundärzten bey der Armee gerufen worden, und habe dann in manchen Augen als ein Heiland gewürkt, die Wunden auf-, so wie das blutende Gefäß durchgeschnitten, alles geronnenene Blut, nebst der schon entstandenen Jauche, herausgeschaft, und nun durch einen lockern, sanften Verband in dem Gliede Ruhe, die freye Circulation, und bald eine gute Eyterung verschafft, und so das Glied und Leben des Verwundrten erhalten. Nie habe ich mehr Beruhigung durch die Kunst, und größere Bewunderung des Wundarztes, und einen herzlichern Dank des Leidenden eingeerndtet, als in diesen Fällen. Ich habe die Wundärzte mit diesen Verblutungen zuweilen fünf bis sechs Tage, durch jene verkehrte Behandlung kämpfen, und solche dennoch nicht stillen, sondern den Verletzten ohnmächtig im Blute schwimmen sehen, und doch geholfen, und, einmal ausgenommen, da der Verblutete fast schon agonisirte, auch bald nachher starb, alle glücklich wieder hergestellt. Die sich für klüger dünkenden Wundärzte legen dann mitunter einen Band mit dem Knebel an den öbern Theil des Gliedes an, ohne zu erwegen, daß dies nur eine kurze Zeit fruchtet, und die Blutung nicht dauerhaft stillet, oder allen Einfluß ins Glied hemmt. Sie lösen dann den Knebel, und lassen die Wundärzte Tag und Nacht die blutenden Stellen drücken, oder bringen auch wohl Schrauben, oder andere Druckwerkzeuge an, die alle von gleicher Verderbniß sind, zuweilen zwar die Blutung stillen, aber den Brand und die Absterbung des Theils bewürken.

Ich wurde in Czerkucin von einem in der That der vorzüglichsten Wundärzte in der Armee, zu einem Menschen gerufen, dem schon vor vierzehn Tagen eine Flintenkugel durch den Fuß gedrungen, und den obern Theil des Schienbeins zerschmettert hatte. Da an diesem Mann viel gelegen war, wurde er sehr empfohlen, und dem ersten Wundarzt übergeben Die Wunden waren auch gehörig erweitert, und schon mehrere Knochenstücke herausgenommen, und alles Andere recht rühmlich besorgt. Nach der Zeit mußte wahrscheinlich ein Knochensplitter die Schlagader gereizt, und endlich durchstochen haben. Es entstand den zehnten Tag eine so heftige Verblutung, daß sie auf keine Weise gestillt werden konnte. Man legte endlich über dem Knie einen Knebel an, reinigte nun die Wunde gehörig, und brachte Feuerschwamm auf die sichtbare Oeffnung der Schlagader, drückte diese gegen den Rest des Knochens, füllte alles mit Charpie stark aus, und befestigte dies durch lange Binden. Nichts destoweniger ward die Verblutung, nach der Lösung des Knebels, erneuert, und der Verwundete war äußerst entkräftet und in Lebensgefahr. Ich fand ihn ohnmächtig, und im Blute schwimmen. Ich öffnete gleich den künstlichen Verband, mit dem Messer in der Hand; sah die arteria tibialis antica, da wo sie den obersten Theil des ligamenti interossei durchbohrt, und von dem musculo tibiali antico und extensore digitorum communi bedeckt

wird,

wird, geöffnet, und so stark wie eine Federpose, aber schon wegen der Quetschung völlig misfärbig. Demohngeachtet stürzte das Blut bey der Eröffnung mit den heftigsten Bogenströmen heraus. Ich durchschnitt gleich die Schlagader, und die vorbenannten Muskeln, weil sie brandig waren, so wie alle verdorbenen fleischigten Theile umher. Hiedurch ward der Ohnmächtige ermuntert, und bat, ihn nicht zu quälen, wenigstens ihn nicht wieder so fest zu binden, weil er lieber sterben wollte. Ich versicherte ihm, daß er ganz sanft verbunden werden, keine Verblutung mehr zu befürchten haben, und wieder genesen sollte. Ich füllte die große Wunde mit Charpie locker aus, bedeckte alles mit der Wundsalbe, und legte die Binde mäßig fest an. Innerlich ließ ich ihn die China im Dekokt, in der Folge im Pulver mit Wein nehmen. Kein Tropfen Blut drang weiter aus. Der Verletzte hatte zwar Fieber, aber doch Ruhe und Schlaf.

Den dritten Tag öffnete ich den Verband, und fand den Grund der Wunde größtentheils rein, und mit gutem Eyter bedeckt. Ich lösete noch leicht einige Knochenstücke, und entfernte sie. Die noch verdorbenen Theile der äußern Wunde belegte ich mit Terpentingeist, den Grund derselben füllte ich trocken aus, und verband wieder wie vorher. Mein Verletzter hatte großes Zutrauen, wieder Hoffnung zum Leben, und Eßlust. Ich tröstete ihn kräftiglich, und nahm seine völlige Heilung über mich. Die Knochen sonderten sich bald völlig ab, die Wunde ward rein und kleiner, so wie auch die Kräfte täglich wieder zurückkehrten. Indessen mußte ich ihn in der fünften Woche, bey meinem Abmarsch, dem Staabschirurgus Schäfer überlassen, der ihn auch völlig und glücklich geheilet hat.

Ein anderer war durch die Handwurzel geschossen, und hatte eine ähnliche Verblutung, unter gleicher, aber schlechterer Behandlung. Die Schußwunden waren gar nicht aufgeschnitten, die Knochen der Handwurzel zerschmettert, der ganze Arm äußerst geschwollen, die Hand bis an die Finger braun, und mit Blasen besetzt, und das Blut drang, des festen Verbandes und angebrachten Druckes ohngeachtet, aus den Wunden. Unter diesen Umständen sollte ich das Glied ablösen, weil dies hier vor einigen Tagen mit so gutem Erfolge geschehen war. Ich öffnete den Verband, und schnitt gleich die Schußöffnungen weit auf, zerstörte alles wirklich Abgestorbene, und konnte doch noch nicht den Fleck der zerrissenen Schlagader finden. Endlich, nachdem ich viel geronnenes Blut und mehrere Knochenstücke entfernt hatte, entdeckte ich die geöffnete Arteria ulnaris. Ich schnitt sie, und zugleich die hier gelegenen Flechsen durch, worauf die Blutung gleich aufhörte. Ich verband wie vorher, außer daß ich über die Hand und Finger warme Umschläge, und des heftigen Fiebers wegen, ein antiphlogistisches Verhalten verordnete.

Auch hier stand die Verblutung völlig, weßwegen ich die Wunde erst den dritten Tag öffnete. Inzwischen mußte ich den folgenden Tag, über den Rücken der Mittelhand, so wie nach einigen Tagen an der entgegengesetzten Seite, eine große Oeffnung machen, um der sich hier angesammelten Feuchtigkeit einen Ausfluß zu verschaffen. In der Folge mußte ich nun hier in der flachen Hand, und selbst über verschiedene Finger noch mehrere Einschnitte machen, um dem völligen Verderben Grenzen zu setzen. Dem allen ohngeachtet ist auch dieser Verwundete so weit glücklich wieder geheilet, daß er nur eine Steifigkeit der Hand und einiger Finger behalten hat, wie er mir denn dies nach vier Monaten mit vielen Freuden erzählte.

Eilfte Beobachtung.

Eine Kartätschenkugel hatte den Schenkelknochen zerschmettert. Die Wunde wurde zwar spät, aber doch ziemlich glücklich geheilet. Hiebey habe ich von den Beinbrüchen überhaupt geredet.

Einem andern war bey Warschau eine Kartätschenkugel, gerade in der Mitte, durch den Schenkel gedrungen, und hatte den Knochen völlig zerschmettert. Er wurde mir einige Stunden nachher, dem Ansehen nach gut verbunden, ins Lazareth geschickt. Er hatte sich auf der Stelle sehr verblutet, war ohnmächtig und kalt, der Puls klein und äußerst geschwinde. Da itzt die Verblutung stand, und der äußerst Entkräftete Ruhe bedurfte, öffnete ich den Verband nicht, sondern besorgte nur, daß der so verletzte Schenkel in ein kleines Strohkissen bequem gelegt, und er selbst in eine gute Lage gebracht wurde.

Die Nacht entstand eine heftige Verblutung. Der wachhabende Chirurgus öffnete die Wunden, und brachte neue Charpie hinein, und legte überhaupt einen frischen festen Verband an, wie man dies immer bey Verblutungen thut, und dadurch das größte Unglück anrichtet. Um fünf Uhr des Morgens, da ich gerufen wurde, schwamm der Ohnmächtige schon wieder im Blute. Um nur schnell zur Wunde zu kommen, schnitt ich den festen ungeheuren Verband los. So sehr die Wunden vollgepropft waren, so leicht konnte ich doch alles herausschaffen. Das Bluten hatte aufgehört, wahrscheinlich wegen der erfolgten starken Ohnmacht. Ich fand den Schenkel von der Kugel in der Mitte durchdrungen, die Schußöffnungen groß, aber nicht aufgeschnitten, und den obern Theil des abgeschossenen Schenkelknochens aus der äußern Wunde vorragend. Ich schnitt diese äußere Oeffnung, wo die große Kugel eingedrungen war, nach oben und unten weit auf. Es floß viel geronnenes Blut aus, und ich konnte nun frey die innere Wunde untersuchen. Ich fand zwey lose Knochenstücke, die ich herauszog, und mehrere Splitter, die noch zu fest anhiengen, und nicht gelöset werden konnten. Ich schnitt die innere Oeffnung auch auf, fand darin keine feste Körper, sondern nur geronnenes Blut. Ich reinigte nunmehr beyde Wunden vermittelst eines Schwammes, und da keine neue beträchtliche Verblutung erfolgte, schloß ich, daß ich das blutende Gefäß durch die ersten Einschnitte getrennt hätte. Ich ließ den Schenkel hinreichend ausdehnen, drückte dann das vorragende Knochenstück an seine natürliche Stelle, füllte die großen Wunden durch Charpie mäßig aus, umwickelte das Glied durch starke Compressen, und eine vielköpfigte Binde, legte den so bewickelten Schenkel in eine große ausgefütterte Pappschiene, und damit auf ein, dem Schenkel angemessenes, in der Mitte ausgehöhltes Strohkissen, so daß das Glied in einer horizontalen bequemen Lage, und das obere und untere Gelenk mäßig gebogen erhalten wurden. Der Verwundete erholte sich während dem Verbande völlig, sah, daß alles was mit ihm vorgenommen wurde, zu seiner Erhaltung und Besserung abzweckte, und war ungewöhnlich dankbar und folgsam; er versicherte mit Freudenthränen, und unter den zärtlichsten Liebkosungen, daß er nun schon glücklich wäre, und fast gar keine Schmerzen empfände.

Ich muß hiebey erinnern, daß ich äußerst selten, bey hohen und niedrigen Verwundeten, ein mächtiges Widerstreben gegen meine Behandlung bemerkt hätte, ich mochte schneiden, untersuchen, oder gar Glieder abnehmen wollen. Zuweilen, wenn sie nicht folgen wollten, sich durch Geschrey oder unbändiges Betragen widersetzten, wurden sie bey meinem Zutritt gleich nachgebend, und folgten auf mein herzliches, wohlmeynendes, überzeugendes Zureden dem ersten Wundarzt mit Sanftmuth und Zuneigung. Freylich, wenn der Wundarzt mit den Leidenden hart umgeht, ohne

Gefühl und Theilnehmung handelt, oder wohl gar flucht und schimpft, oder doch die Verletzung verwünscht, und von Schneiden und Tod in harten Ausdrücken redet, dann muß der Unglückliche wohl zagen, und sich seinem henkerähnlichen Wundarzt widersetzen; anstatt er den theilnehmenden, ihn Trost und Hoffnung einflößenden, als seinen Wohlthäter verehrt. Ein jeder Mensch will gern geholfen seyn, und sein Leben erhalten. Sieht er nun mit Grunde, daß der Wundarzt dies redlich, und mit einer gewissen Theilnehmung besorgt; so folgt er ihm nicht nur willig, sondern betrachtet ihn als seinen ersten Freund und Wohlthäter. Und dies allein muß dem Wundarzt Lohn für seine unsägliche Mühe, Sorgfalt, und Nachdenken seyn. Da ich beständig nahe hinter der Hauptarmee das ambulirende Lazareth dirigirte, so habe ich auch immer, weil ich weder einen Tag abwesend, noch krank gewesen bin, gewiß die am schwersten Verwundeten, und eigentlich alle, das erstemal verbunden; seltene Fälle ausgenommen: folglich habe ich am mehresten geschnitten, oder unter meiner Aufsicht schneiden lassen, alle Operationen besorgt, u. s. w., und doch wünschte alles meinen Zutritt so sehr; es hefteten selbst die Sterbenden bey meinem Eintritt ihre flehenden Augen auf mich, und begleiteten mich damit mit lautem Dank bis zur Thüre hinaus. Die mehresten meiner Verwundeten sind gleichsam meine

Freunde geworden, und haben mich mit Thränen verlassen, und mit lebhafter Freude, oft lange nachher, wieder empfangen. Ich muß gestehen, daß dies meine fast unerträgliche Last in Raszin allein erleichtert, und mir zwar manche große Sorge, aber auch manche über alles glückliche Stunde bereitet hat.

Nach dieser Erinnerung, die auch für manchen Wundarzt fruchtbar seyn kann, kehre ich wieder zu meinem Verbundenen zurück.

Er hatte die folgende Nacht gut geschlafen, stark ausgedunstet, und war am Morgen munter, und hatte wenig Fieber. Da keine Verblutung erfolgt war, und der Schenkel noch die gehörige Lage hatte, so ward er nicht verbunden, zur zweckmäßigen Diät ermahnt, und innerlich antiphlogistisch behandelt.

Den dritten Tag war sein Befinden das nemliche, der Verband war von Jauche durchdrungen, und ward deßwegen vorsichtig erneuert. Es floß viel röthliche Jauche aus der großen, weniger aus der kleinen Wunde. Ich säuberte sie, nahm einen Splitter heraus, und verband, unter einer mäßigen Ausdehnung des Gliedes, wie gestern, ohne daß über großen Schmerz geklagt wurde.

Am vierten Tage war das Fieber etwas stärker, dagegen hatten die Wunden ein frisches Ansehen, und fingen an zu eytern. Es ward überhaupt nichts geändert, blos der ganze Verband sorgfältig erneuert.

Nach einigen Tagen ward die Eyterung stärker, die Wunde rein, und das Fieber fast unmerklich, so wie sich auch die Eßlust einstellte, und mäßig befriedigt wurde.

Da ich ihn, wegen der vielen Kranken und Verwundeten, die sich stündlich vermehrten, nicht verbinden können, fand ich ihn des Abends bey meinem Durchsehen, den zwölften Tag nach der Verwundung, sehr abgezehrt und wehklagend. Er beschwerte sich über einen heftigen Durchfall, an welchem leider die mehresten litten, ja viele würkliche Ruhren hatten. Dies bekümmerte mich, und ließ wenig Hoffnung zur Genesung übrig, weil hier die Reinigung so schwer ist, und der Verband, zum größten Nachtheil der Wunden, gar zu oft gestört wird. Nach der nähern Untersuchung fand ich die Zunge sehr beschmiert, den Mund bitter, und gegen alles den größten Ekel. Man hatte, seiner Verwundungen wegen, die Brechmittel gescheut, und ihn Rhabarber und Weinsteinrahm nehmen lassen. Ich ordnete ihm den andern Morgen ein Brechmittel. Dies würkte stark, und leerte viel Schleim und Galle aus. Ich verband ihn nachher, und fand die Wunden rein, den Eyter aber übelriechend, und in Menge. Die übrigen gebrochenen Knochen waren zwar los, konnten aber nicht herausgeschafft werden. Ich verband trocken, und wie zuvor, und verordnete innerlich, da er schon vorher soviel abgeführt hatte, eine Auflösung des arabischen Gummi mit Salmiak, und eine strenge Diät, mit der Bedeutung, daß er sich seinen lästigen Durchfall durch Unmäßigkeit zugezogen hätte. Er gestand es ein, und versprach Bessernng, welches er auch treulich hielt.

Den folgenden Tag hatte der Durchfall nachgelassen, und er bekam nun wieder seyn Chinadekokt mit Salmiak.

Am sechs und zwanzigsten Tage hatte sich ein großes Knochenstück von dem untern Theil des Schenkelknochens abgesondert, das nur mit Mühe herausgezogen werden konnte. Es floß viel Blut aus der Wunde, weßhalb mehrere Charpie eingelegt, auch der Verband etwas fester angelegt wurde. Die kleine innere Wunde näherte sich der Heilung, dagegen die äußere mit vieler Mühe offen erhalten wurde, um die Absonderung der Knochen abzuwarten. Das Befinden des Verletzten war gut; er war ohne Fieber, hatte gehörige Eßlust, und merklich an Kräften zugenommen.

Am dreyßigsten Tage zeigte sich wieder eine Verblutung. Es ward abermal ein Splitter herausgenommen, und die sehr rauhen, schwarzen Ränder des obern abgebrochenen Knochenendes mit Terpentin und Myrrhengeist belegt.

In der sechsten Woche sonderte sich etwas von dem obern Knochenstück ab, und bald darauf verminderte sich der üble Geruch. Die innere Wunde war geheilt, die andre mußte durch Mühe offen erhalten, und öfters durch Preßschwamm erweitert werden, um die völlige Knochenabsonderung und Ergänzung desselben abzuwarten.

In der siebenten Woche wurde er mit dem großen Transport fortgebracht, und ich fürchtete sehr für ihn. Er kam indessen glücklich genug mit nach Lowicz. Die innere Wunde nur war wieder aufgebrochen, und blutete stets sammt der größern, und es floß jetzt eine sehr übelriechende Jauche aus. Ich erweiterte hier die mit viel schwammigtem Fleisch angefüllte große Wunde durch einen Schnitt, worauf nach einigen Tagen die Blutung aufhörte, und eine bessere Eyterung erfolgte. Die Knochen waren noch immer, besonders der obere, rauh, und der Zwischenraum beider Enden groß. Doch erholte er sich hier bald wieder, und befand sich ganz wohl.

Einige Zeit nachher, spät im Oktober, bekam er wieder einen heftigen Durchfall. Er lag in der Kirche, wo es, besonders des Nachts, schon kalt war; hatte sich wahrscheinlich erkältet, auch wohl überladen.

Der Durchfall schien faulartig zu seyn, entkräftete ihn außerordentlich, und widerstand allen Mitteln.

Die Wunden bluteten beständig, wurden faul, und würklich brandig. Ich fürchtete für sein Leben, da überhaupt itzt viele, beynahe geheilte Verwundete, faule Durchfälle und brandige Wunden bekamen, und völlig abgezehrt starben.

Ich ordnete demnach meinem Verwundeten eine Abkochung aus China und Wolferleyblumen mit Salmiak, welches ich bey solchen anhaltenden Durchfällen noch am würksamsten gefunden habe, und streuete die Wunde voll von dem Pulver aus der China, Myrrhe, und Salmiak, und bedeckte sie äußerlich mit Terpentingeist, und der Wundsalbe. Dabey ließ ich ihn itzt öfters einen Löffel Franzwein nehmen.

Da ich ihn würklich schon aufgegeben, und hier so sehr viele Kranke und Verwundete in allen Klöstern, Kirchen, Scheunen, und Ställen, weit zerstreut, und überdem über funfzig Officiere hatte, die ich allein, als erster Arzt und Wundarzt versehen mußte, weil der Herr Oberstaabsmedicus Formey krank und entfernt war, so hatte ich ihn mehrere Tage nicht esehen. Ueberdem hatte man ihn im November aus der Kirche weg, und ins Innere des Klosters gelegt. Der Oberchirurgus berichtete mir inzwischen auf mein Nachfragen, daß der Durchfall nachgelassen, auch die Wunde wieder ein besseres Ansehen hätte. Ich erstaunte, und überführte mich selbst von der Wahrheit. Ich fand ihn ohne Durchfall, ohne Fieber, und voller Hoffnung. Das Brandige hatte sich in der Wunde abgesondert, aber nichts von der Rauhigkeit des obern Knochenendes.

Die Absonderung des letztern geschah sehr spät, nach und nach, so wie sich denn auch eine neue Masse erzeugte.

In der Mitte des Februars, also nach sieben Monaten, erfolgte die völlige Heilung. Der Callus war sehr groß und unförmlich geworden, daher der Schenkel gekrümmt schien, und zwey Zoll kürzer war. Indessen schien der Callus sehr fest und hart zu seyn; auch konnte der Geheilte mit einem erhöheten Absatz ziemlich fertig, ohne sehr zu hinken, gehen, und war dick und fett geworden. Wäre er beständig an einer Stelle geblieben, so wäre auch höchstwahrscheinlich die Absonderung der Knochen früher, und ein gleichmäßigerer Knochenmaser, und endlich eine schönere, vollkommenere Heilung erfolgt.

Indessen sind die Zerschmetterungen des Schenkelknochens immer am gefährlichsten, am schwersten zu behandeln, und kosten vielen das Leben, besonders wenn solche Verletzten transportirt werden müssen.

Bey dieser Gelegenheit muß ich noch etwas wegen des Verbandes und der Lage der zerschmetterten Untergliedmaßen anführen, welches auch auf alle Beinbrüche angewendet werden kann.

Wenn z. B. der Knochen des Oberschenkels einfach gebrochen ist, lasse ich, nachdem der Bruch erkannt und der gehörige Verband bereitet ist, den Verletzten auf sein Lager, das am besten aus einer Haarmadratze besteht, auf den Rücken legen, und die Aus- und Gegenausdehnung verrichten. Beydes kann, in gewöhnlichen Fällen vermittelst der Hände zweyer Gehülfen, hinreichend bewürkt werden. Sollte dies aber bey einer großen Abweichung der Knochenenden, und bey starken Muskeln, oder wenn der Bruch schon mehrere Tage alt und die Geschwulst groß wäre, nicht hinlänglich durch die Hände geschehen können; so können auch die Schleifen mit zu Hülfe genommen und die eine oben zwischen dem zerbrochenen Schenkel und dem Hodensack, und die andere über dem Knie kunstmäßig angelegt worden. Es kömmt hier, wie bey allen Ausdehnungen der Glieder, nach zerbrochenen oder verrenkten Knochen vorzüglich darauf an, daß die Muskeln dieses Gliedes erschlafft, oder so viel wie möglich außer Bewegung gesetzt seyn. Nunmehro kann die Ausdehnung leichter, ohne viel Schmerz zu erregen, und ohne große Kraft unternommen werden. Und dies erfolgt hier, wenn der Oberschenkel im untern und obern Gelenk mäßig gebeugt ist. In dieser Richtung sind die mehresten Muskeln, die sich am Ober- und Unterschenkel festsetzen, beynahe außer Bewegung. Wird nun in dieser Richtung des Gliedes die Aus- und Gegenausdehnung langsam angefangen und nach und nach verstärkt; so kann durch eine geringe Kraft das Glied stark ausgedehnt und der Knochen leicht eingerichtet werden. Von dieser Einrichtung hängt nun wieder vorzüglich die glückliche Heilung ab. Ist die Ausdehnung auf die vorige Weise geschehen, so rückt das untere Knochenende größtentheils von selbst, und mit einigem Geräusch, gegen das obere, und der an der äußern Seite des Schenkels stehende, aufmerksame Wundarzt, hat nichts weiter zu thun, als diese Einrückung zu lenken, und mit beyden Händen den Knochen dergestalt einzurichten, daß er nicht mit Gewalt eintritt, und doch beyde Enden genau gegen einander gefügt werden, so daß sie sich gleichsam in allen Punkten berühren. Dies erkennt der Wundarzt durch das Gesicht, Gefühl und die Beurtheilung. Das Glied, wenn es auch geschwollen ist, erhält nun wieder seine natürliche Länge, gerade Gestalt und der Schmerz läßt ganz nach, oder ist doch wenigstens sehr vermindert. Wird dies ganze Geschäft sorgfältig verrichtet, so erleiden diese Verletzten während der Einrichtung und dem nachherigen Verbande selten großen Schmerz, ja selbst nicht einmal nach den mehresten verrenkten Knochen, wie ich dies durch meine häufige Erfahrung bezeugen kann. Wenn aber der Wundarzt ungewiß ist, und so handelt, erst die Abweichung des Knochens nicht richtig erkennt, die Untersuchung gewaltsam anstellt, und eben so die Ausdehnung und Einrichtung unternimmt, die gequetschten, geschwollenen Theile stark drückt und zerrt, da gelingt alles weit schwerer, da widerstreben die Muskeln und der heftig Leidende, und Beyden, diesem wie dem Wundarzt, bricht der Angstschweiß aus; die Knochen werden nicht gehörig eingerichtet, folglich die Schmerzen beständig unterhalten, vielleicht durch einen unschicklichen Verband noch vermehrt, und die glückliche Heilung auf immer vereitelt.

Sobald die Einrichtung auf die obige Weise gemacht ist, wird der schon bereitete und auf das Lager ausgebreitete Verband in jener Richtung und Ausdehnung des Gliedes sanft und kunstmäßig angelegt. Unmittelbar über den Bruch lege ich eine, mit meinem Schußwasser angefeuchtete, vierköpfigte Kompresse sehr genau und mäßig fest an. Nunmehro lege ich den Schenkel in der vorigen Ausdehnung und Richtung vorsichtig nieder, um die andern Verbandstücke bequemer und ohne Verrückung des Knochens anlegen zu können. Alsdann wickele ich das ganze Glied von unten bis oben mit der vielköpfigten Binde genau und mäßig fest ein, bringe nun eine graduirte Kompresse über dem Knie an, um die Gestalt des Schenkels gleichmäßiger zu machen. Nunmehro lege ich zu beiden Seiten des Schenkels zwey breite, der Länge des Gliedes gemäße, und mit Leinwand ausgefütterte Pappschienen an, und befestige diese durch drey Bandschleifen, wovon ich die erste über den Bruch, alle drey aber in gleicher Entfernung, die zweyte am untern, die dritte am obern Theil des Gliedes dergestalt anlege, daß dadurch die Schienen und durch diese alle Muskeln des Gliedes von oben bis unten gleichmäßig befestigt werden. Die

Schienen,

Schienen, so wie alle Verbandstücke, werden itzt und in der Folge täglich einmal mit meinem Schußwasser befeuchtet. Dieser so verbundene Fuß wird nun noch in eine wahre und falsche sogenannte Strohlade gelegt, dadurch befestigt und sicher getragen. Da das Knie während der ganzen Heilung immer in dieser Lage und mäßig gebogen erhalten bleibt, so müssen sowol die Strohstäbe der wahren, als die dreyflächigen hölzernen Stäbe der falschen Strohlade nur die Länge des Schenkelknochens haben; doch müssen die äußern Stäbe etwas länger wie die innern seyn. Diese untern, hölzernen Stäbe, so wie der ganze so verbundene Schenkel, ruhen nun noch auf einem etwas erhabenen Kissen, das gerade die Länge des Schenkels haben, und nur bis in die Kniekehle reichen muß, damit dies Gelenk gebogen erhalten werden kann. Dies Kissen wird am besten aus Pferdehaaren bereitet. Doch kann man sich im Nothfall eines jeden Polsters vom Stuhl oder Sofa, und bey Aermeren eines kleinen Sacks mit Häckfel gefüllt bedienen. Doch muß man es der Länge des Schenkels gemäß machen, und in der Mitte etwas aushöhlen, damit der Schenkel darin bequemer und ruhiger liegen könne. Dies Kissen wird nun ebenfalls durch zwey breite untergelegte Bänder, unten und oben um den Schenkel befestigt. Da alle diese Maschinen sammt ihren Bändern bis zur vierköpfigten Kompresse vorher bereitet und ordnungsmäßig auf dem Lager des Verletzten ausgebreitet seyn müssen; so können alle diese Verbandstücke leicht und mit Ordnung angelegt werden.

Durch diesen so erhobenen Verband wird der Schenkel nicht nur in einer horizontalen, ruhigen, sichern Lage erhalten, sondern die beiden Gelenke werden dadurch auch, weil der Kranke mit dem Rücken etwas erhoben liegt, in einer mäßigen Beugung erhalten. Zugleich erhält der Kranke dadurch den Vortheil, daß er von Zeit zu Zeit in ein unter den verletzten, erhabenen Schenkel geschobenes Becken seine Excremente bequem ablassen, und sich überdem an ein über dem Bette befestigtes Handtuch aufrichten kann. Da bey dieser Lage der bloße Unterschenkel niedriger, abhängender liegt; so muß die große Madratze, das Bett oder der Strohsack, wenn man sich letztern bedient, gleich bey der ersten Bereitung des Lagers, so hoch und dergestalt untergelegt seyn, daß die Ferse vorragt und der ganze Unterfuß schwebend erhalten wird, weil der Kranke anders diese Lage nicht lange ertragen kann. Unter den Hacken kann auch ein Kissen gelegt, und zwischen dem gesunden, längern Fuß und dem Bettbrette ein Stein oder großes Buch zur Stütze angebracht, und dadurch das Senken des Körpers verhindert werden. Wenn dies alles genau befolgt wird, so liegt der verletzte Fuß sicher und ruhig, und der Kranke empfindet fast gar keinen Schmerz, folglich wird die Verrückung der Knochenenden gänzlich verhindert, und die Heilung befördert.

So wie hier, verbinde ich den gebrochenen Unterschenkel, und lege ihn dann ebenfalls auf ein ähnliches Kissen, dergestalt daß die Ferse vorragt und schwebt, und der Unterfuß zugleich durch ein an die Fußsole angebrachtes Brett etwas gebeugt erhalten wird. Auf diesem erhabenen Kissen liegt der Unterschenkel ebenfalls ruhig und sicher, und das Knie wird dadurch zugleich etwas gebogen erhalten. Mehrmalen habe ich den nach der obigen Beschreibung verbundenen Ober- und Unterschenkel, ohne alle Strohladen, blos in ein solches Kissen gelegt, und doch die glücklichste Heilung bewürkt. Indessen ist jenes in den Städten, wo man dies alles vorräthig haben kann, sicherer.

Bey dem Bruche der Knochen des Unterschenkels ist es besonders nothwendig, daß die gebrochenen Knochenenden nach der Ausdehnung genau gegen einander gefügt und so erhalten werden. Ersteres ist hier wegen der schwächern Muskeln leichter möglich; letzteres wegen der kleinern Knochenflächen, und weil zwey Muskeln von einem Knochen zum andern laufen, und diese leicht einwärts bewegen, schwerer. Um dies zu verhindern und die Knochenenden vereinigt zu erhalten, müssen zwey lange, einen Zoll breite und einen halben Zoll hohe, graduirte Kompressen unmittelbar auf die Haut, zwischen beyde Knochen, in entgegengesetzten Richtungen gelegt, und diese zuvörderst durch die vierköpfigte, einfache Kompresse befestigt werden. Durch den nachherigen Verband werden jene Kompressen gleichsam zwischen beide Knochen gedrückt und deren Abweichung verhindert. Jene Kompressen, so wie die darüber gelegten Pappschienen müssen die Länge des Gliedes, und daher letztere unten zwey Löcher für die vorragenden Knöchel haben.

Hier sowol, als am Oberschenkel, bey den einfachen und complicirten Brüchen, bediene ich mich der vielköpfigten Binde und des eben beschriebenen Verbandes und der Lage. Und daß auf diese Weise größtentheils eine vollkommene Heilung, fast ohne alle Verunstaltung der gebrochenen Glieder erfolgt, lehren die häufigen Erfahrungen in der Charite. Hier haben wir solche Verletzungen so häufig, daß fast ein jeder Pensionnairchirurgus, während dem er sein Amt in der Charite verwaltet, zehn und mehrere Beinbrüche daselbst zu besorgen gehabt hat. Und ich erinnere mich keines Einzigen, der nicht, selbst vom einfachen Schenkelbruch, ohne sonderliche Verunstaltung des Gliedes, glücklich geheilet worden wäre. Bey zerschmetterten Knochen, oder wenn solche Verletzten zu spät hereingeschickt werden, findet freilich seltener eine so glückliche Heilung statt. Von diesen haben wir leider oft solche erhalten, wo die Knochenenden über einander geheilt, und die Glieder gekrümmt und gräßlich verunstaltet waren. Die Ursache hievon ist, daß die nicht gehörig unterrichteten Wundärzte, die Knochenenden nicht genau an einander fügen, und den Verband zu fest anlegen. Dadurch werden die fleischigten Theile, auch wenn die Knochen gehörig vereinigt sind, zu stark gequetscht, und die freye Circulation wird verhindert. Dadurch entsteht Schmerz, Entzündung, größere Geschwulst, wo nicht gar Eyterung. Dies kann der Leidende unmöglich lange ertragen, folglich verändert er alle Augenblick seine Lage, und die Knochenenden müssen wieder abweichen. Nun wird der Schmerz noch erhöht, und nun noch wohl gar ein festerer Verband angelegt. Auf diese Weise habe ich mehrmalen bey einfachen Knochenbrüchen den Brand entstehen sehen. Sobald also der Verlezte über großen Schmerz klagt, so sind entweder die Knochen nicht vereinigt, oder der Verband ist fehlerhaft angelegt; letzterer muß daher gleich gelöset und die Verletzung genau untersucht, der Knochen wider vereinigt, und ein gleichmäßiger Verband angelegt werden. Unglücklicherweise glauben viele, daß wenn nur ein recht fester Verband, recht harte, starke Schienen angelegt, und die Glieder in einen künstlichen Kasten, oder gar durch künstliche Maschinen in eine immerwährende Ausdehnung, gleichsam auf die Folter, gespannt sind, dann habe man alles geleistet. Und gerade dies ist die Ursache so vieler Krüppel. Die ohnedem gequetschten, empfindlichen, fleischigten Theile, können diesen Zwang und Druck unmöglich lange ertragen, sondern werden zu sehr gereizt, entzündet u. s. w. und die Heilung wenigstens gestört.

Aus diesem Grunde bediene ich mich auch weder hölzerner noch metallener, sondern blos Pappschienen. Es ist nicht nur sehr mühvoll, sondern auch nicht möglich, das zerbrochene Glied so zu ebnen und auszugleichen, daß es nur eine gleiche Fläche haben sollte, folglich können auch jene harten Schienen nie das Glied in allen Punkten genau berühren, weil sie nicht nachgeben, und müssen daher hier oder da drücken. Dieser Druck verursacht gar bald Schmerz und die damit verbundenen übeln Zufälle, besonders aber einen öftern, erneuerten Verband, und am Ende immer die mehrere oder wenigere Abweichung des Knochens. Die harten Schienen würken also gerade dem Endzweck zuwider, und sind mehr schädlich als heilsam. Ganz anders verhält es sich mit denen die aus Pappe bereitet sind. Diese sind weich, nachgebend, und werden es noch mehr, wenn sie befeuchtet sind. Nunmehro umfassen sie das ganze Glied, und berühren es in allen Punkten genau. Man wendet dawider ein: dadurch werden sie zu weich, drücken nicht hinreichend und sind eben deßwegen unnütz. Ich habe schon bewiesen, daß der äußere, starke Druck nichts hilft, vielmehr schadet. Sind die Knochen nur gehörig zusammengefügt, und die Muskeln so viel wie möglich außer Bewegung gesetzt, und wird das Glied durch jenen Verband fest eingewickelt und in einer bequemen, ruhigen Lage erhalten, so erfolgt jene Abweichung der Knochen nicht, kann nicht erfolgen.

Die Pappschienen sind hinreichend, weil sie das ganze Glied umgeben und alle fleischigten Theile, ohne beleidigenden Druck, fest zusammenhalten, die Bewegung der Muskeln und die Abweichung der Knochen zu verhindern. Diese Würkung der Schienen wird durch die drey darüber angebrachten Bänder noch ungemein verstärkt.

Ueberhaupt wird zur glücklichen Heilung der Knochenbrüche weder ein sehr fester Verband, noch weniger ein äußerer, harter Druck erfordert. Es kömmt nach der Vereinigung blos darauf an, daß man die Bewegung der Muskeln, so wie des ganzen Gliedes, verhindert, und letzterm eine sichere, ruhige Lage giebt. Dies beweisen ja solche Knochenbrüche, wo weder ein fester Verband möglich ist, noch weniger jene harten Maschinen anwendbar sind, wie die Brüche der Ribben. Ich habe verschiedene dergleichen Brüche recht glücklich geheilet, welches um so mehr zu bewundern ist, weil die Ribben wegen der beständigen Erweiterung und Verengerung der Brust immer bewegt werden. Ich habe blos über und unter der gebrochenen Ribbe eine zweckmäßige, graduirte Kompresse angebracht, und diese durch eine ausgefütterte Pappschiene und darüber gelegte starke Kompresse bedeckt und durch eine breite Binde, vermittelst dem Scapulair, befestigt. Solche Menschen können größtentheils wegen der Nebenverletzung und der Bewegung der Brust, keinen festen Verband ertragen, und doch werden sie auf jene Weise geheilet. Es kömmt auch hier vorzüglich auf eine gehörige Lage und Entfernung der Zufälle an. Ersteres wird durch eine fast aufgerichtete, sitzende Stellung, und letzteres durch hinreichendes Aderlassen und ein zweckmäßiges Verhalten bewürkt.

Man wird sagen, wenn diese Behandlung auch in einer ruhigen Lage hinreichend wäre, so wird sie es doch nicht bey einem Transport seyn. Menschen mit gebrochenen Knochen, besonders der untern Glieder, müßten nie transportirt, oder wenigstens getragen werden. Da dies aber, besonders im Kriege, nicht immer möglich ist; so wäre es freilich sehr wünschenswerth, einen solchen Verband zu ersinnen, der den gebrochenrn Gliedern auf dem Transport eine größere Sicherheit gewährte. Dies wird aber weder durch harte noch weiche Schienen, und am wenigsten durch einen zu festen Verband — der bald unerträglich wird — bewürkt. Der Wundarzt muß sich also bemühen, dies nothwendige Uebel so erträglich und unschädlich als möglich zu machen. Und dies kann er nur dadurch, daß er dem Kranken so wie dem verletzten Gliede, so viel wie möglich eine bequeme, ruhige und sichere Lage verschaft; den Wagen mit Stroh oder Heu anfüllt, und den Kranken, so wie das wohlverbundene Glied, einzeln und sicher in die vorbeschriebene Lage bringt. Dadurch wird die Erschütterung einigermaßen abgehalten, und eine große Verrückung der Knochen verhütet, wie ich das in diesem Feldzuge erfahren habe.

Bey den complicirten Beinbrüchen sind die harten Schienen und der feste Verband noch sorgfältiger zu vermeiden, weil bey diesen durchaus jeder Reiz und Druck verhütet werden muß. Auch bey diesen ist eine gute Lage das vorzüglichste Hülfsmittel; sie lindert die Schmerzen und alle davon abhängenden Zufälle, und erlaubt dem Wundarzt doch am Ende, die Absonderung und Vereinigung der Knochen, und dann eine erträgliche Heilung zu bewürken; wie ich denn dies auch in diesem Feldzuge einigemal mit großem Vergnügen erfahren habe.

Diese und die folgende Geschichte beweisen, daß auch zuweilen ein zerschmettertes Glied, des großen Transports ungeachtet, ziemlich glücklich geheilet werden kann.

Zwölfte Beobachtung,

einer Verletzung des Oberschenkels, mit Zerschmetterung des Knochens, die glücklich geheilt wurde; nebst einer Beurtheilung zerschmetterter Glieder.

Ich hatte in Czerckucin einen russischen Officier, den der Schenkelknochen in der Bataille durch eine Kartätschenkugel zerschmettert worden war, zu behandeln; dessen Heilnng in der That beweist, was itzt die Heilkunst vermag. Der Knochen war in der Mitte zerschmettert, und außerdem noch unten gegen das Knie zu in verschiedene Stücke geschlagen, die aber theils zu viel Zusammenhang hatten, theils zu groß waren, als daß sie herausgeschaft werden konnten. Man hatte ihm gleich nach der Verwundung den Fuß abnehmen wollen, welches er aber nicht zugegeben hatte.

Ich fand ihn in den traurigsten Umständen, unter mehrern schwer verwundeten Russen an der Erde liegen. Große Knochenstücke ragten aus der Wunde heroor, waren schwarz und hatten durch den beständigen Reiz den Brand in den fleischigten Theilen verursacht. Der ganze Schenkel war vom Knie bis zum Hüftgelenk ungeheuer geschwollen, dabey sehr verkürzt und krumm gebogen, und der Unterschenkel dürre wie ein Stock. Die stinkende Jauche war so stark aus mehrern schon vom Eyter durchgefressenen Oefnungen ausgeflossen, daß er und sein Lager damit von oben bis unten besudelt waren. Dabey hatte er einen geschwinden Puls, trockne Zunge, und war äußerst entkräftet und ganz ohne Schlaf. Und doch flehete der schöne, sechs und zwanzigjährige Mann, und bat mit Thränen um Hülfe, um Erhaltung.

Ich war äußerst betrübt, und wußte nicht was ich zuerst thun sollte. Endlich entschloß ich mich, zuerst den Abfluß der Jauche zu befördern, und ihm eine reinere, bessere Lage zu geben. Ich machte ihm dieses mit warhafter Theilnehmung begreiflich, und er willigte dankbar ein.

Ich machte zwey große Einschnitte an der innern und äußern Seite, dergestallt, daß ich jene zerfressenen Oefnungen mit zerschnitt. Eine große Menge Jauche, Blut und Knochensplitter flossen aus, wodurch der Schenkel über zwey Drittheile schlanker wurde. Ich bedeckte die Wunde, besorgte eine Bettstelle und ein ganz reines, gutes Lager mit einem Strohkissen und dem Verband für den Schenkel versehen. Nachdem er gereinigt war, lagerte ich ihn bequem, dehnte den Schenkel gehörig aus, wodurch die Knochenenden eine bessere Lage erhielten, und verband die Wunden trocken, bedeckte sie mit Wundsalbe, und legte die vielköpfigte

Binde, von einer grossen für das ganze Glied passenden Pappschiene unterstützt, an. Innerlich ordnete ich ihm eine Mixtur aus Salpeter, Salmiak, Essig und Oxymel.

Diese Nacht hatte mein Verwundeter gut geschlafen, nach zehen Tagen zum erstenmal wenige Schmerzen gehabt, und war äußerst dankbar, und nach seiner Art glücklich. In der That war sein Fieber fast unmerklich, die Zunge feucht, und die Hofnung zur Genesung groß. Ich faßte ebenfalls Muth und sah wenigstens, daß das heftige Fieber nicht durch Resorbtion, sondern blos durch Reiz und Schmerz entstanden, und durch üble Behandlung unterhalten war.

Der vorige Chirurgus präsentirte mir eine Menge köstlicher Arzeneyen: China zum Einspritzen, zum Einstreuen, zum Ueberschlagen und Einnehmen, wie auch peruvianischen Balsam zum Verbinden, die ich aber alle nicht bedurfte, sondern für etwas Wichtigeres zu sorgen hatte. Es ist gar oft der Fall, daß man zu viel Arzeneyen anwendet und zu wenig thut, sich dann auf jene verläßt, und damit beruhiget, daß man alles mögliche angewendet habe.

Ich öfnete den Verband und leerte, obgleich viel weniger, Jauche und Eyter wie gestern aus. Ich konnte nun fast alle von der Kugel zerschmetterten Knochen nach und nach herausbringen; erschrak aber, als ich bemerkte, daß das untere Knochenende ebenfalls durch Erschütterung in drey Stücke gesprungen war, die zwar auseinander standen, aber doch noch dergestalt zusammenhingen, daß sie nicht bewegt, noch weniger gelöset werden konnten. Dies verkündigte einen schlechten Ausgang, wenigstens eine sehr späte Heilung.

Ich leerte die Wunden völlig aus, füllte sie mit Charpie locker an, und befeuchtete dies äußerlich mit Terpentingeist, so wie die abgestorbene Fleischmasse umher, und verband übrigens wie gestern. Innerlich wurde nichts geändert.

Alles bekam in einigen Tagen ein ganz anderes Ansehen; das Fieber hörte ganz auf, die Wunden reinigten und der Eyter besserte sich; der Verwundete hatte Appetit und Schlaf, und war äußerst zufrieden und folgsam.

Er bekam itzt innerlich die China, etwas Wein und leicht verdauliche Speisen in kleinen aber öftern Gaben.

Acht Tage später bekam er an der äußern Seite gegen das Knie eine heftige Entzündung, die cataplaßirt wurde, und bald in Eyterung ging. Ich öfnete diese dergestallt, daß ich alles bis zur großen Wunde aufschnitt. Es floß viel Eyter aus, und ich konnte nunmehro leichter und freyer zu den gebrochenen Stücken des untern Knochenendes kommen, welches mir wahres Vergnügen machte. Ich verband inzwischen alles locker und wie zuvor, außer daß ich itzt den Schenkel etwas auf die Seite legte, damit der Eyter abfließen konnte. Dies gelang auch so gut, daß ich ihm nach einigen Tagen die vorige Lage wiedergeben, das heißt, den Schenkel mit gebogenem Knie senkrecht legen, und besser in einer etwas ausgedehnten Lage erhalten konnte, welches itzt durch zwey Schienen, davon ich eine dem ganzen Gliede gemäß oben, und die andere unten anbrachte, unterstützt wurde. Auch fing ich nun an, den Verband etwas fester anzulegen, um wo möglich die Vereinigung der gebrochenen Knochen des untern Theils zu bewürken; welches aber, wie die Folge lehrte, nicht glückte, sondern alles Gebrochene nach und nach von der Natur abgesondert werden, und daher eine sehr späte Heilung erfolgen mußte.

So stand es mit meinem Verwundeten, da ich ihn bey meinem Abmarsch zurücklassen mußte. Ich übergab ihn dem Herrn Staabschirurgus Schäfer mit der besten Empfehlung. Auch hat er ihn, nach mancherley Bemühungen, besonders durch Erweiterungen der Wunden, auch einige Gegenöfnungen, größtentheils geheilet, ob er gleich dazwischen transportirt werden mußte.

Ich fand ihn acht Monat nach der Verletzung, mit einer wahren Freude, im Lazareth zu Petrikau herumgehen. Es war noch eine kleine Oefnung an der einen Stelle des Schenkels, wo die letzten Knochen herausgenommen waren, offen und so beschaffen, daß ich noch die Absonderung mehrerer Splitter besorgte. Die Absonderung der Knochen, besonders des untern in drey Stücken gebrochenen Theils, war sehr langsam und mühsam erfolgt, und hatte einmal eine große Verblutung veranlaßt, die aber dennoch durch den Druck wieder gestillt worden war. Uebrigens hatte sich ein neuer Knochenmaser erzeugt, der zwar äußerlich eine Unförmlichkeit bildete, der ihm aber keinen Nachtheil verursachte, und gar nicht im Gehen hinderte. Der Fuß hatte die natürliche Länge und Gestalt, außer der vorerwähnten, von der zu starken Ausdehnung des neuerzeugten Knochenmasers entstandenen Auftreibung, die sehr hart und knochenähnlich zu seyn schien, ihn aber an keiner Bewegung des Gliedes hinderte. Da er sich außerdem recht wohl befand, sehnte er sich sehr nach seinem Regiment, das in Warschau stand, und ist auch bald nachher, obgleich noch nicht völlig geheilt, dahin abgereiset; ist aber itzt völlig genesen und dienstfähig.

Man siehet hieraus, daß man auch die beträchtlichsten Schußwunden, selbst mit Zerschmetterung eines solchen Knochens, wie der am Schenkel ist, ohne Amputation heilen könne. Letzteres war hier, da ich hinzu kam, nicht mehr möglich, weil der ganze Schenkel geschwollen und voll Eyter war. Ueberhaupt habe ich in dergleichen Fällen nie amputirt. Entweder ich hatte Hofnung eine solche Verletzung, ohne die Absetzung des Glie es zu heilen, oder ich hatte keine, und denn auch nicht zur letztern. Man muß diesen Ausdruck nicht unrecht verstehen. Wenn eine Flinten- oder Pistolen- auch mäßige Kartätschenkugel, durch ein Glied fährt, und zugleich den Knochen durchdrungen hat; so kann sie diesen entweder durchbohren und zugleich in mehrere oder wenigere große oder kleine Stücke zerbrechen, oder sie zerschlägt ihn nur in ein oder auch mehrere Stücke, bleibt aber, weil sie dadurch ihre Kraft verlohren hat, diesseits des zerschlagenen Knochens liegen, oder in ihm stecken, oder prellt auch so ab, zerschlägt zwar auch den Knochen, dringt aber an der entgegengesetzten Seite des Gliedes wieder heraus.

In allen diesen Fällen kann der Wundarzt durch Erweiterung der Schußwunden zu den Kugeln und Knochen gelangen, beyde soviel erforderlich ist hinreichend fassen und herausnehmen, das zerrissene Gefäß, wäre es auch noch so groß — an Unterbindung ist in diesem blutenden, zerstörten Theil wol selten zu denken — zudrücken oder zerschneiden; dem Brande, so wie der zu großen Eyterung und auch den sich etwa ereignenden Nervenzufällen widerstehen, und diese Verletzungen mehr oder weniger glücklich heilen, und folglich die Amputation verhüten. Es versteht sich, daß ich hier die

Zerreißung

Zerreißung der Schenkel- oder Arm-Schlagader über ihrer Theilung ausnehme. Diese habe ich nie, ohne daß das ganze Glied abgerissen gewesen wäre, gesehen; glaube aber, daß hier der Tod größtentheils eher erfolgen wird, als der Wundarzt erscheint, und seine Maasregeln nehmen kann. Erfolgt er nicht, so hat die Verblutung aufgehört, und dies gehört unter die seltensten, uns ganz unbegreiflichen Fälle.

Ich habe in diesem Feldzuge drey und funfzig solcher Verletzten gesehen, denen ein Glied, entweder der Schenkel, oder ein Arm und ein Fuß zugleich durch eine Kugel abgeschossen, oder diese Glieder dadurch so zerschmettert waren, daß sie nur noch an der Haut oder einigen Sehnen Befestigung hatten. Hier sowohl, als wie bey der völligen Trennung dieser Glieder, habe ich nie eine Verblutung gesehen, ob sie gleich anfangs mehr oder weniger stark erfolgt war, wie die Verwundeten erzählten, und wie ihre Kleidungsstücke, und ihre Blässe und Entkräftung zeugte, die nicht von selbst nachgelassen hätte, oder durch geringe Hülfsmittel, durch die Anwendung trockner Charpie und einer Binde gestillt worden wäre. Mehrere, denen der Arm nahe am Schultergelenk, oder der Schenkel einigemal unterm großen Trochanter, abgeschossen war, sind mir blos, ohne allen Verband, und ohne alle Verblutung ins Lazareth geschickt worden. Allemal fand ich die fleischigten Theile gequetscht, wie abgestorben, ob die Trennung gleich erst vor einigen Stunden durch die Kanonenkugel erfolgt war, hin und wieder mit geronnenem Blut, auch mit Staub und Sand bedeckt, und mit Unreinigkeiten beschmiert, so daß der Anblick würklich schrecklich, und höchst widerlich war. Aber kein Tropfen Blut floß nun mehr aus den ganz frey hängenden Mündungen der Schlagadern. Ich säuberte dann den Stumpf dieser abgeschossenen Glieder, vermittelst eines Schwammes, den ich voll Wasser gefüllt hatte, vom Schmutz und dem geronnenen Blute; nahm dann die leicht zu lösenden Knochenstücke, wie auch die völlig gequetschten, schon abgestorbenen, herumhängenden fleischigten Theile, mit der Scheere weg, und belegte nun den ganzen Stumpf mit einem mit Wundsalbe bestrichenen Lappen, bedeckte dies durch eine Kompresse, und befestigte alles durch eine mäßig angelegte Binde. Dem Gliede gab ich nun, wie dem ganzen Körper, eine bequeme Lage, und dem Verletzten, nach Beschaffenheit der Umstände, entweder einen kühlenden oder erquickenden Trank, und erwartete den folgenden Tag. Dieser bestimmte mich nun, nach dem Befinden des Verletzten, und der Umstände überhaupt, zur Absetzung oder einfachen Behandlung des Gliedes. War der Schenkel hoch, über der Mitte oder noch näher gegen das Hüftgelenk abgeschossen, wie dies leider oft der Fall war, so war die Absetzung nicht möglich, und an die Auslösung aus dem Gelenk wagte ich mich nicht, weil ich diese Operation nicht nur für äußerst gefährlich, und in diesen Fällen gewiß für tödtlich halte, sondern weil diese Verletzten ohnedem sehr bald, den zweyten oder dritten Tag, und zwar nicht am Brande der Wunden, starben: denn diese waren zuweilen ganz rein, und erzeugten schon guten Eyter; sondern sie bekamen Zuckungen oder andere Nervenzufälle, am öftersten aber einen kleinen, zitternden Puls, mit großer Brustbeklemmung, so daß sie nicht schlucken konnten. Wenige andere starben beym langsamen Puls, ohne andere, außer der Verletzung, in die Sinne fallenden besondern Zufälle, plötzlich, zuweilen kurz nach dem Essen der Suppe. Dies machte mich bey diesen Verletzten sehr aufmerksam und behutsam in Ansehung der Absetzung des Gliedes. War der Unterschenkel oder der Vorderarm abgeschossen, und waren die Knochen dabey sehr zerschmettert, noch weiter nach oben eingerissen, und zersplittert, und die fleischigten Theile weit umher gewaltsam zerrissen, so daß hier gewiß sehr gefährliche Zufälle erfolgen mußten, oder doch nur eine sehr schmerzhafte, langwierige Heilung möglich war; so bestimmte mich dies, den folgenden Tag, wenn nun keine Gegenanzeigen waren, zur Absetzung des Gliedes, im erstern Fall über dem Knie, im letztern über dem Ellenbogengelenke. Es versteht sich, wenn die Verletzung so hoch zum Gelenk hinaufreichte, daß die Absetzung unterm Knie oder dem Ellenbogen nicht ohne Nachtheil thunlich war, wie ich nachher einige Beyspiele anführen werde. War aber auch nur der Unterfuß oder der Vorderarm von einer Kanonenkugel oder einem Bombenstück völlig zerschmettert, der Knochen zerknürscht, und alle fleischigte Theile zermalmt, so daß nur ein geringer gesunder Zusammenhang zwischen dem obern und untern Theil des Gliedes, und folglich keine Heilung und Erhaltung desselben möglich war; so bestimmte mich dies ebenfalls zur Amputation: immer mit Rücksicht auf die übrigen Zufälle. Hatte z. B. dieser Verwundete keine beträchtliche Nebenverletzung, keine Nerven- oder andere Zufälle, die den baldigen Tod wahrscheinlich anzeigten; so wurde den folgenden Tag das Glied abgesetzt. Große Verblutung, Fieber oder Schwäche, wenn sie nicht außerordentlich war, verhinderte sie nicht, weil durch die Operation wenig Blut verloren gehet, eine ganz geringe Eyterung, und eine baldige Heilung ohne besondere Zufälle erfolgt. Waren aber noch andere wichtige Nebenverletzungen, entweder noch ein Glied abgeschossen, oder zerschmettert, oder ein Schuß durch wichtige Theile, Kopfwunden, u. s. w. vorhanden; so wurde sie von mir nie unternommen; eben so wenig, als wenn sich Nervenzufälle einstellten, oder die Wunde eine besondere Neigung zum Brande äußerte. In dem letztern Fall hab' ich einmal amputirt, und es erfolgte den sechst n Tag der Tod. Einem Soldaten vom Regiment von Rietz war durch eine Kanonenkugel die linke Hand abgeschossen, und zugleich die beyden Knochen des Vorderarms bis fast zum Ellenbogengelenk gespalten. Ueber dies m erfolgte schon den zweyten Tag der Brand in den fleischigten Theilen. Ich schrieb dies der Quetschung zu, und setzte den Arm, da der Verletzte außerdem munter und beherzt war, unter der Einsenkung des deltaförmigen Muskels ab. Der Operirte befand sich den folgenden Tag ziemlich wohl, hatte wenig Fieber, Eßlust, und Schlaf. Den dritten Tag ward er äusserst entkräftet und beängstigt. Ich öffnete den Verband, und faud die Wunde brandig, weit getrennt, und den Knochen schon schwärzlich. Ich wendete nun brandwidrige, eyterbefördernde Mittel, und innerlich die China an, aber vergeblich. Der Brand griff schnell um sich, und er starb den sechsten Tag an Zuckungen. Dies ist der einzige Amputirte, der mir in diesem Feldzuge gestorben ist.

Waren die Glieder durch die Kanonenkugeln dergestallt abgerissen, daß der übrig gebliebene Theil nicht zu sehr zerschmettert, sondern die Knochen mehr glatt, weniger nach oben zerbrochen, und die fleischigten Theile an dem übrig gebliebenen Theil nur nicht gar zu sehr zerrissen waren; so amputirte ich auch nicht, sondern versuchte die Heilung durch die Eyterung und

Absonderung des Knochens. Freylich ist diese Heilart immer sehr langsam, schmerzhaft, mühsam, und gefährlich. Langsam, schmerzhaft, und mühsam ist sie, weil die Wunde zu groß ist, beträchtliche fleischigte Theile, wie ein oder mehrere große Knochen, gereinigt, abgesondert, und endlich, theils durch die Natur wieder ergänzt, theils wieder vereinigt, und in den vorigen natürlichen Zustand gebracht verden müssen. Dazu gehört gewiß viel Zeit, Aufmerksamkeit und Kunst, und kann doch nicht ohne mehr oder weniger Schmerzen bewürkt werden. Ueberdem aber erleiden diese schwer Verwundeten, die lange Zeit über, ehe sie geheilt werden können, mancherley böse Zufälle, die theils durch das üble Verhalten, theils durch die Menge der Kranken in den Feldlazarethen verursacht werden. Und dann so sind sie nur leider gar zu oft neuen Transporten ausgesetzt; kommen immer wieder in andere, oft sehr schlechte Hände, und müssen doch endlich unterliegen. Ich habe viele dergleichen gänzlich auf der Besserung gesehen, die nachher Fieber, Durchfälle, und Abzehrungen erlitten, und endlich, zuweilen spät, starben. Aus diesem Grunde scheint es freylich besser zu seyn, alle dergleichen Verwundete, bey denen doch einmal der größte Theil des Gliedes verloren gegangen ist, allesamt zu amputiren, weil dadurch die Heilung sehr beschleunigt, und allen vorerwähnten Zufällen, durch die so wohlthätige Vereinigung, vorgebeuget wird. Dies wäre freylich ohne Widerrede der späteren, lästigern, schmerzvollern Heilung vorzuziehen, wenn es nicht Pflicht des Wundarztes wäre, soviel wie möglich von dem Gliede, ohne Amputation, zu erhalten, einmal, weil diese Operation denn doch immer schmerzhaft, und für den Leidenden schrecklich ist, auch unter diesen Umständen tödtlich ausfallen kann; und dann, weil der Wundarzt, der die Heilung ohne Operation möglich hielt, sich bittere Vorwürfe macht, auch solche von andern erhält. Ueberdem giebt es aber noch andere Hindernisse, die den Wundarzt abhalten, in solchen Fällen sogleich zu amputiren, die nur der kennt, der in dergleichen Fällen gewesen ist. Kömmt ein solcher Verletzter einzeln, so hat der Wundarzt Zeit, alles genau zu erwägen, das Appareil zu bereiten, zu operiren, und für seinen Operirten gehörig zu sorgen. Am öftersten kommen aber solche Verletzten nach Batailien, hitzigen Gefechten, Belagerungen, oder Sturmlaufen, so häufig, daß wahrlich der dirigirende Wundarzt, dem die Bestimmung und Anordnung dieses Geschäfts obliegt, weder Zeit zu einer reifen, geprüften Beurtheilung, noch weniger zum Operiren hat. Zu solchen Operationen, so wie auch zur nachherigen besondern Aufsicht, gehören überdem immer mehrere Wundärzte. Kommen nun aber so viele Verwundete in einem Tage, ja wohl in einer Stunde, so hat alles zu arbeiten, um nur die Blutung zu stillen, die Wunden zu verbinden, und die Verletzten unterzubringen. Da kann denn freylich der eine Wundarzt nicht gleich alles sehen, und noch weniger verbinden, sondern er muß Viele, oft mehrere Tage, ungeübten Händen überlassen. Hierdurch wird denn leider so mancher auf immer verdorben, oder die zweckmäßige Hülfe wird zu spät angewendet. Ich hatte z. B. in Rasczin beym ambulirenden Lazareth keinen Arzt, zwey Oberchirurgen, wovon gewöhnlich einer krank lag, und fünf und zwanzig junge, unerfahrne Unterchirurgen, von denen, wegen der häufigen Arbeit, und schlechten Lebensart, mehrentheils zehn krank waren, und beynahe immer vier bis fünfhundert der schlechtesten und am schwersten verwundeten Kranken; folglich hatten wir die größte Noth, und bis in die Nacht zu arbeiten. Ich erhielt aber den acht und zwanzigsten August binnen vier Stunden, sechs hundert und sechs und sechzig, größtentheils schwer verwundeter Preußen und Polen, und einige zwanzig schwer verwundete Officiere, die noch eine besondere Pflege verlangen. Ehe alle diese Menschen abgeladen und untergebracht werden konnten, verging die Nacht Der Herr Regimentschirurgus Laube war zum Glück zugegen, und hat mir treulich und rühmlich beygestanden; der wird mir bezeugen, was ich dabey ausgestanden habe, und daß ich fast der Verzweiflung nahe gewesen bin. So wie der eine Wagen mit unsäglicher Mühe abgeladen war, schrieen und heulten die noch Lebenden, auf dem nächsten, und so die ganze Colonne herunter, eine Viertheilmeile weit. Alle Augenblick stürzte ein Adjutant oder Jäger vom Könige herzu, und flehete und bat alles unterzubringen, zu verbinden, und gut zu verpflegen. Besonders wollten die Officiere untergebracht und verbunden seyn; in jedes Munde erscholl mein Name; einige baten, andere fluchten, und es fehlte nicht viel, sie hätten mich zerrissen. Ach, und es war so wenig Platz! Die Kirche, und alle Gebäude waren schon den Abend vollgepropft, und doch mußte alles untergebracht werden. In allen Scheunen, Ställen, Schuppen, und auf allen Heuböden, wurden sie auf Stroh, leider oft knapp genug, unter einander gelegt. An's Verbinden war diese Nacht gar nicht zu denken, sondern nur an die Lage, und daß man ihnen einige Erquickung reichte. Am Morgen erbat ich mir mehrere Regimentschirurgen samt ihren Compagniechirurgen; theilte alles ein; und so wurden sie diesen Tag wenigstens verbunden.

Hier hätte ich freylich, so wie nach der Bataille in Czerckuzin mehrere, durch Absetzung der Glieder erhalten können, wenn ich mehreren Beystand, und insbesondere mehr Raum, und Gelegenheit gehabt hätte. So mußten aber viele schon wieder nach den ersten Verbänden weiter transportirt werden; daher manches, was auch anfangs gutgemacht war, wieder vernachläßiget oder verdorben wurde. Doch dies sind Klagen, die beynahe in jedem Kriege geführt werden, hier aber, weil man keinen würklichen Krieg befürchtete, und deßwegen alles zu klein, zu sparsam einrichtete, besonders geführt werden müssen, und die nicht ganz gestillt werden können.

Von denen, die ich sowohl in Czerckuzin, als in Raszin mit abgerissenen Gliedern von der letzten Gattung hatte, wo ich die Heilung ohne Amputation für möglich hielt, sind zwar verschiedene genesen, doch in der Folge noch mehr gestorben. Da ich nun bey der Behandlung so viele Schwierigkeiten, so mancherley unangenehme Zufälle fand, so würde mich dies in der Folge bestimmen, auch solche, die zwar wahrscheinlich auch ohne Amputation geheilet werden können, wie dies meine Erfahrung bestätigte, dennoch gleich zu amputiren, wenn ich Zeit und Gelegenheit dazu hätte: weil dadurch nicht nur jenen üblen Zufällen vorgebeugt wird, sondern auch die Heilung viel früher erfolgt, folglich im Ganzen mehrere davon höchst wahrscheinlich erhalten werden würden.

Wenn das Glied gehörig abgesetzt, und die Heilung durch die Vereinigung geschieht, wie ich dies voraussetze, und nie mehr anders heile; so ist die Operation zwar sehr schmerzhaft, aber auch so wohlthätig, daß nicht nur alles Verdorbene mit einmal weggeschafft, sondern auch der Leidende bald nachher völlig beruhigt wird, und in der Folge fast gar keine Schmerzen mehr auszustehen, und die baldige Genesung mit Grunde zu hoffen hat. Und dies ist der große Vorzug, den uns die größtentheils Alansonsche Methode verschafft. Ich habe sie nach ihm, mit einigen Veränderungen, seit neun Jahren, nicht nur auf der Anatomie in Berlin gelehrt, sondern sie auch oft in der Charité daselbst, an den Lebenden größtentheils glücklich ausgeübet. Ich habe auf diese Art in Berlin drey und zwanzig amputirt, von denen drey gestorben, die andern aber alle glücklich geheilet sind. Unter den Gestorbenen waren zwey alte Personen, die viele Jahre vorher am Beinfraß des Knochengelenks gelitten hatten, weßwegen sie auch amputirt wurden. Sie bekamen beyde Nervenzufälle, und starben den siebenten und neunten Tag. Der Dritte hatte eine ungeheuer große Knochengeschwulst am Unterschenkel, die bis ins Kniegelenk reichte, so daß selbst der untere Theil des Schenkelknochens mit aufgetrieben war. Besonders war das Schienbein an seinem obern Theil so stark aufgetrieben und ausgedehnt, daß die Geschwulst die Höhe eines halben Fußes hatte, ohne daß, wie die Folge lehrte, der Knochen eigentlich angefressen, cariöse, sondern nur in unendlich kleine

Theile ausgedehnt war, so daß der nachher macerirte Knochen, den der Herr Professor Walther unter seinen Präparaten aufhebt, die Gestalt einer mit Schnee bedeckten und gefrornen Baumstaude hatte. Diese Geschwulst hatte lange alle Circulation gehemmt, und die unsäglichsten Schmerzen erregt Die Ursache war nicht ganz auszumitteln: sie schien gichtisch zu seyn. Wenigstens versicherte der Leidende, daß er sich keiner andern Ursache bewußt wäre, und am wenigsten eines venerischen Uebels. Der Fuß wurde eine Hand breit über dem Knie abgesetzt, die Wunde gehörig vereinigt, und alles ging nach Wunsch; allein am neunten Tag wurde mir gemeldet, daß er die Nacht plötzlich gestorben sey. Auch itzt war nichts an der Wunde zu sehen; der Knochen war bedeckt, die Vereinigung angefangen, und die Wunde rein. Da es im Winter war, wurde er auf die Anatomie gebracht. Ein Zufall wollte, daß der Herr Professor Knape das Gehirn von ihm öffentlich demonstrirte. Er war erstaunt, den Beinfraß am Stirnbein zu finden. Der Knochen war wie ein Achtgroschenstück groß, verdorben, durchlöchert, die Hirnhaut zerfressen, und das Gehirn selbst mit Eyter bedeckt. Meines Wissens hatte er nie über den Kopf geklagt, auch konnte ich dieses durch mein nachheriges Nachforschen nicht erfahren. Höchstwahrscheinlich hat der größere Schmerz am Schenkel diesen unterdrückt, weil er doch diesen

Fehler gewiß lange vor der Absetzung des Gliedes gehabt hatte. Um nun diesen Menschen zu heilen, hätte man ihn auch zugleich trepaniren müssen.

Eine von den übrigen geheilten, war die erste, die ich nach dieser Methode amputirte, und die glücklichste.

Dreyzehnte Beobachtung.

Ueber die Absetzung eines Unterschenkels.

Im Jahr sieben und achzig schickte mir der Herr Generalchirurgus Theden ein Mädchen aus dem Freyenwalder Bade, mit dem kalten Brande am Fuß, in die Charité. Das Mädchen war dreyzehn Jahr alt, hatte noch nicht menstruirt, war von ihrer Jugend an nie, als an den Blattern, die sie in der frühern Jugend glücklich überstanden hatte, krank gewesen. Vor vierzehn Tagen hatte sie ein Fieber, und unmittelbar einen heftigen Schmerz im linken Fuß bekommen, wozu sich den folgenden Tag eine rothe Geschwulst bis zur Wade, wahrscheinlich die Rose, gesellete. Man brachte sie sogleich ins Bad nach Freyenwalde. Hier ward sie, so wie alles was kömmt, kalt gebadet, worauf der Fuß nach ihrer Aussage schwarz wurde. Sie wurde gleich aufgepackt, und noch denselben Tag in die Charité geschickt. Ich fand den Fuß ganz schwarz, würklich brandigt, und bis auf den Knochen verdorben, gleichsam wie eine Mumie, und eine Handbreit unter dem Knie, an der innern Seite, eine beginnende Grenzlinie, einen rothen entzündeten Strich, und das Mädchen übrigens wohl und ohne Fieber. Da ich die Erhaltung des Fußes für unmöglich hielt, bestimmte ich den folgenden Tag die Absetzung des Gliedes unterm Knie. Der jetzige Regimentschirurgus, Herr Schwind der ältere, verrichtete in meiner Gegenwart die Operation. Er mußte den Schnitt in der angefangenen Grenzlinie machen, und die Knochen unter der Schienbeingräte (Spina tibiae) absägen. Es mußten drey Schlagadern unterbunden werden, wie ich denn nach der Absetzung des Unterschenkels nie mehr oder weniger Gefäße unterbunden habe. Die Vereinigung der fleischigten Theile wurde alsdann sehr genau bewürkt, so wie die ganze Operation mit vieler Geschicklichkeit verrichtet. Das Knebelband wurde völlig gelöset, obgleich aus Vorsicht einige Tage lose um den Schenkel gelassen. Es erfolgte gar keine Verblutung. Schon den vierten Tag fand ich die Wunde zusammengeklebt. Ich säuberte sie sorgfältig, und mit vorsichtiger Unterstützung, von der ausfließenden Feuchtigkeit, legte frische Heftpflaster, und einen neuen Verband an, und ließ diesen wieder drey Tage sitzen.

Die Operirte befand sich so wohl, daß sie gar keine Arzneien, dagegen leicht nährende Speisen erhielt. Indessen ließ ich sie weder vom Lager bringen, noch weniger herumtragen, nach dem Rath einiger Engländer, sondern erhielt sie in einer guten, bequemen Lage, und besorgte einen zweckmäßigen Verband und gute Diät.

Itzt war der größte Theil der Wunde geheilt, und nur die beyden Ecken, aus denen die Fäden der unterbundenen Schlagader hingen, offen, und mit gutem Eyter bedeckt. Dieser ward sanft ausgetrocknet, die Fäden wurden gelinde angezogen, über die Wunde Leindwandfasern, und über diese Charpiebäusche, mit Wundsalbe dünn bestrichen, gelegt. Der übrige Verband war dem ersten gleich.

Den eilften Tag sonderten sich die Fäden, nach einem gelinden Anziehen, ab, und den vierzehnten Tag war die Wunde völlig vernarbt, und die Narbe wie ein feiner Strohhalm breit und fest. Sie brach nie wieder auf, sondern die Heilung war vollkommen glücklich und dauerhaft.

Ein Künstler von Genie, Herr Hennefuß in Berlin, verfertigte ihr, nach meiner Idee, zum erstenmal in seinem Leben, ein hölzernes Bein, das allen meinen

nen Wünschen entsprach. Da ihr der Fuß unter der Einsenkung der Muskeln, die den Unterfuß ausstrekken, abgenommen war, so konnte sie das hölzerne Bein fortbewegen, und vermittelst eines, unterm Knie, und in der Gegend der hölzernen Knöchel, angebrachten Charniers, beyde Gelenke beugen, und dadurch in kurzer Zeit ohne Stock dergestallt gehen, deß sie nur den hölzernen Fuß etwas schleppte, und man höchstens auf eine Steifigkeit desselben geschlossen hätte. Ja der Künstler hatte sogar gesorgt, daß sie beym Wachsthum nnd der wahrscheinlichen Verlängerung des gesunden Fußes, auch diesen, vermittelst eines recht künstlich angebrachten Schiebers, linienlang verlängern konnte.

Sie reisete nach vier Wochen, von dem Gelde, daß die Badegesellschaft für sie gesammlet hatte, wohlgekleidet, mit schönen Strümpfen und Schuen versehen, und gut genährt, wieder zuerst ins Bad, gieng zu Aller Verwunderung stattlich umher, und nachdem sie wieder beschenkt und wohl versorgt worden war, nun glücklich in ihre Heimath.

Ehe ich die andern Beobachtungen erzähle, will ich, zur bessern Einsicht, meine Operationsart, wie ich sie damals und nachher bey allen andern, und gewiß mit dem besten Erfolge, gemacht habe, beschreiben.

Ich mag am Ober = oder Unterschenkel operiren, so lege ich das Knebelband oben unter dem pupartischen

schen Bande dergestallt an, daß die pyramidenförmige Compresse gerade auf die Schenkelschlagader zu liegen kömmt, und drehe das darübergelegte seidene Band, an der gegenüberstehenden Seite, durch einen Knebel, über ein Stück Horn so feste zu, daß nicht nur gar kein Blut durch die große Schlagader fließen kann, sondern auch zugleich alle fleischigten Theile, so stark wie möglich, zusammengeschnürt werden. Dadurch hat der Wundarzt den Vortheil, während der Operation durch keine Verblutung gestört zu werden, und der Operirte, daß er den sonst heftigen Schmerz weniger empfindet. Wahr ists, dies starke Knebeln erregt auch Schmerz. Dies erträgt aber der Angstvolle, der die heftigsten Schmerzen befürchtet, um so geduldiger, wenn man ihn versichert, daß dadurch der Schnitt fühlloser gemacht, und alles besser besorgt wird; wie dies in der That erfolgt. Jeder Mensch scheuet am meisten das Messer, und erträgt alle andere, durch stumpfe Körper erregte Schmerzen, geduldiger. Und gesetzt, der Wundarzt versicherte hier auch etwas mehr, als erfolgt; so ist es ja ein Labsal für den Geängstigten, und hier also sehr erlaubt. In der That habe ich nach diesem festen Binden den Schnitt bey allen meinen Operirten weniger schmerzhaft gefunden. Die große Quetschung hat keinen Nachtheil, weil das Band gleich nach der völligen Unterbindung gelöset wird. Dies sage ich hauptsächlich denen, die das Schraubentourniquet vorziehen. Am Arm lege ich die Kompresse unter der Axel auf den Stamm der Armschlagader, und verfahre in allem wie vorhin am Schenkel.

Ist die Verletzung von der Art, daß nur der Unterschenkel bis ans Knie verdorben, der obere Theil aber gesund ist; so setze ich den Schenkel allemal eine Hand breit über dem Knie ab, um so viel Haut zu gewinnen, daß ich die Vereinigung gehörig bewürken kann. Den Hautschnitt mache ich wenigstens drey Querfinger breit niedriger, als den zweyten, wodurch ich die Muskeln durchschneide. Der Schenkel wird nun von zweyen Gehülfen in einer horizontalen Lage dergestallt gehalten, daß das Knie, so wie der Schenkel, mäßig gebogen sind. Der eine Gehülfe hält das Bein unterm Knie mit beyden Händen fest und unbeweglich. Der andre Gehülfe ergreift den Schenkel in der Mitte, hält ihn fest, und zieht zugleich die Haut stark an, und muß daher schon geübt, oder doch wohl unterrichtet seyn. Der Wundarzt legt nun ein schmales, einen halben Zoll breites Band, an die Stelle, wo er den ersten Schnitt machen will, das heißt, dicht über der Kniescheibe, in einigen graden Cirkelgängen sehr fest und egal an. Dies Band dient nicht nur dazu, daß der Schnitt gleicher und cirkelförmiger gemacht wird — was auch dawider eingewendet worden ist — sondern vorzüglich zur Befestigung der fleischigten Theile, und besonders der Haut, damit sich diese während dem Schnitt nicht runzeln, und ihn erschweren kann, sondern gleichsam in allen Punkten festgehalten und gespannt bleibt. Alsdann schneidet er mit einem geraden, starken, scharfen Messer die Haut, dicht über dem obern Rande des Bandes, in einem geraden Cirkul durch, ohne in die Muskeln zu schneiden. Dieser Schnitt erfordert große Aufmerksamkeit, eine geübte feste Hand, und muß mit wahrer Beurtheilung gemacht werden, weil er sonst zu seicht, oder zu tief, oder gar schief gemacht wird. Folglich muß der Wundarzt nicht zittern. Und dies wird er nicht, wenn er mit Kenntniß und Beurtheilung operiret. Diese Beurtheilung, indem er bey der Führung des Messers immer denkt und vergleicht, giebt ihm Festigkeit, und benimmt ihm alle Furcht. Die Seele muß, während jeder wichtigen Operation, mit diesem Gegenstande allein beschäftiget, gleichsam angefüllt seyn. Dann bleibt das Gemüth ruhig, das Auge sicher, und die Hand fest. Wer sich nicht in diesen Zustand versetzen kann, der ist unruhig, ängstlich, zittert und zagt, und fehlt; oder fährt mit Wuth darüber her, wie ich leider oft gesehen habe, und fehlt noch gröber, wo er nicht gar alles verdirbt.

Man wird es mir verzeihen, daß ich bey dieser Operation, die man eben nicht für künstlich hält, so viel Anmerkungen mache. Allein ich rede aus Erfahrung, und habe sie sehr verpfuschen, dann die Operirten viel leiden, und schlecht heilen sehen. Diese Operation erfordert allerdings viel Standhaftigkeit, Uebung, und richtige Beurtheilung. Werden die beyden ersten Schnitte nicht ganz genau verrichtet; so misräth die Operation, wenigstens erfolgt die Vereinigung, die von der größten Wichtigkeit ist, nicht, oder erfolgt spät und unvollkommen, welches die schlimmsten Folgen, ja den Tod nach sich ziehen kann. Ist durch den ersten Schnitt die Haut rundum getrennet, aber die Fascia lata nicht; — welches selten beym ersten Schnitt geschiehet, nichts nachtheiliges hat, und besser ist, als daß man zu tief in die Muskeln geschnitten hätte — so schneidet man diese, durch verschiedene Schnitte, mit Vorsicht leicht durch, ohne bis in die Muskeln zu dringen, und nun läßt sich die Haut leichter, und so weit man will, zurückziehen. Dies Zurückziehen muß nun wieder gleichmäßig geschehen, damit auch oben der Schnitt cirkulförmig gemacht werden könne, folglich muß der obere Gehülfe geübt seyn, oder von dem Operateur dazu ermahnet, und von demselben geleitet werden.

Ist nun die Haut drey gute Querfinger breit — etwas mehr ist besser als zu wenig — zurückgezogen; so schneidet er mit dem nämlichen Messer, dicht an dem Rande der zurückgezogenen Haut, mit einem senkrechten, egalen Cirkulschnitt, die Muskeln bis auf den Knochen durch. Dieser Schnitt geräth einer geübten Hand allemal, ohne das Messer noch einmal herumführen zu dürfen — daß man nach Alanson bey diesem Schnitt daß Messer schräg, die Schneide nach oben gerichtet, führen soll, um einen ausgehöhlten Lappen zu bilden, ist eine Grimasse, und nicht zu befolgen, aber auch nicht nöthig. — Sobald nun alle Muskeln durchschnitten sind, wird die zweyköpfigte Kompresse angelegt, und dadurch werden die zurückgebliebenen fleischigten Theile bedeckt, und vermittelst der Hände des obern Gehülfen, zugleich etwas zurückgezogen, um die Säge desto freyer gebrauchen, und den Knochen um so höher absägen zu können. Nachdem dies geschehen, wird, so hoch wie möglich, die Knochenhaut, vermittelst eines kurzen, starken Messers, im Cirkul durchschnitten, und zugleich nach unten abgeschabt. Dies geht geschwind, und gelingt sehr leicht, ohne daß, wie dies in die Sinne fällt, dadurch etwas von den zu erhaltenden Theilen zerrissen oder gequetscht wird, und was man nicht alles angeführt hat. Nunmehro wird die feine, scharfe Säge horizontal aufgesetzt, und der Knochen kunstmäßig durchgesägt. Wenn dies vorsichtig geschieht, und zuletzt langsam und mit kurzen Zügen gesägt wird; so wird alles glatt und eben. Sollte aber eine kleine Vorragung am Knochen zurückbleiben, so muß diese gleich, vermittelst des vorigen Messers, abgeschnitten, und der Knochen in allen Fällen, sobald er entblößt ist, mit einem festen Charpiebausch bedeckt werden, um nicht der Luft, und den ausfließenden Feuchtigkeiten ausgesetzt zu seyn. Sobald dies verrichtet ist, geschieht die Unterbindung. Zuerst wird der Hauptstamm, und wenn hier ihre Theilung seyn sollte, beyde mit einmal unterbunden. Ich bediene mich dazu eines dreyfachen Zwirnfadens, den ich durch Wachs wie ein Bändchen zusammenklebe, um damit recht fest binden, und doch nicht durchschneiden zu können. Ich fädele dies Band in eine krumme Nadel, fasse die Schlagader vermittelst eines krummen, scharfen Hakens in ihre Mündung, ziehe sie etwas hervor, und steche dann die Nadel unter der vorgezogenen Schlagader so durch, daß ich zugleich auf beyden Seiten das Zellengewebe mit durchbohre, und nehme die Nadel heraus Ich lasse den Haken nun durch einen andern angezogen halten, und fasse nun das unter der Schlagader durchgeführte Band, und knüpfe dies über der vorgezogenen Arterie, ohngefähr zwey Linien hoch, durch einen Doppelknoten fest zu, und mache einen einfachen darüber Das Band lasse ich, wie gewöhnlich, so lang, daß es bequem außer der Wunde auf der Haut befestigt, und verwahrt werden kann. Der Stamm der Schlagader ist gewöhnlich leicht zu finden; sollte dies aber nicht gleich erfolgen, wie ich wenigstens nie gesehen habe; so wird der Knebel losgedreht, und das hervorströmende Blut zeigt die Mündung nun deutlicher. Nunmehro wird aber immer das Band gelöset, um die Mündungen der beträchtlichen Seitengefäße zu unterbinden. Es kostet würklich zuweilen Mühe und einige Uebung, sie bald zu finden, weil sie sich sehr ins Fleisch zurückziehen. Und da sie nie dieselbe Lage und Zahl haben, kann sie auch der geübteste Zergliederer ohne dieses Lösen nicht leicht finden, und ihren Sitz bestimmen. Die Unterbindung derselben geschiehet ganz nach der vorigen Art. Mehrentheils habe ich, außer dem Schlagaderstamm, drey, einigemal vier, einmal fünf Seitengefäße, nie mehr oder weniger unterbinden dürfen. Da von der gänzlichen Stillung des Bluts die glückliche Vereinigung und Heilung abhängt; so muß man alle blutenden Seitengefäße unterbinden. Ich löse zu dem Ende den Knebelband völlig, trockne den Stumpf vermittelst eines feuchten Schwammes ab, und untersuche genau, ob noch der geringste Ast blutet, um ihn noch unterbinden zu können. Erfolgt gar kein neues Blut mehr, so wird der Stumpf noch einmal mit dem Schwamm gereiniget und von allem Blut völlig gesäubert, das Bäuschgen vom Knochen genommen, und schnell die Vereinigung bewerkstelliget. Ist alles so wie ich es beschrieben habe, gehörig gemacht, so erfolgt die Vereinigung leicht, ohne Zwang und Schmerz; im Gegentheil schwer, und unter großen

Schmerzen. Ich mache eine Querfalte, lege die Wundlefzen in einer horizontalen Lage fest aufeinander; weil der Stumpf bequemer liegen, und die Feuchtigkeit doch aus den beyden Seitenöffnungen der Fleischfalte, aus denen die Fäden hängen, ausfließen kann. Auch entsteht hierauf eine bessere Bildung des Stumpfs, als wenn die Falte senkrecht gemacht wird. Die Vereinigung muß genau geschehen. Die Ränder der Wunde müssen nahe zusammengebracht, und gleichsam in allen Punkten vereiniget werden. Während daß dies der Wundarzt so hält, legt ein anderer die doppelten, durchgestochenen Heftpflaster, vier bis sechs Stück, an; legt nun über die ganze Wunde lockere, trockne Charpie, und bedeckt dies mit einem dergleichen Bausch mit Wundsalbe bestrichen. Dies alles befestige ich noch mit mehreren einfachen, aber langen mit breiten Köpfen versehenen Heftpflastern, um jene zu unterstützen, die Haut zu verlängern, oder die einmal verlängerte zu erhalten, und die Vereinigung mit zu befördern. Oben und unten bringe ich zwey dem Schenkel angemessene, graduirte Kompressen an, um dadurch nicht nur den Schenkel gleichmäßig auszufuttern, sondern dadurch auch die Heftpflaster zu befestigen, und die Vereinigung zu befördern. Dies alles wird durch eine lange Cirkulbinde befestiget; diese wird oben am Schenkel angelegt, und mit Spiralgängen bis unten, und dann durch einen Umschlag nach oben, zurückgeführet; man schlägt nun die Binde um, führt sie über die vordere Fläche, über die Wunde nach hinten wieder in die Höhe; man vervielfältigt nun diese Umwickelungen über beyde Schenkelflächen und die Wunde dergestallt, daß die eine Umwickelung die andere immer halb bedeckt, und der ganze Schenkel damit eingefaßt wird. Diese Umwickelungen werden alsdann durch Cirkulgänge von unten nach oben befestigt, ohne daß die Binde über dem Stumpf, wie vormals, gekreuzt wird, weil dieser Kreuzgang natürlich die Vereinigung verhindern würde. Durch jene Binde aber, die besser gezeigt als beschrieben werden kann, wird das Zurückziehen der Haut kräftig verhindert, und die Vereinigung befördert.

Der Operirte wird nun in eine bequeme Lage, und der Schenkel auf ein ausgehöhltes Polster in einer ganz gelinden Beugung gelegt, weil er dies am besten und längsten erträgt. Wird er horizontal, oder gar niedriger gelegt, so erregt dies nicht nur Schmerz, sondern die Beugemuskeln des Schenkels bemühen sich immer, ihn zu beugen, und in die vorbeschriebene Lage zu bringen. Widerstrebt man diesem durch Gewalt, so entstehen Zuckungen im Schenkel, und die Vereinigung wird vereitelt.

Den Verband öffne ich gewöhnlich erst den vierten Tag, wenn keine besondern Zufälle dies ändern. Finde ich die Vereinigung gut, so bleiben alle Pflaster liegen; die Wunde wird von den ausgeflossenen Feuchtigkeiten gesäubert, und wieder wie vorher verbunden. Finde ich ein Pflaster gelöset, oder die Wunde an einer Stelle getrennt, so schneide ich jenes über der Wunde durch, ohne es abzunehmen, und bringe ein neues, oder auch nach Beschaffenheit mehrere an, um die entfernten Wundlefzen wieder gehörig zu vereinigen.

Auch in der Folge verbinde ich, wenn alles gut geht, nur alle drey Tage, um die Vereinigung nicht zu stören; es müßte denn eine größere Eyteruug oder erneuerter Schmerz dies ändern.

Gewöhnlich lassen den zehnten oder eilften Tag, selten später, die Fäden nach einem gelinden Anziehen los; oft lösen sie sich selbst, und fallen aus. Nach den entfernten Fäden werden die offenen Winkel nahe auf vorige Art vereinigt, da denn die völlige Vernarbung, in kürzerer oder späterer Zeit, größtentheils binnen acht oder vierzehn Tagen, erfolgt.

Den Operirten behandele ich die ersten Tage antiphlogistisch, und gebe ihm dann, wenn das Fieber nachläßt, und Schwäche zugegen ist, die China, in den mehresten Fällen nach fünf bis sechs Tagen gar keine Arzeneyen, sondern sorge nur für eine zweckmäßige Diät, und dergleichen Verhalten überhaupt.

Unter den vorhin angeführten und glücklich geheilten Amputationen, will ich nur noch einige, die ich für bemerkungswerth halte, anführen.

Vierzehnte Beobachtung,
einer Absetzung des Oberschenkels, und der zwar späten, aber dennoch glücklichen Heilung.

Die Frau eines Fischers, fünf und dreyßig Jahr alt, wurde im Jahr zwey und neunzig an einem sehr bösen Fuß zur Cur in die Charité geschickt.

Sie hatte ein veraltetes, bösartiges Geschwür, das größtentheils den ganzen Unterschenkel einnahm, faul, zum Theil brandig war, und ein gar gräßliches Ansehen hatte. Die ganze vordere Fläche des Schienbeins war theils verdorben, und tief zerstört, theils mit schwammigten Auswüchsen angefüllt, und die Knochen des Unterfußes waren ebenfalls verdorben, die mehresten fleischigten, und besonders sehnigten Theile faul, brandig, und den Fersenknochen hatte bereits die Fäulniß abgesondert. Dabey war sie äußerst abgezehrt, hatte weder Schlaf noch Eßlust, dagegen unerträgliche Schmerzen, einen sehr geschwinden Puls, und starke Nachtschweiße.

Die Ursache war eine vor drey Jahren erlittene und schlecht behandelte Rose am Fuß. Sie hatte bisher gute und schlechte Wundärzte mitunter auch mancherley Quacksalber und Hausmittel gebraucht, bis sie nun verarmt, und hieher geschickt worden war.

So wenig Hoffnung ich zur Wiederherstellung hatte, so ordnete ich doch innere und äußere zweckmäßige Mittel, und empfahl sie dem Pensionärchirurgus Girgas zur besondern Aufsicht. Bey meinem nächsten Besuch fand ich wenige Veränderung, und die Frau in Verzweifelung. Sie flehete recht herzrührend, ihr nur den Fuß abzunehmen, um sie von ihrer unausstehlichen Quaal zu befreyen, und sie dadurch vielleicht noch für ihre unerzogenen armen Kinder zu erhalten. Dies schien mir unverantwortlich, so tief mich ihre Leiden, und ihre mit Thränen und gerungenen Händen begleitete Bitte rührte. Ich tröstete sie so viel ich vermochte, ordnete ihr des Abends einen Gran Mohnsaft, am Tage eine Abkochung aus China und Salmiak, und äußerlich reinigende und fäulungwidrige Mittel. Dies hatte sie sehr erleichtert, und getröstet, so daß ich sie beym nächsten Besuch ruhiger und munterer fand. Das Fieber war indessen von gleicher Stärke, und an die Besserung oder Heilung des Fußes nicht zu denken, so groß war die Zerstörung aller fleischigten Theile, und der mehresten Knochen. Sie wiederholte ihre Bitte dringend. Ich betrachtete sie lange fragend, erwog alles genau, und schloß, daß dies Fieber vielleicht nur von zu großem Reiz, und zu heftigen Schmerzen, und der immerwährenden Schlaflosigkeit entziehen und erhalten werden könne, ohne daß ein würklicher Uebergang der Materie ins Blut geschehen sey, und daß jene Ursache durch die Absetzung des Fußes gehoben werden, und folglich auch das Fieber, u. s. w. nachlassen könnte. Wie sehr hat der Ausgang meinen Schluß gerechtfertiget; und wie herrlich dies Unternehmen mich belohnt! Ich versprach, wenn sich in drey Tagen keine Besserung zeigte, ihr den Fuß abzunehmen. Ich ließ unter der Zeit die China stärker nehmen, um wenigstens die Kräfte zu unterstützen, setzte die Operation fest, und ordnete den Morgen vor der Operation zwey Gran Mohnsaft. Alles schüttelte den Kopf, und glaubte, daß ich grausam genug wäre, die Operation nur der Uebung wegen zu unternehmen. Ich erklärte mich weitläuftig, und schloß damit, daß ich von der Operation noch Hoffnung schöpfte, und daß sie ohne dieselbe gewiß einen langsamen und schmerzvollen Tod erleiden müßte.

Die Frau hatte vor der Operation eine ungewöhnliche Munterkeit, und wahre Freude, die sie durch Lächeln und freundliches Begrüßen aller Anwesenden ausdrückte, und nur immer bat, den Entschluß nicht zu ändern. So unausstehlich waren ihre bisherigen Schmerzen, so groß war die Hoffnung eines glücklichen Erfolgs, die sich zum Theil auf die Erfahrung gründete, daß einer Bekanntin von ihr vor einem Jahr, fast unter ähnlichen Umständen, in der Charité der Schenkel abgenommen worden, und sie glücklich geheilet worden war.

Da sowohl die fleischigten Theile als auch die Knochen größtentheils bis gegen das Knie verdorben waren, und letzteres selbst steif und geschwollen war, bestimmte ich die Absetzung des Gliedes eine Handbreit über dem Knie, auf die Art wie ich schon beschrieben habe. Der Pensionärchirurgus Girgas verrichtete die Operation. Sie ertrug dieselbe standhaft, ohne einen Laut von sich zu geben. Es wurden neben der getheilten großen Schlagader noch drey Seitengefäße unterbunden.

Die Vereinigung wurde mit vieler Mühe verrichtet, weil der zweyte Schnitt durch die Muskeln, meines Ermahnens ohnerachtet, vielleicht einen Zoll zu niedrig gemacht wurde, welches die Heilung ungemein verzögerte. Ich setzte nun die China aus, und ordnete einen kühlenden Trank, uud die gewöhnliche Diät.

Schon den zweiten Tag hatte sich das heftige Fieber vermindert. Auch hatte sie besser wie lange vorher geschlafen, weniger geschwitzt, aber viel über Schmerzen in dem abgenommenen Gliede geklagt. Diese Empfindung, die alle Operirte mehr oder weniger nach der Operation haben, hatte sie besonders in einem hohen Grade lange, und vorzüglich jedesmal bey dem erneuerten Verbande.

Einige Stunden nach der Operation war eine Verblutung entstanden, die aber durch einen gelinden äußern Druck bald wieder aufgehört hatte.

Den vierten Tag fand ich die Patientin zu meiner großen Freude munter, zufrieden, und das Fieber sehr mäßig. Bey dem erneuerten Verbande faud ich mehr Jauche wie gewöhnlich, und die Wundlefzen in der Mitte einen Finger breit auseinandergezogen, so daß der Rand des abgesägten Knochens vorragte. Eine offenbare Folge der fehlerhaften Operation. Ich säuberte die Wunde sorgfältig von allen Unreinigkeiten, und bemühete mich, durch neuangelegte doppelte Heftpflaster die Haut zu verlängern, und die Wundlefzen zu vereinigen. Da dies aber Gewalt erforderte, und große Schmerzen erregte, gelang es nur zum Theil.

Den sechsten Tag war sie ganz ohne Fieber, hatte Eßlust, Schlaf, und große Munterkeit. Ich ordnete ihr itzt wieder die China, und leicht nährende Speisen. Die Seitentheile der Wunde hatten sich zu meinem Vergnügen größtentheils vereinigt, dagegen stand die mittlere Oeffnung, doch weniger wie das erstemal, auseinander. Ich sah doch, daß dies nicht durch fehlerhafte Säfte verursacht war; versuchte also wieder die Wundlefzen näher zu vereinigen, und verband die

Wunde trocken, und wie gewöhnlich Und ob ich dies gleich alle drey Tage wiederholte, so konnte ich doch die Eyterung und Absonderung des Knochenrandes nicht gänzlich vermeiden.

Den funfzehnten Tag sonderten sich die Fäden ab, die Frau war völlig gesund, saß auf, und nahm täglich an Kräften zu.

In der dreyzehnten Woche sonderte sich der Knochen ab, und bald darauf erfolgte die völlige Heilung, so daß sie nach vier Monat gesund, stark, und äußerst dankbar die Charité verließ.

Sie erneuerte ihr Gewerbe, und hat sich durch Fleiß nach einigeu Jahren in ihren vorigen Wohlstand versetzt; nachher wieder taufen lassen, und zollt mir jedesmal, wenn ich über den Fischmarkt fahre, ihren herzlichen Dank.

Funfzehnte Beobachtung,
einer Schenkelabsetzung.

Ein polnischer Major war in der Bataille bey Czerckuzin von uns gefangen worden, nachdem ihm eine Kanonenkugel das rechte Bein abgerissen hatte. Er war spät verbunden, und ins Lazareth gebracht worden. Ich fand ihn den siebenten Tag unter den verwundeten Polen, aber verbunden, weil sich der König selbst für ihn gnädigst verwendet hatte.

Er war acht und zwanzig Jahr alt, von ungemein starkem Körperbau, und schöner Bildung.

Der Fuß war eine Handbreit unterm Knie abgerissen worden, und die fleischigten Theile, so wie die Knochen, bis ans Kniegelenk, gewaltig zerrissen, so daß die Wunde ein recht gräßliches Ansehen hatte. Viele Knochenstücke waren in die zerrissenen fleischigten Theile tief eingedrückt, verursachten uerträgliche Schmerzen, und konnten, wegen der nunmehro zugetretenen Geschwulst, nicht, ohne die Schmerzen aufs höchste zu vermehren, herausgeschafft werden. Ueberdem hatte er ein starkes Fieber, eine beständige Schlaflosigkeit, und eine unerträgliche Brustbeklemmung, die ich von seiner gar zu grossen Furcht vor dem Tode herleitete.

Ich fand kein anderes Rettungsmittel, als die Absetzung des Gliedes über dem Knie. Und da er noch viel Lebhaftigkeit und körperliche Kräfte, auch ein gutes Alter hatte, hoffte ich einen glücklichen Erfolg.

Er hörte zwar die Nachricht erst mit Bestürzung an, willigte aber endlich auf meine Vorstellung, daß dies das einzige sichere Rettungsmittel sey, ein.

Den folgenden Tag, als den achten nach der Verwundung, verrichtete der Herr Staabschirurgus Schäfer, in meiner und mehrerer Regimentschirurgen Gegenwart, die Operation mit vieler Standhaftigkeit und Geschicklichkeit. Der Mann hatte einen ungewöhnlich starken Schenkel, daher die Absetzung nicht leicht war, deßwegen der Pole auch während dem Schnitt entsetzlich schrie und heulte. Dies habe ich überhaupt mehr bey den verwundeten Polen, als bey unsern Truppen gefunden, ob gleich erstere, im Durchschnitt, mehr körperliche Kraft haben, und größere Leiden ertragen können. Ich leite dies von ihrer Ungezogenheit und dem gänzlichen Mangel der Ambition her. Ich habe fast keinem Polen die Kugeln ohne das gräßlichste Geschrey ausgeschnitten, dagegen die wenigsten von unsern Truppen ihre Stimme erhoben. Auch wurden sie deßwegen von ihren Mitverwundeten laut gelobt oder getadelt.

Es wurden neben dem Schlagaderstamm drey Seitengefäße unterbunden. Der Knebel ward völlig gelöset, und es floß kein Blut.

Die Vereinigung war wegen der sehr starken Muskeln mühsam, und gelang der zu kurzen Heftpflaster wegen nicht ganz nach Wunsch. Ich führe dies deswegen an, damit sich der Wundarzt auf alles gefaßt mache, vor der Operation alles genau erwäge und ordne, um nicht während derselben seine Verlegenheit, in die er ohnedem, wenn er nicht schon sehr geübt ist, leicht geräth, und dann leicht schadet, zu vermehren. Dieser kleine Umstand, daß die Heftpflaster zu kurz und zu schmal waren, und erst neue geschnitten werden mußten, verzögerte die Operation, und verursachte eine unvollkommene Vereinigung, daher sich auch in der Folge etwas vom Knochen absonderte. Diese Ursache vermehrte noch eine ziemlich starke Verblutung nach der Operation, die man freylich bald genug stillte, wodurch aber doch die Wunde zu sehr überschwemmt, und die Trennung der Wundletzen veranlaßt wurde.

Die Nacht war zum erstenmal ruhig, aber der folgende Tag angstvoll. Der Operirte heulte unaufhörlich, klagte über große Beklemmung, wollte erstikken, und verlangte das Abendmahl. Da er vorher, nach Art der Polen, unmäßig gelebt, und nicht Leibesöffnung gehabt hatte, ordnete ich ihm Tamarindenmark nnd englisch Salz, jedes zu drey Loth, auf dreymal, worauf er einige Stühle und völlige Erleichterung, und nun auch wieder Hoffnung zum Leben hatte. Der gänzliche Mangel der Sprache macht meinen Fehler, seine Leibesverstopfung nicht früher erforscht zu haben, einigermaßen verzeihlich. Ich ließ ihn noch den dritten Tag gelinde Abführungen nehmen, und sah mit Erstaunen eine unglaubliche Menge Koth, zur größten Erleichterung, abgehen.

Den vierten Tag war er fast ohne Fieber, und hatte große Eßlust, die man nie nach Wunsch befriedigen konnte.

Bey der Oeffnung des Verbandes fand ich viel Jauche und Blut in den Verbandstücken, und die Wundlefzen besonders in der Mitte getrennt. Die Wunde wurde gesäubert, und nun die Vereinigung völlig zu Stande gebracht.

Nichts destoweniger fand ich sie nach dreyen Tagen wieder getrennt, wozu wohl sein unruhiges Verhalten viel beytrug. Er wollte nur immer heraus, und derbe Kost genießen, welches ich doch nicht gestatten mochte.

Die Polen leben alle von Jugend auf äußerst unmäßig, und können daher viel vertragen; essen bey den schwersten Verwundungen, zuweilen ohne Schaden, zuweilen auch bis zum Tode.

Den zehnten Tag sonderten sich die Fäden ab, und die Vereinigung begann unter einer mäßigen Eyterung.

Ich mußte ihn bald darauf verlassen, überlieferte ihn ebenfalls Herrn Schäfer, der ihn auch nach vier Monaten glücklich geheilet hat. Indessen hatte sich doch vorher etwas vom Knochen abgesondert.

Sechszehnte Beobachtung, einer Schenkelabsetzung.

Einem Rittmeister vom Regiment von Trenk Husaren wurde den 2ten August, bey der Einnahme von Wola, der rechte Unterschenkel durch eine Kanonenkugel völlig zerschmettert.

Er ward auf der Stelle von seinem Regimentschirurgus verbunden, und nach dem Lazareth gefahren.

Ich stand vor der Thür, würklich betrübt, weil ich diesen Morgen schon viele Verwundete mit zerschmetterten und abgerissenen Gliedern erhalten hatte, und noch mehr erwartete.

Er grüßte mich schon in der Entfernung recht freundlich, und schrie nach einigen Complimenten:

Sie müssen die Freundschaft für mich haben, und mir das Bein abschneiden. Aber um alles, thun Sie es selbst, und ich werde gewiß glücklich seyn. Erbarmen Sie sich um meiner Frau, die das köstlichste Weib auf Erden ist, und meiner armen Kinder wegen. Hier geben Sie mir die Hand darauf. Er drückte sie herzhaft. Und ob ich mich gleich der Thränen nicht erwähren konnte, so tröstete ich ihn doch, und hofte ihm noch wol durch mildere Mittel zu helfen. Das ist unmöglich, versetzte er, darauf noch mehrere herzrührende Erzählungen folgten.

Ich besorgte seine Abladung, und fand leider, daß er Recht hatte. Er ließ sich mit vieler Standhaftigkeit auf die Stube tragen, und auf sein schnell bereitetes Lager bringen.

Ich öfnete den Verband, und fand daß die Kugel die Mitte des Unterschenkels getroffen, und alle fleischigten Theile und Knochen wie einen Brey zerschmettert, und selbst die Wadenmuskeln zerrissen, und den obern Theil des Schienbeins mit gespalten hatte. Der Unterfuß hing zwar noch an mehreren fleischigten Theilen, war aber ganz kalt und abgestorben, wie todt. Da die Verblutung stand, legte ich einen neuen einfachen Verband an.

Er drang auf die augenblickliche Absetzung. Da ich aber gern den andern Tag erwarten wollte, um die Folgen erst zu erwägen, redete ich ihm dies auf eine gute Art aus, indem ich ihn versicherte, daß er der Ruhe und einiger Erquickung bedürfe. Er hatte großen Durst, trank erst Thee und dann Wasser mit Citronen. Nun capitulirte er, daß ich den Fuß unterm Knie abnehmen möchte. Ich machte ihm begreiflich, daß dies wegen der zu hohen Verletzung nicht hinreichend und ganz unschicklich sey, worauf er mit Händedruck und freudigen Geberden einwilligte.

Da er die ganze Nacht nicht geschlafen hatte, fiel er bald in einen ruhigen, erquickenden Schlaf, aus dem er ganz heiter erwachte.

Der Puls war natürlich und sein ganzes Ansehen gesund und stark. Er war vierzig Jahr alt, groß und stark von Körper, und hatte beständig einer guten Gesundheit genossen; wozu sein sanguinisches Temperament, und sein gutes, vergnügtes Herz viel beigetragen hatten.

Den Abend spät klagte er über heftige Schmerzen im Fuß, und über ein ihm unerträgliches Jucken in dem ganzen verletzten Gliede. Der Puls war klein, die Haut kalt, die vorhin blühenden Wangen blaß, und das blitzende Auge trübe, und der so äußerst beherzte Mann verzagt. Ich versprach ihm gleich Hülfe, und er glaubte mir. Ich gab ihm einen Gran Mohnsaft. Nach einer halben Stunde war er fast ohne Schmerz, war wieder ganz der vorige Mann, und schlief auch bald ein.

Den Morgen um vier Uhr schickte er, und bat dringend um die Ablösung des Fußes. Da noch nicht alles zugegen war, machte ich allerley Vorstellungen, gab ihm noch einen Gran Mohnsaft, und schob die Operation bis sechs Uhr auf.

Er saß schon auf dem dazu bestimmten Stuhl, mit der brennenden Pfeife im Munde, und empfing mich mit einer Herzlichkeit, die alle Vorstellung übertrift.

Ich verrichtete die Operation, in Gegenwart einiger Regiments- und andern Chirurgen selbst, auf die gewöhnliche Weise. Er entfernte während der Operation die Pfeife, saß, ohne sich halten zu lassen, ganz unbeweglich, und gab auch während beider Schnitte, wie überhaupt, keinen Laut und nicht das geringste Zeichen von Schmerz von sich. Da ich den Knochen durchsägte, sagte ich: Ich gratulire, Ihr größter Schmerz ist nun geendigt. Er antwortete ganz gelassen: Ich habe geglaubt es soll erst recht losgehen. Und nun bat er sich seine noch brennende Pfeife aus, und rauchte mit Appetit.

Ich unterband außer dem Hauptstamm vier Seitengefäße, und verrichtete dann die Vereinigung leicht und vollkommen. Nachdem ich den Verband angelegt hatte, fiel dieser beherzte, starke Mann in eine Ohnmacht, aus der er auch erst, nachdem er aufs Lager in eine horizontale Lage gebracht war, erweckt wurde.

Er ärgerte sich über sein weibisches Wesen, und wunderte sich sehr, ich aber nicht, indem sich die Natur nicht zwingen läßt. Dieser Mann hatte seinen Schmerz mit Gewalt, gewiß mit Anstrengung aller seiner Kraft, verbissen, und da er sich nachher wieder seiner Empfindung überließ, lag die zu sehr angestrengte Natur unter. Hätte er, wie die Polen, gewaltig geschrien, so wäre er in Bewegung geblieben, und wahrscheinlich nicht ohnmächtig geworden.

Der übrige Theil des Tages verging ruhig und ohne Schmerzen. Die folgende Nacht schlief er ganz gut, hatte am Morgen etwas Fieber und stark ausgedünstet. Ich ordnete ihm einen kühlenden Trank und Limonade.

Außerdem erfolgte, obgleich der Knebel völlig gelöset war, weder eine Verblutung noch irgend ein andrer widriger Zufall.

Den vierten Tag fand ich ihn ohne Fieber und völlig munter und zufrieden. Ich erneuerte den Verband, fand die Wundlefzen gehörig vereinigt, änderte gar nichts, als daß ich sie von den ausgeflossenen Feuchtigkeiten säuberte, und dann einen neuen Verband anlegte; dem Gliede die gehörige, und ihm eine bequeme Lage gab, übrigens aber alle Arzeneyen aussetzte.

Den eilften Tag sonderten sich die Fäden der unterbundenen Seitenschlagadern, und den vierzehnten der des Hauptstammes ab.

Der Operirte klagte nun immer über Hunger, und wollte mit der magern Diät nicht so recht mehr vorlieb nehmen, weßwegen ich ihm nun Fleisch und Gemüse mäßig, und zu Mittage ein Glas Wein, und täglich ein Maaß Bier, nach dem ihm so sehr lüstete, erlaubte. Aber bald übertrieb es der immer Hungrige. Er trank Englisch Ale, viel Bier und Wein, und aß am liebsten Schinken, Wurst u. dgl. Dies hatte ihm sein Bedienter heimlich zugeschleppt. Ich entdeckte es leider zu spät, da er schon bittern Geschmack, heftigen Kopfschmerz und Fieber hatte.

Ein Brechmittel und einige Tage strenges Verhalten, hob alle Zufälle wieder.

Die Wunde hatte nichts gelitten, vielmehr war die Vereinigung den zwanzigsten Tag bis auf einen Flecken, eines Dreyers groß, an der innern Seite vollendet.

Indessen war mein Operirter zu sehr Husar, um lange ordentlich zu leben. Er blieb nun nicht mehr im Bette, sondern saß auf, fing an auf Krücken zu gehen, und aß und trank wieder was ihm schmeckte. Er bekam einige Tage später ein heftiges Fieber, und nun große Schmerzen an der innern Seite des Schenkels. Ein Brechmittel leerte viel Galle aus, und führte auch stark ab. Das Fieber ließ nach, aber der Schmerz am Schenkel vermehrte sich. Es entstand eine harte, flache, rothe Geschwulst, die nach mancherley Versuchen sich nicht vertheilen lassen wollte. Ich mußte daher einen warmen Breyumschlag darüber legen. Die Folge war nach einigen Tagen ein starker Eyterausfluß aus der noch nicht völlig geschlossenen Seitenwunde.

Ich wickelte den ganzen Schenkel ein, gab ihm eine abhängende Lage, und war so glücklich, die vorige Geschwulst zu zertheilen, und in der fünften Woche die völlige Heilung zu bewürken.

Der König, der dies erfuhr, schrieb ihm einen sehr gnädigen Brief, machte ihn zum Major, gab ihm die Versicherung, daß er das erste Postamt haben, und bis dahin jährlich vierhundert Thaler erhalten sollte.

Mein Geheilter hatte nun keine Ruhe mehr, sondern reisete in der sechsten Woche gesund und geheilt von hier nach Lowicz, um sich da einen Fuß machen zu lassen. Aber im Grunde wollte er nur frey seyn und gut leben.

Er that sich auch so viel zu Gute, daß er bald darauf in ein Faulfieber fiel, das ihn nicht nur äußerst abzehrte, sondern auch den Aufbruch der Wunde veranlaßte.

Ich fand ihn im September schlecht, und die Wunde zugleich groß, faul und den Knochenrand blos und schwarz. So sehr mich dies kränkte, so wenig konnte ich mit ihm hadern, theils weil er zu schlecht, theils weil er, außer seiner Unmäßigkeit, der biederste Mann, so wie er einer der ersten Husaren gewesen war

Ueberdem fand ich seine treffliche Gemahlin, die hoch schwanger war, mit zwey kleinen Kindern um ihn äußerst leidend.

Ich wendete alles zu seiner Genesung an, die auch endlich erfolgte. Nur hielt die Heilung der Wunde schwer. Um den Kranken zu erretten, hatte ich über die Wunde eyterbefördernde Salbe legen, und Tag und Nacht erweichende Breyumschläge überschlagen lassen; welches alles seine Frau selbst besorgte Auch erfolgte ein großer Ausfluß, zuerst von Jauche, und endlich von Eyter. Die ganze schon vereinigte Wunde brach auf, und eyterte stark.

Er bekam nun innerlich die China, erst in einer Abkochung mit Vitriolsäure, und endlich in Pulver täglich zu sechs Quentchen. Er folgte, besonders aus Liebe zu seiner flehenden Gattin, genau, und alles besserte sich wieder.

Sobald das Fieber nachgelassen, und sich die große Wunde gereinigt hatte, vereinigte ich sie wieder nach und nach, und wickelte den ganzen Schenkel von oben nach unten gleichmäßig ein. Dies gelang auch so gut, daß sich nach fünf Wochen der Knochenrand absonderte, und in sechs Wochen die Wunde abermals geheilet war.

Nun war aber der Husar auch wieder nicht zu halten, sondern lebte herrlich, fuhr täglich aus, und lebte nach seinem gewöhnlichen Ausdruck ganz nach dem Herzrn Gottes, bis er wieder ein heftiges Fieber ertappte.

Ich wurde des Morgens gerufen, und erstaunte, ihn schon wieder so krank und abgefallen zu finden. Er hatte schon drey Tage wieder gelegen, und besonders unerträgliche Schmerzen in den Augen erlitten, mich aber diesmal aus Schaam nicht rufen lassen. Da aber die Frau diese Nacht ein todtes Kind schwer geboren hatte, und noch viel litt, wurde ich gerufen. Zugleich waren die beyden schönen Kinder krank, und zwey Bedienten mit der besten Uhr, mehreren schönen Sachen und vier Pferden die Nacht davon gelaufen. Ich war sehr gerührt, sagte aber nichts, sondern bemühete mich beyde zu trösten, und ihnen zu helfen. Bey dem Major fand ich eine entsetzliche Entzündung an den Augen, die weiße Haut purpurroth, und die Augenlieder geschwollen, und nicht ohne die größten Schmerzen zu eröfnen.

Man hatte ihm eine Aderlaß gerathen, und bereits zwölf Blutigel um die Augenlieder angesetzt. Da ich dies, in den allermehresten Fällen, gerade der Augenentzündung zuwider und gefährlich halte; so war ich verdrüßlich, begriff mich aber sogleich wieder, um die äußerst leidende und höchst gespannte Gemahlin nicht mehr zu kränken. Da ich die Quelle seines Uebels besser kannte, ordnete ich gleich ein Brechmittel. Ich muste dieses noch zweymal wiederholen, und wenigstens acht Loth Salz und eben so viel Tamarindenmark nach und nach geben, ehe ich den Darmkanal reinigen und den heftigen Augenschmerz lindern konnte. Ich setzte nun ein grosses Blasenpflaster in den Nacken, das ich vierzehn Tage eyternd erhielt, und ließ alle zwey Stunden den warmen Dampf aus Chamillen- Flieder- und Mohnblumen in gleichen Theilen Wasser und Essig gekocht, gegen die Augen leiten, und Quittenschleim mit Mohnsaft öfters warm überlegen.

Die im Stillen leidende Dame heilete ich bald durch Klystiere, warme Umschläge, und krampfstillende-, und die Kinder durch Brechmittel.

Nach acht Tagen war alle das Unglück wieder vermindert, und der Major ohne Fieber, und fähig, zum erstenmal die Augen wieder zu öffnen, und das Licht zu ertragen.

Itzt erblickte er seine so sehr entstellte Gemahlin, und hörte zu gleicher Zeit meine Strafpredigt an, und weinte bitterlich. „Das sind die ersten Thränen," sagte ich, „die aus diesen Augen nach meiner Bemerkung geflossen sind:" „und die ich nie sah', noch bey diesem Mann zu sehen hoffte," schrie die geängstigte Frau, fiel ihm um den Hals, und bat ihn, mit Worten, die einem Engel Ehre machen würden, und die ich nie vergessen werde, sich nicht zu kränken, wenigstens nicht zu weinen, weil dies seinen Augen schaden, und seine so starke, so männliche Natur schwächen würde.

Und gerade nun weinte und schluchzte alles was in der polnischen Stube zugegen war. Er war der erste der sich ermannte, und mit starker, aber doch leidenschaftlicher Stimme, feyerlich versprach, in dieser Art nicht wieder zu sündigen, und er hielt Wort.

Diese Dame schrieb ihm drey Wochen nach der Absetzung des Gliedes, daß sie bey der ersten Nachricht untröstlich gewesen wäre; daß sie sich aber, da sie gehört, daß ihm der Schuß, mit dem Säbel in der Faust, nach eroberter Schanze, das Bein zerschmettert, getröstet hätte. „Nun, schrieb sie, „dankte ich Gott, daß er Dich erhalten hatte, und freuete mich inniglich, Dich nach der Versicherung Deines Arztes gesund, obgleich ohne Fuß, wieder zu erhalten. Ach! nun soll uns kein Fürst, kein Feind, nichts als der Tod mehr trennen! Nun kannst Du, liebenswürdiger Mann, ganz Gatte und Vater, und ich im eigentlichen Verstande deine Gehülfin seyn. Sey getrost mein Bester, ich will für Dich beten und arbeiten, Dich pflegen, und werde dadurch glücklicher seyn, als wenn Du ein Reich erobert hättest." Dieser Brief hatte mich sehr gerührt, und für die Dame eingenommen. Ich fand sie gleich schön und bewundernswürdig, und mich belohnt. Solcher Scenen habe ich verschiedene in diesem Feldzuge erlebt, und die haben meine unsägliche Mühe, Sorge, und Gefahr belohnt, und meinen dadurch erlittenen Verlust recht reichlich ersetzt.

Bald nachher besserte sich der Major auch diesmal, fiel nicht wieder zurück, und reisete die Weihnachtswoche gesund und nach seiner Art glücklich mit seiner liebenswürdigen Gemahlin von hier ab, und bezog seine alte Garnison.

Drey Monat später reisete ich durch diese Stadt, fand ihn völlig gesund mit einem hölzernen Fuß umherwandeln, und in den Armen seiner vortreflichen Frau sehr glücklich. Sie empfiengen mich über alle Beschreibung liebreich und köstlich. Es ist wahrlich eine grosse, und ich möchte sagen, die größte, reinste Freude eines Arztes, wenn er einen solchen verstümmelten und von ihm glücklich operirten und geheilten Helden, wie dieser war, wieder gesund antrift. Alles, Weib und Kind, Freunde und Feinde ehren ihn, und bemühen sich, ihm Liebe und Freundschaft zu opfern, und ihm glückliche Tage zu verschaffen; die ich hier auch in vollem Maaße genoß.

Siebzehnte Beobachtung,

einer zerrissenen Achillessehne, die gleich wieder vereinigt, und durch einen schicklichen Verband glücklich wieder geheilet wurde

Ein Geheimerrath, zwey und fünfzig Jahr alt, und von starkem Körperbau, verfehlte nach einer großen Abendmahlzeit die letzte Treppenstufe, und fiel rücklings zu Boden. Beym Aufrichten empfand er einen heftigen Schmerz über der Ferse des rechten Fußes, und war nicht vermögend darauf zu stehen; er hielt ihn deßwegen für gebrochen, und ließ sich nach Hause tragen. Ein herbeygerufener Wundarzt erkannte das Uebel, fand es bedenklich, und rieth, mich rufen zu lassen.

Ich fand gleich sehr deutlich die Achillessehne nahe an der Ferse abgerissen, das obere Ende in die Höhe gezogen, verdickt, und schmerzhaft Ich konnte bequem zwey Finger zwischen den Riß legen. Bey der Ausstreckung des Fußes, und besonders wenn er ihn ausgestreckt auf die Erde setzen wollte, empfand er größere Schmerzen; bey der Beugung des Knies und Erhebung der Ferse hingegen Linderung. Die Natur zeigte hier also schon von selbst die schicklichste Lage des Fußes und die Heilmittel an.

Ich ließ also das Knie so stark beugen, und die Ferse so weit erheben, als hinreichend war, um die beyden zerrissenen Enden der Sehne zu vereinigen. Doch mußte das obere, stark zurückgezogene Ende vermittelst der Finger verlängert, und so nach unten gedrückt, und dem untern Ende nahe gebracht werden. Diese Vereinigung muß sehr genau bewürkt, und durch die Lage und den Verband unverrückt erhalten werden, weil sonst keine glückliche Heilung möglich ist. Um dies um so viel sicherer zu bewürken, legte ich unter dem Knie eine Cirkelbinde an, und wickelte die Wadenmuskeln durch Spiralgänge von oben bis zu dem Riß ein, um die Muskeln völlig in ihrer Bewegung zu hindern. Zu beyden Seiten der zerrissenen Sehne brachte ich zwey kleine graduirte, und über das obere Ende eine dergleichen, nur etwas breitere Compresse an, um das Abweichen zur Seite und nach oben zu verhindern. Ueber die obere Compresse machte ich nun drey feste Cirkeltouren mit der nämlichen Binde, und endete solche über der Ferse. Ueber den Unterfuß legte ich den Petitschen Pantoffel, mit einem Riemen versehen, an, der in der Kniebeugung, in die, in dem breitern, über dem Knie befestigten Riemen, befindliche Schnalle eingeschnallt, und dadurch das Knie beständig gebeugt, und die Ferse erhoben erhalten wurde. Die Binde ließ ich täglich einigemal mit meinem Schußwasser anfeuchten, und den so gebogenen Fuß über ein Kissen legen. Der Verletzte schlief des Nachts und saß am Tage auf einem Sopha, und wechselte nach seiner Bequemlichkeit die Lage des Fußes dergestalt, daß er ihn zuweilen auf die rechte Seite auf ein Kissen, zuweilen aber auf ein unter die Kniebeugung gebrachtes Polster legte.

Da er in diesen Lagen wenige Schmerzen empfand, und der Verband unverrückt blieb, öffnete ich solchen erst den neunten Tag vorsichtig.

Ich fand keinen Zwischenraum, sondern die Enden genau zusammengefügt, den ganzen Fuß aber von oben bis unten gelb und bläulich, doch nicht die geringste Geschwulst. Ich legte in gleicher Richtung des Gliedes, und auf die nämliche Weise einen neuen Verband an; den ich auch in der Folge nur alle acht Tage erneuerte.

In der vierten Woche fand ich an der Stelle, wo die Sehne zerrissen war, eine geringe feste Erhabenheit, einer Linie breit, von welcher ich auf die Vernarbung schloß. Ich legte inzwischen den obigen Verband, da er nunmehro wenig beschwerte, noch vierzehn Tage an. Nach dieser Zeit entfernte ich ihn völlig, und ließ den Fuß auf die Erde setzen, und darauf treten. Dies verursachte einige Spannung, auch vermochte er nicht den Hacken auf die Erde zu bringen. Der Versuch wurde nun öfters erneuert, und die Bewegung der Gelenke fleißig unternommen.

Vierzehn Tage später, also zwey Monat nach der Verletzung, konnte er nicht nur den ganzen Fuß bequem an die Erde setzen, sondern auch ohne zu hinken, gehen, so wie er denn den völligen Gebrauch des Fußes wieder erhielt. Außer einem Aderlaß und einem kühlenden Tranke, hat er keine Arzeneyen nöthig gehabt.

An Verletzten im Gesicht habe ich viele mit Hieb- Stich- und Schußwunden gehabt, und diese alle, soviel ich mich erinnere, mehr oder weniger glücklich geheilet.

Die Hiebwunden heilete ich hier, wie überhaupt, durch die Vereinigung, welches größtentheils, und zwar in kurzer Zeit, glückte. Ich habe bey verschiedenen die Ohren mitten durchgehauen gefunden, und diese durch die Vereinigung schnell und glücklich heilen sehen.

Einem war der untere Kinnbacken, nahe am Winkel, völlig durchgehauen. Es wurden gleich beym ersten Verbande zwey Backenzähne aus dem Munde und einige kleine Knochensplitter aus der äußern Wunde ausgezogen, und diese dennoch bestmöglichst durch die trockne Nath vereinigt. Die innere Wunde ließ ich öfters mit Rosenhonig bepinseln, und mit trockener Charpie ausfüllen. So oft diese mit Speichel angefüllt war, welches oft geschah, wurde sie ausgenommen, die Wunde bepinselt, und frische Charpie eingelegt. Die äußere Wunde reinigte sich bald, die innere erst nach sechs Wochen, nachdem sich in der fünften einige Knochensplitter innerhalb abgesondert hatten.

Die Pikenstiche habe ich größtentheils durch die Eyterung, indem ich blos die Wundsalbe täglich überlegte, geheilet. Waren sie tief, und zugleich schräg eingedrungen, so mußte ich sie zuweilen aufschneiden Ich vereinigte nun diese Schnittwunde, vermittelst Heftpflaster, und sie heilte dann auch größtentheils schnell, ohne große Eyterung. Ich erinnere mich nur einer beträchtlichen Stichwunde auf dem Rücken, zwischen den Schulterblättern, wo die Vereinigung nach der aufgeschnittenen Wunde nicht erfolgte. Es entstand heftiger Schmerz, Fieber mit Rasereyen, und eine große Geschwulst um die Wunde. Ich öffnete die Wunde, legte Wundsalbe ein, und warme Breyumschläge über, und gab innerlich erst gelinde, und dann stärkere Abführungen. Diese leerten viele Unreinigkeiten aus, mäßigten bald das Fieber und die üblen Zufälle, und jene bewürkten einen starken Ausfluß übelriechender Jauche.

Ich behandelte den Kranken erst antiphlogistisch, gab ihm nachher die China, reinigte die Wunde durch balsamische Mittel, und heilete sie binnen fünf Wochen durch die Eyterung.

Schußwunden habe ich verschiedene gehabt, da die Kugel durch den Mund und äußerlich durch den Unterkiefer herausgedrungen war, auch umgekehrt, wo die Kugel außerlich eingedrungen war, den Unterkiefer durchbohrt, und den Ausgang aus dem Munde genommen hatte.

Diese sind alle, mit mehr oder weniger Verlust des Knochens und der Zähne, in kürzerer oder längerer Zeit, doch alle ohne große äußere Unförmlichkeit, geheilet. Hiervon will ich nur den merkwürdigsten Fall erzählen.

Achtzehnte Beobachtung,

eines Schusses durch den Unterkiefer, wodurch der Knochen in mehrere Stücke zerbrochen, und diese beträchtliche Verletzung dennoch ziemlich glücklich geheilet wurde.

Einem Soldaten vom Regiment von Bonin drang eine Flintenkugel auf der linken Seite in der Mitte des Unterkiefers ein, und auf der gegenüberstehenden Seite, fast in der nämlichen Richtung, durch den Knochen wieder heraus. Die Kugel hatte beym Eindringen den Knochen auf der linken Seite von oben bis unten in zwey, beym Ausgange den Knochen des Unterkiefers der entgegenstehenden Seite in mehrere Stücke zerschlagen, gleichsam zerschmettert, und hier zugleich die fleischigten Theile bis in den Mund aufgerissen; dagegen an der eindringenden Seite in den fleischigten Theilen nur eine kleine runde Oeffnung befindlich war.

Der Verletzte hatte viel geblutet, deßhalb man die Wunden stark ausgestopft, und mit einem Tuch fest verbunden hatte.

Er wurde ohnmächtig und betäubt ins Lazareth geschickt.

Ich öffnete den Verband, und konnte gleich aus der großen Wunde rechterseits mehrere Knochenstücke und Zähne herausnehmen, oder doch leicht, vermittelst eines Messers, von ihrem geringen Anhange trennen. Der Verwundete erholte sich nun, hustete stark, und warf viel Blut aus, wie ich denn mehrere geronnene Stücke aus dem Munde herausbringen konnte. Er wurde ganz munter, konnte aber keinen Laut von sich geben, auch die ersten Tage nicht schlucken. Die Zunge war zwar nicht verwundet, aber wahrscheinlich gequetscht und stark geschwollen.

Ich untersuchte die andere Wunde, vermittelst des Fingers, und fand den Knochen in zwey Stücken durch und durch gebrochen, ohne das ich Splitter und Nebenbrüche bemerken konnte. Zwey Zähne wurden auch gleich auf dieser Seite ausgenommen. Ich erweiterte die Wunde durch einen Schnitt nach oben und unten, doch ohne die hier zusammenhängende Lippe zu trennen.

Das Blut stand völlig, ich verband daher diese, so wie die große Wunde, bey der die Lippe völlig getrennt war, trocken. Und ob zwar an eine völlige Vereinigung nicht zu denken war, so zog ich doch den obern Theil der Lippe zusammen, und vereinigte sie durch verschiedene lange Heftpflaster. Ich bedeckte alles äußerlich mit der Wundsalbe, befestigte dieß durch lange Heftpflaster, und legte blos die Schleuder an. Den Mund, und besonders die Zunge, ließ ich öfters mit Rosenhonig, soviel er es ertragen konnte, mit großen weichen Pinseln von Charpie befeuchten. Da er gar nicht gurgeln, ja nichts Flüßiges ohne große Schmerzen im Munde leiden konnte, ließ ich ihm öfters den Dampf von dem auf einen glühenden Stein gegossenen Essig einziehen.

Der Verwundete schlief die ganze Nacht, zum Bewundern, ruhig, und war am Morgen ganz ohne Fieber; wozu die große Verblutung viel beytrug. Er zeigte blos mit großer Begierde nach Speisen und Getränk, vermochte aber nicht Thee noch Haferschleim zu schlucken. Dagegen labte er sich am Rosenhonig; ließ sich, dieweil es ihm viel linderte, davon öfters eingießen, und hat davon, wie er nachher gestand, nach und nach viel hinuntergeschluckt. Dieser, glaube ich, hat ihm auch den folgenden Tag die zwey flüssigen Stühle, die er hinter einander hatte, bewürkt.

Ich verband die Wunden, und konnte, des Speichels wegen, alles leicht ausnehmen, aber weiter keine Knochenstücke lösen. Die Unterlippe hieng am obern Theil noch zusammen, ich befestigte sie von neuem, füllte alles mit lockerer Charpie aus, und verband wie gestern. Die Zunge fand ich mehr beweglich, obgleich noch stark geschwollen.

Die Nacht war, wie die vorige, ruhig, und der Verwundete munter und ohne Fieber, nur hungrig.

Ich fand die Zunge beym Verbinden noch beweglicher, und etwas weniger geschwollen. Ich reichte ihm Haferschleim, und er konnte davon etwas Theelöffelweise niederschlucken. Nun war große Freude. Da aber die Versuche zu oft gemacht, und dadurch die Verbandstücke, besonders die Heftpflaster am obern Rande der Lippen, verrückt wurden; so erlaubte ich dies nur täglich dreymal, in Gegenwart eines Chirurgen. Auch fieng er gegen Abend an etwas Thee hinunter zu schlucken.

Am folgenden Morgen hatte er sich sehr geübt zu reden, um mich laut zu begrüßen. Da ihm dies Mühe und Schmerz verursachte, und offenbar nachtheilig war, verbot ich es sehr nachdrücklich, und erlaubte es auch die ersten vier Wochen nicht wieder; welches er, auf meine zwar sanfte, aber doch gründliche Vorstellung, glaubte und befolgte. Das Reden muß bey allen wichtigen Verletzungen des Unterkiefers, und besonders der Lippenwunden, so wie jeder Versuch zum Kauen und grobe Kost zu genießen durchaus, und letzteres bis zur völligen Heilung, vermieden werden, weil sonst kein glücklicher Erfolg möglich ist.

Inzwischen konnte er itzt den Schleim Eßlöffelweise, und zum erstenmal Wasser einschlucken.

Die Wunden fiengen an zu eytern; die Lippe war dagegen wieder getrennt, welches eine offenbare Folge der vielen Versuche zum Reden und Schlucken war. Ich ermahnte ihn wieder, und stellte ihm vor, daß eine gute oder äußerst schlechte Heilung, die er sein ganzes Leben hindurch bereuen würde, mit von seinem Verhalten abhienge. Dies bewürkte die genaueste Folgsamkeit.

Ich lösete itzt noch einen Zahn und ein kleines Knochenstück, vereinigte den obern Theil der Lippenwunde wieder genau, nachdem ich ihm geschenkt und ihn erquickt hatte, und verband wie gewöhnlich.

Fieber bemerkte ich weder itzt noch in der Folge, so wie er auch der Gesündeste unter allen blieb. Die große Enthaltsamkeit, zu welcher ihn größtentheils die Noth zwang, war die offenbare Ursache davon. Ich stellte ihn auch daher allen zum Muster auf, predigte aber leider tauben Ohren: denn der größte Theil der Soldaten glaubt, alles Demonstrirens ohngeachtet, daß viel Essen ihn erhält, und die Heilung der Wunden befördert; wodurch das größte Unglück angerichtet wird, und der sorgfältigsten Bemühung des Wundarztes, so wie der heilenden Natur, die größten Schwierigkeiten entgegengesetzt werden. Es war ein überaus großes Vergnügen zu sehen, wie leicht bey den folgsamen Menschen, bey mehreren Officieren, durch strenge Diät, die größten Wunden, fast ohne alle Kunst, heilten, und wie glücklich sie dadurch ihre Gesundheit erhielten, oder beförderten.

Durch das gute nachherige Verhalten und den sorgfältigen Verband hatte sich nach vierzehn Tagen der obere Theil der Lippe würklich vereinigt. Hierdurch war nicht nur viel gewonnen, und der künftigen Verunstaltung vorgebeugt, sondern auch zugleich die ganze Wunde sehr zur Vereinigung geneigt und verkleinert worden. Ich folgte diesem Wege, und glaubte, daß die zum Theil schon losen Knochen nach innen herausgeschafft werden könnten.

Ich fieng nun an, beide Wunden äußerlich durch Heftpflaster mehr zusammen zu ziehen; brachte aber in die größere Wunde noch immer trockne Charpie zwischen die Knochen, weniger in die kleinere und in die äußere Wunde. Im Munde füllte ich die Knochenräume ebenfalls, jedoch stärker, mit Charpie aus; die ich des Speichels wegen öfters erneuern ließ. Dabey bewegte ich nun den Unterkiefer bey jedem Verbande, mit Unterstützung der Knochenbrüche, um die Gelenksteifigkeit zu verhüten, die hier sonst so stark erfolgt, daß kaum, oder doch nur sehr spät, die freye Bewegung der Kinnlade wieder zu bewürken ist.

In der sechsten Woche sonderte sich ein beträchtliches Knochenstück auf der rechten, und mehrere kleinere Stücke auf der linken Seite, leztere leicht, ersteres hingegen schwer ab. Es mußte von dem so sehr wachsenden Zahnfleisch vermittelst eines Messers getrennt werden, worauf viel Blut floß, das aber doch durch trockne Charpie und einen anhaltenden Druck nach einigen Stunden gestillt wurde.

Ans kauen war noch nicht zu denken, so sehr ihn auch die Lust nach harten Speisen anwandelte. Er war aber bey seinen Grütz- Mehl- und Brodsuppen in recht gutem Stande, und vorzüglich gesund. Er konnte auch itzt ziemlich verständlich reden, und hatte wenige Schmerzen.

In der eilften Woche war die äußere linke Wunde völlig vernarbt, dagegen im Munde noch eine Rauhigkeit des Knochens fühlbar war. Auch die rechte Wunde war sehr klein, und wurde nur durch die Kunst, durch Preßschwamm, aufgehalten. Hier sowohl als auf jeder Seite entstand viel schwammiges Fleisch, das durch nichts zurückgehalten werden konnte, und am meisten zu schaffen machte. Die Myrrhenessenz, Vitriolsäure, und selbst der Höllenstein fruchteten hier weniger, weil sie nicht gehörig und hinreichend angewendet werden konnten. Ich bediente mich daher oft des Messers, darauf immer starkes Bluten erfolgt.

Der neuerzeugte Knochenmaser drängte nun so stark von beyden Seiten vor, daß das letzte, größte, abgebrochene, und nun ganz schwarze Knochenstück weit in den Mund gedrückt war, und daher groß-

Beschwerden verursachte. Und doch vermochte ich es nicht zu lösen und fortzuschaffen. Ich entschloß mich daher in der vierzehnten Woche, es auf beyden Seiten mit dem Messer zu trennnen, und so herauszuschaffen. Dies erregte große Verblutung und Schmerz, und gelang nur nach vieler Mühe.

Die Verblutung wurde durch Druck gestillt, und dann die Zwischenräume mit Charpie locker ausgefüllt.

Auch auf der andern Seite schaffte ich auf gleiche Art den Rest des verdorbenen Knochens weg, und fand nun nichts weiter in beyden Wunden. Demohngeachtet sonderten sich nach mehreren Wochen nach und nach kleine Knochenstücke, bald innerhalb bald außerhalb der Wunde, ab, daher diese zuweilen wieder durchs Messer erweitert werden mußte.

Endlich erfolgte im sechsten Monat die völlige Heilung. Auf der linken Seite war die Erhebung des Knochenmasers nur geringe, auf der rechten dagegen stärker. Besonders aber blieb die Unbequemlichkeit übrig, daß der Unterkiefer nicht ganz gegen den obern gleich zu stehen kam, sondern vorragte; welches die so starke Ausdehnung des Knochenmasers, die ich hier nicht begränzen konnte, verursacht hatte. Dies erschwerte ihm einigermaßen die Sprache, und störte ihn im Kauen; verursachte auch eine Ungestaltheit, die besonders bey der Bewegung des Kiefers sichtbarer und größer wurde. Indessen war er gesund, und zu allen seinen Verrichtungen fähig, außer zum Kriegsdienst nicht, weil er die mehresten Zähne verloren hatte.

Neunzehnte Beobachtung.

Von einem Schuß durch den Hals, der geheilet wurde.

Halswunden habe ich mehrere gehabt, sowohl Hieb- Stich- als Schußwunden. Die erstern wurden alle geheilt, und hatten nichts Besonders und Bemerkungswerthes. Von den letztern sind Verschiedene geheilet worden, einige aber sind daran gestorben. Von diesen will ich hier nur zwey der Merkwürdigsten erwähnen.

Bey Warschau war einem Soldaten die Kugel, ohngefehr einen Zoll unter dem Winkel des Unterkiefers, und einige Finger breit von dem schildförmigen Knorpel entfernt, auf der linken Seite vorn ein-, und in gleicher Richtung hinten herausgedrungen. Der Verletzte hatte gleich nach der Verwundung viel Blut verloren, weßwegen man die Wunde stark ausgestopft, und überdem noch ganz ohne alle Ueberlegnng eine Binde fest übergebunden hatte. So halb erdrosselt, mit braunem aufgetriebenen Gesicht, und äusserst beängstigt, ohne Vermögen zu reden oder zu schlucken, wurde er mir ins Lazareth geschickt.

Ich öffnete gleich den Verband, und zog die Charpiepfropfen mit Mühe aus den Wunden. Sie bluteten anfangs beyde nicht, aber ich sah deutlich, daß das Blut innerhalb in das Zellengewebe ausgeflossen war, die Haut des Halses sehr ausgedehnt, und durch die Gerinnung theils die fernere Blutung gestillet, theils alle hier herumgelegenen Gefäße zusammengedrückt, und dadurch den freyen Durchfluß des Bluts gehindert, und die Auftreibung des Gesichts, und die, auch noch nach der abgenommenen Binde, fortdauernde Beängstigung, verursacht hatte. Ich drückte erst gelinde, von allen Seiten des Halses, um das Blut aus der Schußöffnung auszupressen, aber es war nicht möglich, und der Verwundete in Gefahr zu ersticken. Ich entschloß mich daher die vordere Oeffnung durch den Schnitt zu erweitern. Ich machte erst auf der Hohlsonde eine kleine Oeffnung nach oben, brachte dann meinen Finger ein, dehnte mit demselben die Haut stark aus, und verlängerte so den Schnitt ohne alle Gefahr. Eben so vorsichtig erweiterte ich die Schußöffnung nach unten. Wo viele Gefäße liegen, und man die Verletzung derselben durch den Schnitt befürchtet, vermeidet man

dadurch,

dadurch, daß man vermittelst des eingebrachten Fingers die Haut stark nach außen anspannt, die Zerschneidung derselben gewiß, und schneidet auch leichter und bestimmter. Beträchtliche Schlagadern laufen nie so flach, werden auch durch den Finger gefühlt, und auf jene Weise zurückgedrückt. So habe ich einmal unter der Achsel eine Schußöffnung, gerade über der großen Armschlagader, auf meinem Finger aufgeschnitten. Ich fühlte mit demselben deutlich den starken Pulsschlag der Schlagader, und war doch sehr sicher, auf die vorige Art den Schnitt ohne alle Gefahr zu verrichten; ob man gleich das Aufschneiden der Wunde in dieser Gegend vor meiner Ankunft, als äußerst gefährlich, vermieden hatte.

Nachdem ich die Halsschußwunde nach oben und unten weit aufgeschnitten hatte, floß nach dem gelindesten Druck eine unglaubliche Menge Blut, und mit demselben ein Stück von der rothen Halsbinde aus, zur größten Erleichterung des Verwundeten. Er war wie neu geboren, und für Freude fast außer sich, so groß war seine vorige Quaal und Todesangst gewesen. Ich säuberte die ganze große Wunde, und fand keine frische Blutung. Ich füllte sie locker mit Charpie aus, und bedeckte sie, so wie die hintere Oeffnung, blos mit Wundsalbe, legte eine starke Kompresse darüber, und befestigte dies durch einen mäßig fest umgelegten Tuch.

Die Nacht war ruhig, und weder Verblutung noch Fieber erfolgt, daher ich den Verband ruhig bis zum dritten Tage liegen ließ.

Bey der Eröffnung des Verbandes floß eine Menge blutiger Feuchtigkeit aus der vordern Wunde; indessen war sie doch verhältnißmäßig gegen den ersten Tag schon sehr verkleinert. Ich füllte sie wieder lokker aus, brachte nun auch etwas Charpie in die hintere Wunde, bedeckte beide mit Wundsalbe, und fütterte nun die Zwischenräume am Halse, nahe den Schußöffnungen, vorn und hinten, durch graduirte Kompressen aus, und befestigte dies durch eine zwar lange, unter den Achseln durchgeführte, aber doch so angelegte Binde, daß weder der Durchfluß des Bluts, noch das Athemholen gehemmt wurde.

Bey den Halsschußwunden hat man besonders darauf zu sehen, daß die Zwischenräume am Halse gehörig ausgefüllt, und die Binde kunstmäßig und dergestallt angelegt werde, daß der Eyter, so wie andere Feuchtigkeiten, gezwungen sind, aus den Oeffnungen zu fließen. Versäumt man dies, so verbreitet sich der Eyter sehr leicht in diesem lockern Zellengewebe, senkt sich, und dringt selbst in die Zwischenräume der hier gelegenen schwacheg Halsmuskeln, und verursacht groses Verderben, ja wohl gar den Uebergang ins Blut, die Abzehrung, und den Tod.

Beym nächsten Verbande hatte sich erwähnte Feuchtigkeit sehr vermindert, und die Eyterung angefangen. Diese verbesserte sich täglich mit sichtbarer Verkleinerung und Reinigung der Wunde.

Leider bekam er den zehnten Tag nach der Verwundung ein starkes Fieber, höchstwahrscheinlich durch Diätfehler, so hartnäckig er dies auch läugnete. Ein Brechmittel wollte ich, da auch nicht wahre Anzeigen dazu waren, nicht geben, sondern ließ ihm erst gelinde Abführungen nehmen, und behandelte ihn dann antiphlogistisch. Den dritten Tag brach er sich von selbst. Ich erleichterte dies durch zwey Gran Brechweinstein, und das Fieber war den Morgen weg. Ich verwies ihm nun sein Verbrechen laut, und setzte hinzu, daß ihn ein ähnliches Vergehen tödten würde. Nichtsdestoweniger hatte er sich, wenige Tage nachher, durch unreife Pflaumen dergestallt verdorben, daß er gleiches Schicksal hatte, und auf gleiche Art geheilet wurde.

Die Juden mußten das Gelag bezahlen. Ich fand einige dreyßig Tonnen lauter unreifer grasgrüner Pflaumen. Sie wurden alle in den starken Morast, der eben auf den Straßen befindlich war, geworfen, und doch klaubten sie die Juden und Soldaten aus dem Koth nachher wieder hervor, so daß wir, bis alles zerfahren war, Wache dabey stellen mußten. Es ist unglaubliche was die Menschen, selbst die schwer Verwundeten, für schädliche Dinge genießen, und mit welcher List sie sich dies zu verschaffen wissen; theils erhalten sie es durch ihre Kameraden, theils, und besonders, durch die Marquetenderweiber und deren Kinder.

Zum Glück hatten die beidenmaligen Diätfehler weiter keine üblen Folgen gehabt, als daß die Heilung verzögert ward.

In drey Wochen war die hintere Oeffnung ohne alle Kunst geheilet. Die vordere machte mehr Schwierigkeiten. Der Eyter hatte sich, trotz aller Vorsicht und gegebenen Regeln, durch Verwahrlosung des Wundarztes, (anders ist's in diesen Fällen nicht möglich), nach unten bis über das linke Schlüsselbein gesenkt, hier erst Schmerz, dann Geschwulst, und endlich Eyter erzeugt. Nach der Oeffnung mit der Lanzette floß eine Menge Eyter aus, der sich aber auch in einigen Tagen, nach einer zweckmäßigen Behandlung, dergestallt verminderte, daß die Oeffnung nach acht Tagen wieder geheilet, und die Schußöffnung klein, und in den besten Umständen war.

Ich hatte die neue Oeffnung nicht ausgestopft, sondern offen gelassen, mit Wundsalbe belegt, und rundum alle Zwischenräume durch zusammengelegte Charpie ausgefüllt. Dadurch floß nicht nur der Eyter frey aus, sondern auch das so schnell ausgedehnte Zellengewebe wurde wieder zusammengedrückt, und auf diese Weise samt der Wunde bald völlig vereinigt.

In der neunten Woche war auch die vordere Schußwunde völlig geheilet, und der Geheilte gesund und dienstfähig.

Zwanzigste Beobachtung.

Eine Kanonenkugel hatte den vordern Theil des Kehlkopfs abgerissen, und eine große Wunde verursacht, die in der fünften Woche tödlich wurde.

Einem Andern ward eine Kanonenkugel unter dem Kinn dergestallt am Halse vorbeygeschossen, daß sie höchstwahrscheinlich den vordern Theil des Halses, vielleicht nur mit der kleinsten Fläche berührt, und ihn sinnlos zu Boden geworfen, seinem Nebenmann aber den Kopf abgerissen hatte. Er wurde endlich wieder erweckt, verbunden, und mir, wegen einer sehr starken Verblutung, äußerst entkräftet ins Lazareth gebracht.

Da die Verblutung stand, und der Verband nicht beschwerte, öffnete ich ihn, und auch um des gewaltsamen Hustens wegen, erst den folgenden Tag. Ich fand alle vorderen Halsmuskeln, so wie den schildförmigen Knorpel des Kehlkopfs abgerissen, wie mit einem Messer weggeschnitten, die Luftröhre und etwas vom Schlunde entblößt, und den Kehlkopf weit offen stehen.

Ans Vereinigen war gar nicht zu denken, weil alle fleischigten und knorplichten Theile an der ganzen vordern Halsfläche wie eine starke Hand breit, völlig abgerissen waren.

Ich bedeckte alles mit langer, gleichgelegter, trockner Charpie, legte hierüber einen Lappen mit Rosenhönig, und befestigte dies durch Heftpflaster.

Gleich nach dem Verbande konnte er ziemlich verständlich reden und Flüßigkeiten niederschlucken. Auch verminderte sich der Husten.

Wegen des immerwährenden Schleimausflusses aus der Wunde mußte sie täglich drey bis viermal verbunden werden.

Er bekam nach einigen Tagen heftiges Fieber, wobey die ganze Wunde brandig wurde. Und ob ich gleich den Tod vermuthete, so ordnete ich doch nach einigen Klystieren innerlich eine Auflösung aus dem Chinaextract mit Essigmeth versetzt, so oft und viel er Löffelweise nehmen konnte. Die Wunde verband ich, nachdem ich die geöffnete Luftröhre mit trockner Charpie belegt, und mit einem Läppchen, mit Rosenhonig getränkt, bedeckt hatte, mit Terpentingeist und der Wundsalbe.

In dreyen Tagen verminderte sich das Fieber, und die Wunde nahm eine bessere Gestalt an. Die Natur sonderte das Verdorbene ab, so daß es leicht, vermittelst einer Scheere, getrennt werden konnte. Ich streuete nun drey Theile China, und einen Theil Myrrhe in die faule Wunde, und bedeckte alles Uebrige, außer der offenen Luftröhre, mit Wundsalbe. Des aus der Luftröhre ausfließenden Schleims wegen, ließ ich täglich dreymal verbinden. In sechs Tagen war die ganze Wunde rein und frisch, daher ich einige Hoffnung zur Genesung faßte. Denn so groß auch die Verletzung war, so sahe ich doch keine Unmöglichkeit in deren Heilung; weil die Natur zuweilen schwerere, uns ganz unbegreifliche Dinge bewürkt.

Auch erholte sich der Verwundete täglich, und erhielt nach dem Verlust des Fiebers Eßlust. Ich erlaubte ihm die leichtesten, einfachsten Speisen, blos feine Mehl= Graupen= und Reißsuppen.

Ich war nun bedacht, die fleischigten Theile zu verlängern, und so nach und nach die Vereinigung zu befördren. Ich fieng also an, die Oeffnung im Kehlkopf zusammen zu ziehen, und dies zugleich durch die Beugung des Halses, und die von beiden Seiten angezogene Haut zu bewürken. Da der Schleim so außerordentlich ausfloß, mußte ich itzt täglich viermal die Wunde reinigen und verbinden lassen, welches allerdings die Vereinigung störte. Des unera träglichen Hustens wegen ließ ich nun alle Viertelstunden einige Theelöffel voll aus gleichen Theilen Rosenhonig und weißen Mohnsyrup, zur sichtbaren Erleichterung und Verminderung desselben nehmen.

Nach dieser Behandlung erholte sich der schwer Verwundete täglich, zu meiner großen Freude. Er war den vierzehnten Tag nach der Verletzung nicht nur ohne Fieber, sondern auch würklich innerlich gesund. Die ganze große Fleischwunde war rein, und mit heilsamen Eyter bedeckt, daher sich auch schon hin und wieder neue fleischigte Auswüchse erzeugten. Die große Oeffnung im Kehlkopf hatte sich durch das beständige Zusammenziehen, durch Heftpflaster, merklich verkleinert, und alles hatte den besten Anschein.

Die größte Plage war nun, die Eßlust zu befriedigen. So sehr ich dafür, und würklich für seine reichliche Ernährung gesorgt hatte, so wenig befriedigte ihn dies, weil der junge Mensch durchaus Fleisch und gröbere Kost begehrte. Daß er sich dies, trotz alles Verbots, zu verschaffen gewußt hatte, lehrte die Folge, denn er bekam in der vierten Woche eine würkliche Ruhr, die ihn, aller meiner Bemühung ohngeachtet, äußerst entkräftete, und worauf in der fünften Woche plötzlich der Tod erfolgte.

Verschiedene glaubten, daß diese Verletzung nicht durch eine würkliche Berührung, sondern nur, durch die ganz nahe vorbeygegangene Kanonenkugel verurfacht worden sey, und hielten es für einen Luftstreifschuß. Ich glaube indessen, daß die Kugel würklich, obgleich durch eine ganz geringe Fläche, den Hals berührt habe, weil er mit einer so großen Gewalt zu Boden geworfen wurde, und alle benannten Theile wie weggeschnitten waren. Ich begreife wenigstens nicht, aller uns gegebenen Erklärungen ohngeachtet, wie die auch noch so nahe vorbeydringende Kugel eine solche Verletzung bewürken kann. Aber dies wäre nichts gesagt, weil wir mehrere Dinge in der Natur, die würklich erfolgen, nicht erklären können, wenn mich nicht andere Gründe bestimmten, die zerschmetternde Würkung der Luftstreifschüsse zu bezweifeln. Ich habe schon vor dem, aber auch besonders in diesem Feldzuge, mehrere Menschen gesehen, denen Kanonenkugeln ganz nahe am Leibe vorbeygeschossen wurden, ohne daß sie die allergeringste Empfindung in dem so nahe bedrohten Gliede empfanden, außer den Schreck, den so eine Begebenheit immer mehr oder weniger bewürkt. Einem Officier riß eine Kanonenkugel den Huth vom Kopf, so daß er glaubte, sie habe ihm unmittelbar die Haare berührt, ohne umzufallen, oder etwas anders als das plötzliche Abreißen des Huths, der auch mitten durchgerissen und weit weggeschleudert war, zu empfinden. Aber noch mehr bestimmen dies folgende Fälle.

Zweyen Soldaten wurden die Tornister vom Rükken, durch eine Kanonenkugel, weggerissen. Sie wurden beyde plötzlich zu Boden geworfen, aber ohne die geringste Verletzung oder Schmerzen am ganzen Körper zu haben. Einem anderen wurde ein Pfahl, an den er sich gelehnt hatte, durch eine zwölfpfündige Kanonenkugel gerade hinter seinem Rücken weggeschossen. Er stürzte freylich betäubt zu Boden, und weit vorwärts, empfand auch einige Tage Schmerzen an der Stelle, da ihn der Pfahl berührt hatte, aber ohne daß die geringste Verletzung, und was mich befremdete, nicht einmal ein blauer Fleck sichtbar war. Einem andern riß eine Kanonenkugel den Zopf dicht am Kopf weg, ohne eine besondere Würkung am Kopf zu verursachen. Mehreren schlug die Kanonenkugel neben den Füßen, keinen Zoll breit entfernt, in die Erde, ohne die geringste Empfindung in den mit Erde beworfenen Beinen zu verursachen. Solcher Beyspiele weiß ich viele, wo die Kanonenkugel sehr nahe bey dem Körper vorbeygedrungen ist, ohne die geringste Empfindung in demselben zu bewürken. Freylich kenne ich auch welche, wo die vorbeygegangene Kugel das Glied, ja den ganzen Körper, gelähmt, und den einen Bombardier, dem sie nahe beym Munde vorbeygegangen war, plötzlich taub und stumm gemacht hatte. Bey allen diesen, so wie bey andern, denen eine Kanonenkugel so nahe beym Körper vorbeygefahren war, daß sie der Wind umgeworfen, und ihre Glieder, wohl gar den ganzen Körper gelähmt hatte, glaubte ich es nicht, wenn ich keine Spur irgend einer Verletzung am Körper fand. Ich läugnete ihre Empfindung geradezu, verordnete keine Arzneyen, worauf sie sich denn auch bald besserten; oder ich leitete es von andern Würkungen her, und vertrieb ihnen das Marodiren durch eine lästige Heilart.

Ein und zwanzigste Beobachtung.

Eine Kanonenkugel hatte die rechte Seite über der Niere stark gequetscht, und üble Folgen bewürkt.

Eine Kanonenkugel berührte einem zu Pferde sitzenden Hauptmann vom Regiment von Riez, die rechte Seite über der Niere, meines Erachtens nur gegen die Mondirung quetschend, doch so, daß diese zugleich gegen die fleischigten Theile mit Gewalt gedrückt, und diese gleichsam mit gequetscht wurden. Das Pferd bäumte sich auf diesen Schlag, und der Officier stürzte schnell zur Erde. Hinter ihm schlug die nämliche Kanonenkugel dem Pferde des kommandirenden Generals den Fuß ab. Der gestürzte Officier war betäubt und unfähig zu gehen, er erholte sich aber bald wieder, und ward mir ins Lazareth gebracht. Der Regimentschirurgus, Herr Geiseler, hatte ihn sehr gut behandelt, aber diese Verletzung für einen Luftstreifschuß gehalten. Da ich ihm aber zeigte, daß der Rock gerade an einer solchen Fläche, wie die Kanonenkugel haben konnte, etwas abgescheuert, und die

Haut an dieser Stelle, eben in der Größe der Kugel, kohlschwarz war; so gab er doch der Meinung nach, daß die Kugel würklich den Rock berührt, und vielleicht nur wenig auf den Körper gewürkt habe.

Der Verletzte fühlte große Schmerzen, hatte ein heftiges Entzündungsfieber, und harnte, nicht ohne die empfindlichsten Schmerzen, Blut. Alles ein Beweis, daß die ganze Gegend der Niere sehr gequetscht worden war. Nur nach sechsmaligem Aderlassen und einer strengen antiphlogistischen Behandlung, wurde das Fieber samt den Zufällen gehoben. Der Fleck aber entfärbte sich nur nach und nach, und verlor sich erst völlig nach drey Monaten, obgleich der Hauptmann schon lange völlig gesund war.

Einem andern Officier wurde in dieser nämlichen Suite, und durch dieselbe Kugel eine im Munde und in der Hand habende rauchende Pfeife unter dem aufgehobenen Arm weggeschossen, so daß er das Mundstück im Munde, und den Kopf in der Hand behielt, und während seiner Erzählung fortrauchte, bis ihm ein anderer an seinen Verlust und an den Schuß erinnerte.

Nach meinen Erfahrungen sind also die so übel beschriebenen Würkungen der Luftstreifschüsse nur theoretische Erfindungen, und grenzen an Chimären; die man aber nicht weiter anführen sollte, weil sie Schaden verursachen. Einmal beschweren sie den Kopf des jungen Wundarztes, wie ich sie denn, dieser Luftstreifschüsse wegen, einigemal im Examen habe recht schwitzen sehen; zweytens verführen diese falschen Erklärungen und Erfahrungen manchen Soldaten, der sich, dies wissend, darauf stützt, verstellt, und seinen Wundarzt quält.

Am acht und zwanzigsten August, da so viele tapfere Menschen ihr Leben vor Warschau verloren, und noch mehrere verwundet wurden, fand sich auch ein junger bildschöner Officier, dem die Kanonenkugel glücklicherweise, nach seinem Ausdrucke, dicht vor der Brust vorbeygegangen war. Er stürzte nieder, und schrie entsetzlich. Dies geschieht gewiß nicht, wenn die Kugel, mittel- oder unmittelbar, auf den Körper gewürkt hat, weil dergleichen Getroffene, meiner Erfahrung nach, nie schreyen, sondern betäubt, oder doch ohne Laut, niederfallen; daher mir dies Schreyen auch gleich verdächtig schien. Bald nachher fiel er in Ohnmacht, wenigstens schloß er die Augen, und lag wie betäubt da. Er wurde außer dem Schuß gebracht, wo ein Wundarzt ihm die Ader, die stark blutete, öffnete, und mancherley, aber vergeblich, zu seiner Erweckung versuchte. Er wurde auf einen Wagen gelegt, und durchs Hauptquartier des Königs gefahren. Der König konnte nichts von ihm herausbringen, daher Er ihn bedauerte, so wie die gegenwärtigen Weiber seinen Tod, weil er so jung und schön war, beweinten. So wurde er mit den Verwundeten ins Lazareth geschickt. Man schrie bey seiner Ankunft von allen Seiten, diesem tödtlich Verwundeten erst zu helfen. Ich wurde unter den würklich Verwundeten weggerissen, und zu seinem Wagen geführt. Ich fand ihn allein auf demselben ausgestreckt, mit geschlossenen Augen, ohne Bewegung. Ich hörte seine Geschichte von dem bey sich habenden Wundarzt an, während ich seinen Puls und sein Athemholen untersuchte. Ich fand alles natürlich, und schrie laut: es ist ein Glück, daß die Kugel vorbeygegangen ist, da kann der Herr hier die Nacht ausschlafen, und morgen wieder zum Regiment gehen. Dies würkte bey allen Anwesenden ein sichtbares Erstaunen. Um dies nicht laut werden zu lassen, befahl ich ihn abzuladen. Sechs Soldaten waren schon zugegen, die ihn sehr behutsam herunternahmen. Itzt fing er entsetzlich an zu schreyen. Jede Handanlegung verursachte ihm unausstehliche Schmerzen, daher sie ihn vor der Thüre auf die Erde legten. Itzt verlor ich alle Geduld. Ich sagte zum Oberchirurgus Rößel leise: dieser hat uns wahrhaftig zum besten; laut schrie ich: daß man ihn durchaus ins Haus tragen möchte, wo ich ihn gleich heilen wollte. Man brachte ihn unter gräßlichem Geschrey in eine Stube, wo schon vier schwer verwundete Officiere ruhig lagen. Ich ermahnte ihn nun aus allen Kräften, still zu seyn, weil ich ihm sonst nicht helfen könnte.

Ich ließ ihn völlig auskleiden, und fand auch nicht den geringsten Flecken am ganzen Leibe. Er gestand nun, daß nichts zu sehen sey, sondern daß ihm die Kugel vorbeygegangen wäre, und seinen ganzen Körper zerknirscht hätte. Ich rieth ihm, sich ruhig ins Bette zu legen, nichts, weder nasses noch trockenes zu genießen, auch keine Arzeneyen zu nehmen, weil er sonst sterben müsse.

Dies that weh, wurde aber befolgt. Er schlief die ganze Nacht, trank am Morgen seinen Kaffee außer dem Bette, und sagte mir, daß er völlig gesund sey. Ich antwortete nichts, ärgerte mich, und verband seine Kameraden. Er reisete den folgenden Tag ins Lager, und erregte natürlich mancherley, auch lieblose Vermuthungen. Und so habe ich es mit allen solchen, denen eine Kanonenkugel vorbeygegangen war, gemacht; keinem Arzeneyen gegeben, oder die geringste Hülfe geleistet, aber alle fasten lassen, und sie schnell und glücklich geheilet.

Da ich zuletzt von der, durch eine Kanonenkugel zerrissenen Luftröhre geredet habe, will ich hier zugleich mit anführen, daß ich in Berlin, sowol in der Charité, als in der Stadt, verschiedene Verletzte zu behandeln gehabt habe, die sich, um sich zu töten, die Halsmuskeln durch, und die Luftröhre eingeschnitten hatten, die alle durch die blutige und trockne Nath geheilet worden sind. Unter diesen waren zwey,

wo

wo nebst der Luftröhre auch die Speiseröhre eingeschnitten war, und die dennoch beide durch die blutige Nath vollkommen geheilet wurden.

Von diesen will ich den einen Fall erzählen.

Zwey und zwanzigste Beobachtung,

einer Verletzung des Halses, die durch einen Schnitt mit einem Messer verursacht wurde, und wo zugleich die Luft- und die Speiseröhre eingeschnitten waren.

Ein Soldat vom Regiment von Möllendorf, der, wie es die Folge noch mehr bestätigte, melancholisch war, fand an einem Sonntag Nachmittag verschiedene Kinder in der Spandauer Straße spielend. Er theilte Rosinen unter sie aus, und ergriff dann plötzlich den schönsten, neunjährigen Knaben, befestigte dessen Kopf unter seinen linken Arm, und durchschnitt ihm mit einem Taschenmesser die mehresten vordern Halsmuskeln, und die Luft- und Speiseröhre, ungefähr einen Zoll unter dem ringförmigen Knorpel. Er ließ ihn blutend und wie todt liegen, und ging selbst in die Wache. Die in der Nähe wohnenden

Eltern brachten den äußerst verbluteten, ohnmächtigen Knaben ins Haus, und holten den Stadtwundarzt, Herrn Bach. Dieser säuberte die Wunde vom Blut, entdeckte die ganze beschriebene Verletzung, und legte gleich eine vierfache blutige Nath an, vermittelst der er die durchschnittenen Halsmuskeln genau vereinigte, und zugleich die Oeffnungen der Luft- und Speiseröhre zusammenzog; er befestigte dies durch mehrere Heftpflaster und durch die vereinigte Halsbinde, so daß der Kopf gebeugt und unbeweglich erhalten wurde. Nach der Vereinigung, bevor die Binde angelegt wurde, flößte man dem Verwundeten etwas Haferschleim ein, welches er mit Mühe hinunterschluckte, ohne daß etwas aus der Wunde floß.

Die Nacht war sehr unruhig. Ein quälender Durst nöthigte ihn oft zu trinken; allein das Getränk stürzte theils unter convulsivischem Husten aus dem Munde, theils floß es nun aus der Wunde.

Ich wurde am Morgen gerufen, fand den Knaben eiskalt, den Puls klein, fast unfühlbar, und geschwind. Der Husten war entsetzlich, und die Binde von ausfließenden Feuchtigkeiten durchdrungen.

Ich öffnete mit Herrn Bach den Verband, und fand die Stiche noch fest, und die äußere Wunde größtentheils vereinigt. Wir flößten ihm mit großer Mühe etwas Haferschleim ein, der, so wie der Rosenhonig, sobald er niedergeschluckt wurde, aus der Wunde floß. Ich bedeckte die Wunde mit trockner Charpie, ließ diese fest halten, untersagte alles Getränk, und besorgte gleich ein Klystier aus Haferschleim und etwas Salz und Oel, weil weiter nichts zugegen war.

Der Knabe hatte bald nachher eine starke Leibesöffnung mit offenbarer Erleichterung des Hustens.

Ich säuberte die Wunde, und legte lange, schmale, mit breiten Köpfen versehene Heftpflaster ins Kreuz und dergestallt an, daß nicht nur beide Oeffnungen, sondern auch die äußere Wunde genau vereinigt waren. Man flößte ihm etwas Flüßiges ein, das er hinunterschluckte, ohne daß davon ein Tropfen aus der Wunde floß. Ich füllte nun alles mit lockerer Charpie aus, bedeckte dies mit der Wundsalbe, legte eine weiche dicke Kompresse darüber, und befestigte alles durch ein Tuch dergestallt, daß zwar der Druck einigermaßen auf die Wunde würkte, um die Vereinigung zu unterstützen, jedoch so daß der Hals nicht eingeschnürt wurde.

Ich widerrieth nun alles Getränk, und ließ ihm, blos des Durstes wegen, etwas Saft von Borsdorfer Aepfeln mit Zucker oft in den Mund streichen.

Der Köpf wurde durch meine vereinigende Halsbinde, die sich zwar zeigen, aber nicht beschreiben läßt, dergestalt befestigt, daß er völlig unbeweglich, und gegen die Brust gebeugt war.

Den Abend empfand der Verletzte wieder grosse Unruhe, und der gräßliche Husten vermehrte sich. Den Verband fanden wir weder verrückt, noch befeuchtet; auch war noch eine Leibesöffnung erfolgt.

Ich ordnete zwey Loth weißen Mohnsyrup mit zehn Tropfen Laudanum.

Am Morgen fand ich den Knaben warm und ungewöhnlich munter. Man erzählte mir mit großer Freude, daß er den Saft halb verbraucht, und dann von eilf Uhr bis an den Morgen ruhig geschlafen hätte.

Aber itzt wandelte ihm die Lust zu Kaffe mit Semmel an. Wir flößten ihm etwas laue Milch mit Zukker ein, welche er begierig verschluckte, die aber auch zugleich den Husten erregte, und nun, seiner Meynung nach, aus der Wunde flösse.

Demohngeachtet öffneten wir den Verband nicht, weil er weder locker, noch verrückt, noch eine ausfliessende Feuchtigkeit sichtbar war.

Ich ließ blos Apfelsaft, und dazwischen etwas Rosenhonig, Theelöffelweise reichen; welches aber beym Hinunterschlucken Schmerzen und Husten verursachte, daher er es größtentheils, auf unsern Rath, wieder aus dem Munde fließen ließ.

Die Nacht hatte er zwar, nach dem genommenen Saft mit Laudanum, geschlafen, aber doch weniger ruhig, weil der Durst und Husten ihn öfters gestört hatten.

Auch fanden wir den vierten Tag des Morgens den Verband etwas locker und feucht.

Wir öffneten ihn sorgfältig, fanden zwar die Heftpflaster unverrückt, und die äußere Wunde genau vereinigt, aber doch alles von der ausfließenden Feuchtigkeit durchnäßt.

Wir ließen alles ruhig liegen, brachten nur etwas zusammengelegte Charpie auf beiden Seiten der Oeffnung der Speiseröhre an, und befestigten dies durch darübergelegte Heftpflaster, um dadurch den Druck auf die inneren Wunden zu verstärken, und die Vereinigung zu befördern. Uebrigens wurde der vorige Verband wieder angelegt, und alle Seitenumwickelungen der Binde festgemacht.

Wir ließen ihm itzt etwas Rosenhonig hinunterschlucken, der weniger Schmerzen und keinen Husten erregte, und der auch nun öfterer ohne Schaden verschluckt wnrde.

Den Abend hatte er durchaus zu essen verlangt, man hatte ihm hieranf laue Milch mit Zucker gegeben, wovon er nach und nach eine Tasse voll verzehrt hatte.

Der Schlaf war ruhiger wie die vorige Nacht, indessen war am Morgen wieder mehr Feuchtigkeit durch die Wunde gedrungen.

Ich ließ ihn in meiner Gegenwart Milch trinken, während ich mit der Hand gegen die Wunde gelinde drückte, und es gelang ihm besser. Dies hatte sich der Kleine gemerkt, und solches nachher immer selbst nachgemacht.

Den sechsten Tag nach der Verwundung öffneten wir den Verband, indem wir den Knaben wieder auf den Tisch, nahe ans Fenster setzten. Wir ließen ihn nun Milch trinken, und sahen, daß bey jedem Niederschlucken etwas davon aus der Wunde floß.

Ich schnitt die Heftpflaster über der Wunde durch, erweiterte die äußere Wunde ein wenig, und konnte nun deutlich die Wunde in der Speiseröhre entdecken. Ich berührte sie mit dem Höllenstein verschiedemal, ohne das dies Schmerzen erregte. Ich brachte wieder auf beiden Seiten der Oeffnung Charpie an, zog dies durch Heftpflaster zusammen, und verband übrigens wie vorher. Die Luftröhrenwunde schien geschlossen oder auch verklebt zu seyn, daher auch itzt weniger Husten erfolgte.

Die größte Plage war nun der Hunger. Soviel wir ihm vorstellten, versprachen, und würklich schenkten, so wenig konnte ihn dies immer beruhigen. Ich rieth ein Klystier von Kalbsbrühe. Weil diese aber mit den Excrementen bald wieder abgieng, und dies auch den Hunger nicht stillte, wurde es verbeten.

Den folgenden Tag hatte man ihm wohl, auf sein anhaltendes Bitten und Weinen, etwas zu gute gethan, weil den achten Tag des Morgens der Verband ungewöhnlich feucht und ganz durchnäßt war. Man konnte die Milch aus der Kompresse drücken.

Ich betupfte die Wunde abermals, und noch stärker, und verband wie gestern. Außer dieser Oeffnung war die äußere Wunde fast ganz vereinigt. Ich bat sehr dringend, daß man ihm wenigstens nur flüßige, milde Dinge, und zwar in kleinen Gaben, und dazwischen öfters Rosenhonig, geben möchte.

Den neunten Tag war der Verband ganz trokken, der Knabe munter und zufrieden. Er wurde reichlich beschenkt, und gebeten, nur noch drey Tage Folge zu leisten.

Den zehnten des Morgens war der Verband wieder, obgleich weniger, feucht.

Die innere Wunde konnte, weil sich die äußere so verkleinert hatte, kaum gesehen werden. Ich betupfte sie wieder, füllte die äußere Wunde mit trockner Charpie stark aus, zog dies mit Heftpflastern zusammen, üm die innere Wunde zusammenzudrücken, und die äußere offen zu erhalten, welches auch so gut gelang, daß den zwölften Tag beym Verbinden nur sehr wenig durchgedrungen war, obgleich der Knabe mehr wie jemals genossen hatte.

Die Oeffnung wurde wieder mit dem Höllenstein betupft, und übrigens wie gewöhnlich verbunden. Von nun an verkleinerte sich die Wunde der Speiseröhre nach und nach, so daß nur wenige Feuchtigkeiten durchflossen.

Den neunzehnten Tag war nicht nur die Wunde der Luftröhre, sondern auch die äußere in den fleischigten Theilen, bis auf eine kleine Oeffnung, völlig vernarbt. Diese Oeffnung wurde noch immer durch die Kunst offen erhalten, um die Speiseröhre mit zu heilen.

Es wurde nunmehro, zur großen Freude des Knaben, der Verband weggelassen; die Wunde der Speiseröhre täglich geäzt, und die äußere mit trockner Charpie ausgefüllt, und durch Heftpflaster befestigt.

Der Knabe bekam itzt Fleischsuppen, Chocolade, und andere leicht nährende Speisen, und erholte sich täglich. Das Aussiekern der Feuchtigkeiten dauerte aber lange. In der sechsten Woche entschloß ich mich, die innere Wunde, so wie die äußere, stärker mit Höllenstein zu betupfen, alsdann alles, vermittelst Heftpflaster, genau zusammenzuziehen, und durch ein stark klebendes Pflaster zu befestigen. Dies fruchtete so viel, daß binnen drey Tagen nur wenig aus der kleinen Oeffnung gedrungen war. Der Verband wurde nun auf die vorige Weise erneuert, und dies noch einigemal wiederholt, worauf nach zwey Monaten die völlige Heilung erfolgte.

Drey und zwanzigste Beobachtung, einer scirrhösen Geschwulst am Halse, die von mir glücklich ausgeschält wurde.

Der Leibchirurgus des Herzogs Friedrich von Braunschweig, ein schlechter Wundarzt, aber biederer Mann, und treuer Diener seines Herrn, funfzig Jahr alt, hatte im Jahr sieben und achtzig zuerst eine unschmerzhafte Geschwulst am vordern Theil des Halses, unter dem schildförmigen Knorpel bemerkt. Da ihm dies doch widernatürlich schien, so hatte er allerley Mittel, die theils ganz unwürksam, theils lächerlich, und daher des Erwähnens unwerth sind, versucht, ohne diese Geschwulst vertreiben zu können. Im Gegentheil hatte sie immer zugenommen, und war nun andern Menschen, und selbst Sr. Durchlaucht dem Fürsten aufgefallen. Dieser hatte ihm befohlen, alles anzuwenden, um den Kropf zu vertheilen. Er hatte deßwegen seine Bemühung, die ihm fatale Geschwulst zu vertreiben, fortgesetzt, und darüber sich nicht nur schriftlich, sondern auch mündlich Raths erholt. Demohngeachtet hatte die Geschwulst von Monat zu Monat zugenommen.

Im Jahre neun und achtzig war solche nicht nur in kurzer Zeit schneller gewachsen, sondern hatte ihm auch die ersten Schmerzen verursacht, und bey schneller Bewegung das Athemholen erschwert.

Aus diesem Grunde hatte er nun einen rationellen Arzt und Wundarzt zu Rathe gezogen. Diese hatten die Geschwulst für eine Verhärtung und widernatürliche Ausdehnung der Glandulae thyrioideae gehalten, und das Uebel wenig geachtet. Indessen hatten sie doch äußere und innere Mittel geordnet.

So wie vorhin, erfolgte auch itzt nicht nur keine Besserung, sondern vielmehr eine tägliche Ausdehnung dieser Geschwulst, und mit ihr Druck auf die Luftröhre, folglich kurzer Athem, und im Schlaf zuweilen Anwandelungen von Erstickung. Da man nicht gern um seinen einzigen Hals kömmt, so war dies das Signal zur weitern Rathserholung in diesem an Aerzten und Wundärzten so reichhaltigen Berlin. Indessen wurde dies den bisherigen Aerzten bekannt gemacht, und zugleich freundschaftlich und collegialisch gebeten, ihm doch die besten Wundärzte zu rathen. Es wurden also der Herr Generalchirurgus Theden, Bilguer, und noch mehrere vorgeschlagen.

Diese Herren fanden die Geschwulst von einer sehr bösen Art, und urtheilten sehr weise, daß, wenn diese Drüsengeschwulst nicht bald ausgeschälet würde, der Tod plötzlich erfolgen könnte.

Da aber die Gefahr noch nicht so dringend war, wurden erst verschiedene innere und äußere Mittel gerathen, und der Nutzen und die Möglichkeit der Operation von andern sehr bezweifelt.

Unter dieser Beurtheilung und Bemühung, den Wachsthum der Geschwulst zu verhüten, bekam der Leidende, bey einer Bewegung im Garten, plötzlich einen solchen Druck auf die Luftröhre, daß er zu ersticken befürchtete, und halb todt ins Palais getragen, und ins Bett gelegt wnrde. Schnell wurden alle seine vorigen Aerzte und Wundärzte, und noch neue versammlet, aber auch alle sahen kein ander Mittel, als die Operation. Um diese zu verrichten, wurde ich des Sonnabends gegen Abend, da es schon finster war, gerufen. Ich fand die vorbenannten Herren, und noch weit mehrere Wundärzte. Einige, und zwar die ersten Wundärzte, hatten die Geschwulst für anevrismatisch, und daher jede Operation für gefährlich gehalten; andere, und diese waren Herr Theden und Herr Bilguer, hielten sie für scirrhös, und die Operation für das einzige Mittel das Leben zu erhalten.

Ich fand den Leidenden im Bette, durch Unterstützung, aufgerichtet sitzen, äußerst beängstigt, und nur mit großer Mühe schnarchend Athem holen. Das Gesicht war braun, die Sprache und das Schlingen äußerst beschwerlich, der Puls hart und geschwind, und große Schweißtropfen standen dem Geängstigten vor der Stirne.

Ich untersuchte den Hals, und fand an der vordern Fläche desselbrn eine harte Geschwulst, wie eine geballte Mannsfaust groß, die unter dem schildförmigen Knorpel anfieng, bis zum Sternbein reichte, und an beiden Seiten, durch die Ausdehnung, die beiden zurückführenden Blutadern des Halses mit zusammendrückte, und dadurch nicht nur den freyen Rückfluß des Blutes vom Kopf, sondern auch durch den Druck auf die Luft- und Speiseröhre, das Athemholen und Schlingen verhinderte und erschwerte. Doch fand ich die harte Geschwulst beweglich, so daß man sie zu beiden Seiten, wie auch nach oben und unten einige Linien fortbewegen konnte. Die äußere Haut über der Geschwulst war nicht nur sehr gespannt, sondern die darunter fortlaufenden Blutadern waren auch so sehr erweitert, daß die Haut über der Geschwulst misfärbig, wie aus einem Adergewebe bestehend, erschien. So widernatürlich wie diese, waren auch die Schlagadern ausgedehnt, daher man, wenn man die flache Hand über die Geschwulst legte, und sie gelinde drückte, ein vielseitiges Klopfen fühlte. Dies hatte bey den ersten Wundärzten die Meinung erregt, daß es eine Pulsadergeschwulst (Anevrisma) sey, daher anch diese die Ausschälung für unmöglich hielten.

Nachdem ich dies alles untersucht und überlegt hatte, stimmte ich der Meynung des Herrn Theden und Herrn Bilguer bey: daß es keine Schlagader-

sondern Drüsengeschwulst sey, und daß nur die Ausschälung derselben zur Lebenserrettung übrig bliebe, auch, meiner Meynung nach, ohne Gefahr unternommen werden könne. Der Leidende winkte, und gab zu erkennen, daß es gleich geschehen möchte. Da es aber schon finster war, wurde die Operation mit allgemeiner Einstimmung bis zum folgenden Tag verschoben, und ich zur Verrichtung derselben gewählt. Damit aber der so äußerst Leidende nicht bis dahin Gefahr liefe, wurde diesen Abend noch ein Aderlaß, ein Klystier, und für die Nacht der öftere Gebrauch des Meerzwiebelsafts, der ihn bisher immer erleichtert hatte, gerathen.

Der Leidende war äußerst erfreut, zu hören, daß er operirt werden sollte, und bat mit vollem Zutrauen dringend, die Operation doch ja sobald wie möglich zu unternehmen.

Die Nacht ward demohngeachtet, unter großer Angst, im Bette sitzend und schlaflos vollbracht.

Ich fand ihn in wahrer Todesangst, das Gesicht aufgetrieben und braun, wie eines Erdrosselten. Nur durch die äußerste Anstrengung konnte er schnarchend Athem holen, aber weder reden noch schlingen.

Wir setzten ihn mit Mühe auf einen Stuhl, gegen das Licht, und ich verrichtete die Operation, in Beyseyn der Herren Generalchirurgen Theden, Bilguer, und Görcken, des Herrn Professor Zenker, und mehrerer Aerzte und Regimentschirurgen, folgendermaßen.

Ich faltete die Haut, über der Mitte der Geschwulst, so viel ich vermochte; faßte sie auf dem einen Ende mit meiner linken Hand, und ließ das andere durch Herrn Zenker halten, und schnitt sie in der Mitte, vermittelst eines Bistouris, dergestallt durch, daß die ganze vordere Fläche der Geschwulst entblößt war. Ich zog nun die Haut auf der einen, und Herr Zenker auf der andern Seite von der Geschwulst seitwärts ab, um diese ganz zu entblößen. Nach dem Hautschnitt floß schon das Blut stark, und die entblößte Geschwulst schien mit lauter Blutgefäßen durchflochten zu seyn. Ich setzte einen doppelten Haken in die Mitte der Geschwulst ein, zog sie damit stark an, und von der Luftröhre ab, welches schon den Leidenden erleichterte, und fieng nun, die Geschwulst fest an mich ziehend, auf der linken Halsseite die Ausschälung in dem Zellengewebe an. Die ersten Schnitte waren schmerzhaft und unfruchtbar, weil gerade hier die Geschwulst verwachsen war, und das Blut entsetzlich floß, daher auch alle zurücktraten, und an einem glücklichen Erfolge zweifelten. Ich ließ mich nicht irren, sondern schnitt, nachdem ich das Blut hattte abtrocknen lassen, tiefer, und kam ins Zellengewebe. Herr Zenker half mir treulich, theils indem Er die Haut scharf zurückzog, theils indem Er die durch jeden Schnitt getrennten Schlagadern mit den Fingern zusammendrückte. Das Ausschälen gelang nun leichter, indem ich mit der linken Hand das Gewächs stark abzog. Ich schälte auf diese Weise fort, bis ich die vordere Fläche der Luftröhre entblößte. Hier schrie der erleichterte Leidende, der bisher keinen Laut hören ließ, mit starker Stimme: es geht gnt, fahren Sie fort, ich bin gerettet! Das Blut floß entsetzlich, und stärker als ich es je gesehen habe. Die andern Herren sprangen zu, und drückten mit den Fingern die vielen Mündungen der Schlagadern zu, und ich schälte ruhig die ganze Geschwulst aus.

Der Operirte war blaß, aber wohl, und gleichsam entzückt. Ich stillte das Blut, und reinigte die Wunde vermittelst eines Schwammes, um zu untersuchen, ob noch Verhärtungen zurückgeblieben wären. Ich fand eine linkerseits, die ich noch wegschnitt. Nachdem die Mündungen der Schlagadern etwas gedrückt und zugehalten waren, stand die Verblutung völlig. Demohngeachtet legte ich auf die beträchtlichsten Mündungen der Schlagadern Feuerschwamm; füllte die ganze große Wunde mit lockerer Charpie aus, und zog die Haut gleich vermittelst einiger Heftpflaster etwas zusammen, um in der Folge die Heilung zu begünstigen, bedeckte alles mit Wundsalbe, und befestigte dies durch einen leicht angelegten Verband.

Ueber die so große Verblutung wird sich der Kenner nicht wundern, welcher weiß, daß hier nothwendig verschiedene Zweige der Arteriae thyrioideae Sub- et inferioris zerschnitten werden mußten, die ohnedem beträchtlich sind, und hier noch widernatürlich ausgedehnt waren. Auch glaubte ich vorher nicht, ohne Unterbindung fertig zu werden, deßfalls ich natürlich mehrere Nadeln mit Fäden versehen vorräthig hatte. Indessen stand das Blut nach vollbrachter Operation nicht nur nach einigem angebrachten Druck völlig, sondern es floß auch, des lockern Verbandes ohngeachtet, nachher kein Tropfen aus. Und dies erfolgt nach ähnlichen Operationen, wenn anders nicht der einzige Hauptstamm, der das Blut nach solchen Theilen führt, zerschnitten wird, gewöhnlich, weil sich die völlig durchgeschnittenen Schlagadern zurückziehen, und das Blut, nach einigem Druck auf die Mündungen, durch die andern ungetrennten Pulsadern freyer durch, und hier nicht weiter ausfließt. Daher der Wundarzt hierauf, bey wichtigen Operationen, immer Rücksicht nehmen kann, und nicht so gar ängstlich die Verblutung zu fürchten hat. Ueberdem bleibt ihm noch immer in solchen Fällen die so leichte und sichere Unterbindung übrig. Die Verblutung ward hier auch gescheuet, und daher von einigen die Operation für unmöglich gehalten. Ohne diese mußte aber der Mann den qualvollsten Tod in gar kurzer Zeit sterben. Wenn also der Wundarzt sieht, daß eine Operation, so schmerzhaft und gewagt sie auch ist, noch das einzige wahrscheinliche Rettungsmittel ist, muß er sie, trotz alles Widerspruchs, unternehmen. Ich werde bald noch eine Operation erzählen, die das einzige Rettungsmittel war, und die von allen Wundärzten und Anatomikern als absolut gefährlich verworfen wurde. Ich unternahm sie nicht ohne Grund, und erhielt dem Manne das Leben bis auf diese Stunde.

Der Leibwundarzt hatte nicht nur einen glücklichen Tag, sondern auch nach langer Zeit eine sehr ruhige Nacht. Sein Morgengruß, mit Thränen im Auge, und Freude und Dank im Herzen, die er mir durch Blick und Händedruck bey meinem Eintritt bezeugte, war süßer Lohn für meine Mühe, Sorgfalt, und mein vornächtliches Nachdenken.

Er war ganz munter, gleichsam gesund; hatte keinen Schmerz, kein Fieber, und des großen Blutverlustes ohngeachtet, hinlängliche Kräfte, auch Eßlust.

Ich behandelte ihn antiphlogistisch, empfahl ihm ein mäßiges Verhalten, und bestimmte den erneuerten Verband, da nicht das geringste Blut durchgeflossen war, auf morgen früh.

Wir fanden ihn noch in gleicher Beschaffenheit, munter, und ohne Fieber. Er stieg allein aus dem Bette, setzte sich auf den Stuhl, und wunderte sich sehr über sein ganz freyes Athemholen, mit der Versicherung, daß er auch nicht die geringste Beschwerde empfände, sondern gesunder sey, wie lange zuvor.

Nach geöffnetem Verbande floß kein Tropfen Blut aus; alle Verhärtung war weg, und die Wunde begann zu eytern.

Es wurde hier lange über die Art der Heilung gesprochen. Da man mit Recht die ausgeschälte Geschwulst für scirrhös hielt, und schon vorher in diesem Körper eine Neigung dazu wahrgenommen, und noch kleine zerstreute Verhärtungen gegenwärtig am Halse bemerkte: so glaubte man, durch eine langsame Heilung, und eine beförderte, lange unterhaltene Eyterung, und dazwischen gebrauchte zweckmäßige Arzeneyen, diese Geneigtheit im Körper zu tilgen, und ihn dauerhafter zu heilen. Dieser Meinung pflichtete ich bey. Andere riethen die geschwindeste Heilung, und daher die baldmöglichste Vereinigung. Diese Meinung behielt unglücklicherweise die Oberhand.

Die Haut wurde gleich auf beiden Seiten verlängert, und die Vereinigung so viel wie möglich befördert.

Da er lange vorher, schon vor Entstehung der Geschwulst, über Drücken in der Brust, beschwerliches, oft ängstliches Athemholen, geklagt hatte, und beym starken Gehen oder Treppensteigen nicht nur beängstigt, sondern auch ganz kurzathmig wurde, und seit vielen

Jahren einen dicken, gelben Schleim ausgeworfen hatte, vermuthete man Lungeuknoten, oder hatte sie auch schon lange vorher vermuthet, und dawider mancherley Mittel gebraucht.

Es wurde ihm also nach einer gelinden Abführung der Goldschwefel mit Meerzwiebelhonig, und dazwischen Selzerwasser, gerathen; das er auch alles treulich befolgte.

Die Heilung erfolgte schnell genug, so daß die Wunde in den ersten Tagen der sechsten Woche völlig vernarbt, und der Kranke scheinbar gesund, wenigstens sehr zufrieden war. Er war gegen alle seine Aerzte äußerst dankbar. Und da er sich für völlig gesund hielt, verbat er alle ärztliche Besuche, und besonders den Gebrauch aller Arzeneyen, weil er den Wein liebte, und überhaupt wohl zu leben sehr gewohnt und geneigt war.

Die ersten Wochen besuchte ich ihn noch öfters. Da er aber wohl blieb, und oft nicht anzutreffen war, und meine Geschäfte in Berlin in der That sehr überhäuft sind, unterblieb dies.

Einen Monat später, etwa drey Monat nach der Operation, wurde mir gemeldet, daß er plötzlich am Schlage gestorben sey.

Ich war begierig, die Ursache zu wissen, und bat beym Herzog um die Leichenöffnung, die auch gestattet wurde. Herr Professor Zenker verrichtete sie. An der operirten Stelle fand man nichts Widernatürliches. Als aber die Luftröhre vorsichtig von dem Schlunde getrennt wurde, fand man nicht nur zwischen diesen beiden Röhren verschiedene verhärtete Klumpen, sondern nach weggenommener Speiseröhre eine, der ausgeschälten ähnliche, Drüsengeschwulst, wie auch die Lungen voller harten Knoten, und fest verwachsen.

Der Gestorbene war noch den Tag vor seinem Tode im Garten gewesen, hatte gegen Abend über Engbrüstigkeit und kurzen Athem geklaget, und sich zu Bette gelegt. Bald darauf war er in den Zustand, den er vor der Operation erlitt, gefallen, weßwegen ihm sein zugerufener Arzt erst einen Aderlaß, nachher Blutygel um den Hals, und noch andere zweckmäßige Mittel ordnete; die auch den ersten Anfall erleichterten, und Ruhe bewürkten.

Um Mitternacht erwachte er mit Geschrey, fing bald darauf an zu röcheln, und starb, in Gegenwart seines zugeeilten Arztes, an der Erstickung.

Dieser Vorfall schmerzte mich, da die Operation so heilsam gewesen war, und völlig ihren Endzweck erreicht hatte; obgleich nun einige, die vorher die Operation abriethen, oder vielmehr für unmöglich hielten, behaupteten, daß sie ganz unnütz gewesen sey. Damals dachte gewiß keiner auf eine andere Ursache der Krankheit, und glaubte, wenn die Geschwulst weggeschafft werden könnte, der Leidende gewiß geheilet werden würde; wie dies auch zu meiner wahren Beruhigung und Ueberzeugung geschah, und ich daher mit meiner Bemühung und der Kunst zufrieden bin. Aber man will so häufig, daß der Arzt nicht nur das gegenwärtige Uebel heilen, sondern auch andere verhüten soll.

Ich heilete einmal jemand an einer bösartigen Ruhr, durch viel Mühe und die größte Aufmerksamkeit. Ein Jahr nachher bekam er ein viertägiges Fieber, wozu ich, weil man es für eine Kleinigkeit hielt, nicht gerufen wurde. Bald nachher bekam er die Brustwassersucht, und starb gerade da ich gerufen wurde. Die Familie machte mir entsetzliche Vorwürfe, und behauptete daß ich Schuld an seinem Tode sey, weil ich die Ruhr schlecht curiret hätte: da er doch nachher große Reisen unternommen, und in der That eine recht gute Gesundheit genossen hatte.

Vier und zwanzigste Beobachtung, der Schußwunden durch die Brust.

Schußwunden durch die Brust habe ich in diesem Feldzuge viele gesehen, und davon die allerwenigsten geheilet. War die Kugel durch die Mitte der Brust, durch eine, oder beide Lungen gedrungen, so erfolgte der Tod entweder auf der Stelle, oder größtentheils den zweyten oder dritten Tag. Wenige lebten bis zum sechsten, und nur einer bis zum zwölften Tage, und dieser starb auf dem Transport. Drey solcher Verwundeten, wo ich mit Grunde vermuthen konnte, daß die durch die Brust gedrungene Kugel die Lunge verletzt hätte, unter denen jener Hauptmann befindlich war, dessen Geschichte ich in der zehnten Beobachtung erzählt habe, wurden glücklich geheilet. In diesen Fällen war die Kugel am obern Theil der Brust durchgedrungen, und hatte höchstwahrscheinlich den obern Theil oder die äußere Fläche der Lunge berührt. Daß bey allen diesen die Lunge würklich verletzt war, zeigte nicht nur der blutige Auswurf aus dem Munde, unter heftigem Husten, sondern auch der schäumigte blutige Ausfluß, und die mit Geräusch aus der Wunde dringende Luft.

Bey den andern waren die Kugeln in der Mitte der Brust, oder noch tiefer, einigemal von der Seite, durch beide Lungen gedrungen. Bey allen diesen fanden sich die bey jenen angeführten Erscheinungen, nur in höherem Grade. Es floß nicht nur eine größere Menge blutiger, schäumigter Feuchtigkeit aus den Wunden, sondern die Beklemmung und Angst waren größer, und es erfolgte schnell die äußerste Entkräftung.

Verband man sie selten, so waren die Schmerzen und die Beklemmung unerträglich. Verband man sie öfter, wie ich denn dies bey einigen, um sie zu erleichtern, alle zwey Stunden thun mußte; so stürzte bey jedem Athemholen zu viel Blut aus den Wunden; hierauf erfolgten Ohnmachten, und ich sahe mich genöthigt, die Oeffnungen wieder zu verstopfen.

Kleine wiederholte Aderlässe, und dann eine fast senkrechte Lage mit abhängender Wunde, erleichterten noch am meisten. Innerlich gab ich, mehr des Scheins wegen, eine Auflösung aus dem Arabischen Gummi, mit etwas Salmiak und viel Essigmeth. Zum Getränk erlaubte ich Hafer- und Gerstenwasser, mit und ohne Säuren. Den mehresten löschte nur Wasser mit Citronensäure den unerträglichen Durst. Einige ohne Hoffnung Liegende forderten Bier und Wein, tranken dies zur größten Labung, und starben wenigstens ruhiger.

Nur bey denen, wo ich noch einige Hoffnung zur Besserung hatte, habe ich die Wunden aufgeschnitten, und sie bey diesen, so wie bey allen, mit trockener Charpie locker ausgefüllt, und vermittelst einer Binde befestigt, um das Eindringen der Luft und den zu großen Ausfluß des Blutes zu hemmen. Indessen richtete ich doch immer die Lage so ein, daß die Feuchtigkeiten allmählig ausfließen konnten. Da sie dies immer erleichterte, so hielten sie selbst darauf. Nur muß das Lager oft gereiniget, oder die so üble Feuchtigkeit durch untergelegte Tücher eingezogen werden, weil die Jauche sonst alles herum wund ätzt, und die Leiden, so wie die Unreinigkeiten, vermehrt. Zuweilen war diese Jauche so scharf, daß sie die fleischigten Theile zerfraß, wie denn diese Wunden überhaupt sehr zum Brande geneigt sind.

Außerlich wendete ich weder Einspritzungen noch andere Arzeneyen an, weil ich den Nutzen davon nicht begreifen, vielmehr das Gegentheil vermuthen konnte. Bey dem einen, dem die Kugel durch die linke Lunge, seitwärts, gleich an der innern Fläche der fünften wahren Ribbe durchgedrungen war, versuchte ich eine ganz milde lauwarme Einspritzung aus Fliederblumen, weil in diesem Fall die Feuchtigkeit durch die Seitenlage leicht wieder abfließen konnte. Aber die eine Spritze voll vermehrte die Stiche in der Brust, und die Beängstigung; obgleich bald die ganze Einspritzung mit blutiger Feuchtigkeit durch Gewalt ausgestoßen wurde. Dies hatte ich vorher vermuthet, und wollte es blos durch einen Versuch bestätigen. Auch dieser starb den vierten Tag plötzlich. Ich wollte ihn öffnen, er war mir aber, unter den vielen Gestorbenen, mit weggetragen worden. Unglücklicherweise kamen diese Verwundeten so häufig, daß ich weder Zeit, und noch weniger Gelegenheit hatte, sie gehörig zu eröffnen.

Ich habe verschiedene gehabt, denen die Kugel über einen Theil der Brust weggegangen war, aber nur die fleischigten Theile zerrissen, oder auch wohl eine Ribbe zerbrochen hatte. Diese sind alle in kürzerer oder längerer Zeit geheilet.

Solcher großen zerschmetterten Wunden, wo die Kanonenkugel den Arm aus dem Schultergelenk gerissen, oder die Schulterblätter auf einer, oder beiden Seiten zerschmettert, und eine große Zerreißung der fleischigten Theile verursacht hatte, habe ich leider mehrere gehabt, aber keine geheilet, obgleich verschiedene so Verwundete lange genug unter unsäglichen Schmerzen fortlebten. Dem Einen war der linke Arm aus dem Schultergelenk gerissen, und zugleich das Schulterblatt, so wie die darüber gelegenen Muskeln zerschmettert, und er lebte bis zum dreyzehnten Tage. Diese ungeheure Wunde nun täglich so zu verbinden, daß man seine großen Schmerzen einigermaßen erleichterte, kostete viel Mühe, und mir jedesmal sehr schmerzende Empfindungen. Ach und doch bat dieser so um sein Leben! war nur dann zufrieden und getröstet, wenn ich beym Verbinden war, und zwang mir jedesmal die Versicherung seiner Genesung ab; woran außer ihm kein Mensch in der ganzen Stube glaubte.

Nunmehro werde ich einen Fall, einer veralteten und verwahrlosten Verwundung erzählen.

Fünf und zwanzigste Beobachtung,
einer sehr großen scirrhösen Geschwulst auf dem Rücken, die glücklich ausgeschälet wurde.

Ein Officier, der im siebenjährigen Kriege als Lieutenant bey den Husaren gedient hatte, und, nach Aller Zeugniß, vorzüglich tapfer gewesen war, sechs und funfzig Jahr alt, hatte, im Jahr zwey und sechszig, hinten am Rücken einen Streifschuß mit einer Kanonenkugel bekommen, wodurch ihm die fleischigten Theile, über dem fünften und sechsten Rückenwirbelbein, zerquetscht, auch die Haut verwundet worden war, ohne daß Knochenbrüche oder andere üble Zufälle zugegen waren.

Vermuthlich war er nicht in die Hände des besten Wundarztes gefallen. Man hatte ihm damals viel Salben und Pflaster übergelegt, aber demohngeachtet die Wunde nicht heilen können; vielmehr hatte sich die gequetschte Stelle nach und nach erhoben, war hart geworden, und immer wund geblieben.

Beym erfolgten Frieden wurde er für invalid erklärt, und verabschiedet. Er suchte nun andere Hülfe, und war binnen einem Jahre so weit geheilet, daß sich die Wunde vernarbt, aber die Geschwulst um nichts vermindert hatte. Da sie ihn aber wenig beschwerte, nahm er bey der preußischen Armee als Werbeofficier Dienste, gieng ins Reich, und machte sehr gute Geschäfte.

Die Geschwulst hatte sich aber diese Reihe von Jahren hindurch allmählig vergrößert, verhärtet, und fieng an schmerzhaft zu werden.

Es ward nun wieder ein Wundarzt zu Rathe gezogen, der die Geschwulst durch fressende, wahrscheinlich ätzende Mittel vertreiben wollte.

Die Geschwulst eyterte hierauf stark, ward schmerzhafter, aber auch zugleich größer. Alle Bemühung, sie zu vertreiben, oder wieder zu heilen, war fruchtlos.

Es vergingen wieder mehrere Jahre, bis endlich die Geschwulst so groß und schmerzhaft geworden war, daß er weiter keine Geschäfte versehen konnte.

Er reisete nach Berlin, theils um eine Versorgung zu erhalten, theils um sich heilen zu lassen, fand aber auch hier, nach seiner Erzählung, wenig Trost. Alles was man that, war, ihn palliativ zu behandeln, und ihm Geduld vorzupredigen.

Er wurde indessen immer ärmer, und zugleich kränker; die Geschwulst aber immer größer, schmerzhafter, und die ausfließende Jauche äußerst übelriechend. Doch dies ertrug der standhafte Mann noch, durch die Unterstützung seiner Frau, die ihn sehr gut pflegte, und durch schickliche Arbeit ernährte, ziemlich geduldig, bis die Geschwulst dergestallt zu bluten anfieng, daß das Blut oft gar nicht gestillt werden konnte.

Nunmehro, im Jahre neun und achtzig, wurde ich durch seine Frau gerufen. Ich fand verschiedene Wundärzte beschäftigt, das Blut zu stillen. Bisher war dieses immer durch das Auflegen der Vitriolsäure und einer festen Binde gestillt worden; seit gestern aber hatte man es, vermittelst verschiedener Gehülfen, durch einen beständigen Druck bewürken müssen.

Ich öffnete den ganzen starken Verband, und wurde erstaunt und bestürzt über die ungeheuer große und bösartige Geschwulst. Der Kranke war fast immer in Ohnmacht, und so stark er vordem gewesen war, so abgezehrt fand ich ihn itzt.

Es war also nicht viel zu fragen und zu untersuchen, sondern das Blut, das nun wieder mit erneuerten Kräften ausfloß, mußte schnell gestillt werden.

Ich sonderte einen Teller voll großer schwammigter Auswüchse mit den Fingern nach und nach ab, fand nun in der Tiefe zwey Schlagadern spritzen; durchschnitt diese mit dem Bistouri, und das Spritzen hörte auf, nur floß das Blut noch wie aus Venen aus der Tiefe hervor. Ich drückte diese Stellen mit meinem Finger fest zusammen, und das Bluten hörte völlig auf. Ich legte nun Feuerschwamm auf die Oeffnungen, und darüber trockne Charpie, und füllte damit alle Zwischenräume und die ganze große Wunde aus, legte eine starke Kompresse darüber, und befestigte dies alles durch eine breite, fest angelegte Binde.

Da das Blut völlig stand, rieth ich große Ruhe, tröstete ihn soviel ich konnte, und versprach würklich mehr als ich zu leisten hoffte. Indessen ließ ich zwey Chirurgen vom Möllendorfschen Regiment bey ihm, mit meiner Anweisung, und versprach, ihn diesen Abend wieder zu besuchen. Die Erzählung seiner Geschichte, die ihm so sehr am Herzen lag, verbat ich bis den nächsten Besuch, um ihn nicht zu bewegen; und doch dankte er sowol als seine Frau mir mit Thränen.

Den Abend war kein Tropfen Blut durchgeflossen, und der Kranke, nach einem dreystündigen Schlaf, munter, und voll Muth und Hoffnung. Der Pulsschlag war geschwind und stark, weßhalb ich ihm einen kühlenden Trank, und dergleichen Verhalten ordnete, und die Ruhe empfahl. Seine Geschichte verbat ich bis Morgen, tröstete ihn nochmals, versprach, aus allen Kräften zu helfen, und ließ die Nacht einen Wundarzt bey ihm.

Am Morgen fand ich den Verband ganz rein und fest, daher ich ihn nicht änderte. Der Kranke hatte stark geschwitzt, war aber munter, und das Fieber weit mäßiger. Ich änderte nichts, und verließ ihn schnell.

Den dritten Tag fand ich ihn des Morgens ohne Fieber, munter, und schon auf einem Schemel sitzend, und alles zum Verbande in Bereitschaft. Er glaubte daß ich gleich operiren würde.

Ich fand nun den Verband von Jauche durchnäßt, weßwegen ich ihn öffnete. Die Wunde war sehr groß und tief, und mit einer höchst übelriechenden Jauche angefüllt. Und obgleich kein Blut mehr ausfloß, so waren doch wieder mehrere Hügel einer schwammigten Masse aufgeschossen, wie dies auch täglich nachher erfolgte, und durch nichts zu verhindern war.

Die Geschwulst war einen Fuß lang, fieng übe dem vierten Rückenwirbelbein an, und reichte bis zum dritten Lendenwirbelbein. Sie war in der Mitte fünf Zoll hoch, und hatte in der Ausdehnung zu beiden Seiten sechs Zoll. Die Wunde hatte im Durchmesser vier Zoll, und die Ränder waren aufgeworfen und schwieligt, so wie der übrige Theil dieser Geschulst hart, misfärbig, und würklich scirrhöse. Das Geschwür hatte das Ansehen eines schwammigten Krebses, wofür es auch vor mir von allen Kunstverständigen gehalten, und deswegen jede Radikalkur für unmöglich erklärt worden war. Ich selbst stimmte bey der genauen Untersuchung diesem Urtheil in meiner Seele bey, ob ich dies gleich, dem forschenden Kranken zum Trost, verhehlete.

Ich schaffte wieder das Schwammigte, soviel ich, ohne Bluten zn erregen, konnte, weg, und verband die Wunde trocken.

Der großen Entkräftung wegen, gab ich ihm innerlich die China.

Die drey folgenden Tage entstanden wieder heftige Verblutungen, die ich zwar jedesmal durch das Wegnehmen der schwammigten Auswüchse und der Tampons stillte, aber durch alle Versuche, weder den neuen Blutfluß noch den ungewöhnlichen schwammigten Auswuchs in der Wunde verhüten konnte. Da hierauf natürlich bald ein elender Tod erfolgen mußte, gab ich den dringenden Bitten des Leidenden nach, und versprach ihn zu operiren.

Ich war nun mit seiner Geschichte, so wie mit seiner großen Armuth, bekannt; erzählte dies dem General von Möllendorf, in einer großen Gesellschaft, bey Tische, und da ich die gewünschte Theilnehmung bey dem großen Möllendorf bewürkt hatte, bat ich um Unterstützung dieses so gut gedienten, unglücklichen Mannes, die er auch erhielt. Um ihm aber dauerhafter zu helfen, machte ich an das Oberkriegscollegium eine Vorstellung. Dieses hohe Collegium setzte ihm gleich monatlich sechs Reichsthaler aus, und accordirte ihm nebst seiner Frau, die herrschaftliche Verpflegung in der Charité, und versprach ihm, wenn er geheilt würde, eine anständige Versorgung. Die Freude dieses verlassenen, höchst unglücklichen Mannes, so wie sein und seiner vortreflichen Gattin Dank, läßt sich nur empfinden, aber nicht beschreiben.

Ich legte ihn mit seiner Frau allein in ein großes Zimmer in der Charité, und besorgte seine gehörige Verpfiegung.

Ich zog einige der erfahrungsreichsten Aerzte und Wundärzte zu Rathe, und erhielt allgemein die Meinung, daß die Operation nicht nur nichts fruchten würde, sondern auch gefährlich werden könnte, weil

sie

sie einmüthig glaubten, daß die Geschwulst mit dem Knochen des Rückgrades verwachsen, und daher die Ausschälung, so wie die Blutstillung, nicht möglich wäre: weil sich die zerschnittenen Schlagadern in ihre knöchernen Höhlen zurückziehen würden, und also weder zusammengedrückt noch unterbunden werden könnten. Letzteres schreckte mich nicht ab, weil ich, aus hinreichenden Gründen, das Blut zu stillen hoffte; und ersteres mußte ich vermuthen, schien mir auch wahrscheinlich, aber daher das Uebel auch unheilbar, und dies bestimmte mich zur Operation. Die Geschwulst wegschaffen war meine Sache, war dringend, und konnte von mir geleistet werden. Ob sie in Zukunft wieder wachsen, oder die Operation andere üble Folgen haben würde, konnte ich weder verneinen, noch behaupten, sondern mußte dies abwarten. Ohne Operation war wenigstens, nach Aller Meynung, keine Hülfe, keine Erhaltung des Lebens, kaum Linderung möglich.

Ich bestimmte also den zwanzigsten März, im Jahr neunzig, zur Operation.

Es waren außer den Herren Professoren Selle, Walther, und dem Herrn Generalchirurgus Göre̊cke, viel Aerzte und Wundärzte, und eine Menge Studirende zugegen.

Ich setzte den beherzten, bis auf die Beinkleider entblößten Kranken auf einen Schemmel, mit der Brust gegen die Lehne, damit der Rücken frey gegen das Licht gekehrt, und die Brust unterstützt war.

Ich nahm ein geballtes, großes Bistouri in die linke Hand, zog mit der rechten die Geschwulst abwärts, und spannte dadurch zugleich die Haut an, und setzte dann das Messer, einige Linien unter der Geschwulst, gerade über dem dritten Lendenwirbelbein von unten, in die gesunde Haut, trennte dieselbe, und vollführte den Schnitt, an der rechten Seite der Geschwulst, immer einige Linien von derselben entfernt, bis oben einige Linien über der Geschwulst; nahm das Messer in die rechte Hand, setzte es unten in den angefangenen Schnitt, und verrichtete auf gleiche Weise den zweyten, dem ersten gleichlaufend, durch die Haut bis oben, so daß zwey halbmondförmige, unten und oben über einander laufende Schnitte, durch die Haut bis ins Zellengewebe gemacht wurden. Alsdann ergriff ich mit den Fingern der linken Hand die unten durchgeschnittene Haut, und verfolgte, mit dem Messer in der rechten Hand, den angefangenen Schnitt, und trennte damit alles Verdorbene vom Gesunden bis oben. Ich bemühte mich freylich, immer mit dem Messer in der Cellulosa zu bleiben, und zu schälen; da dies aber, theils wegen der heftigen Verblutung, theils wegen des zu festen Zusammenhanges mit den Rückenmuskeln nicht immer möglich war; so zerschnitt ich zuweilen die Verhärtung, und verfolgte meinen Weg, um nur zuerst den größten Theil der Verhärtung wegzunehmen. Da die Masse so groß war, so bedurfte ich der Unterstützung mehrerer Wundärzte, die theils die Geschwulst mit abwärts zogen, und anspannten, theils die beträchtlichen durchschnittenen Schlagadern zusammendrückten.

Nach weggenommener Geschwulst ließ ich alle blutende Schlagadern zusammendrücken, und untersuchte die ganze Wunde, nachdem ich sie mit einem Schwamm gesäubert hatte. Ich fand noch verschiedene verhärtete, verwachsene Stellen, die ich mit einem doppelten Haken faßte, und vermittelst des Messers nach und nach wegschnitt.

Die Operation dauerte nur zwey Minuten, und doch war die Verblutung ausserordentlich, größer als ich sie je in einer so kurzen Zeit gesehen habe. Alle Schlagadermündungen, die itzt fast zu bluten aufgehört hatten, wurden mit Feuerschwamm belegt, und die Wunde schnell mit viel trockener Charpie ausgefüllt, mit Wundsalbe bedeckt, und vermittelst langer starker Heftpflaster befestigt.

Bis hieher hatte der Operirte zu Aller Bewunderung keinen Laut hören, keine Bewegung bemerken lassen, aber itzt fieng er an zu würgen, zu winken, und in Ohnmacht zu sinken. Man sprißte ihm Wasser ins Gesicht, worauf er sich erholte, und heftig hustete. Er ward braun im Gesicht, und gebärdete sich fürchteriich, als plötzlich, beym erneuerten Husten, ein harter Körper ausgeworfen wurde. Nun bin ich gerettet, schrie der Operirte, und machte uns auf den ausgeworfenen Körper aufmerksam. Er hatte, ohne etwas zu sagen, vor der Operation eine bleyerne Flintenkugel in den Mund genommen, um darauf zu kauen, und sich den Schmerz zu verbeißen. Am Ende wäre er ohnmächtig geworden, und die Kugel ihm in den Hals gedrungen. Wahrscheinlich ist sie gegen den Schlund gedrungen, hat hier durch ihren Reiz Würgen und Husten erregt, und den Auswurf befördert. Sie war ganz breit gebissen, und konnte daher zum Glück nicht tiefer hinunterfallen. Eine Lehre, daß man auch darauf vor einer Operation zu sehen hat, weil dieser unvorhergesehene Zufall leicht hätte gefährliche Folgen haben können.

Ich legte eine achtfache Kompresse über die verbundene Wunde, und befestigte dieselbe mit einer breiten, langen Cirkulbinde, und brachte den itzt wieder muntern und mit Muth erfüllten Operirten zur Ruhe.

Ob zwar das Blut gegenwärtig völlig stand, so ließ ich doch zwey Wundärzte bey ihm, und empfahl diesen das nöthige Verhalten, und dem Kranken die äußerste Ruhe und Folgsamkeit.

Die Geschwulst wog sieben Pfund und dreyzehn Loth, und war hin und wieder mit knorpelähnlichen Verhärtungen durchflochten.

Am Morgen fand ich ihn im heftigsten Fieber; der Pulsschlag war sehr geschwinde und stark; das Gesicht war hochroth, und die ganze Oberfläche des Körpers triefte von Schweiß. Das Blut war nicht nur durch den ganzen Verband gedrungen, sondern war auch unten ausgeflossen, daher man dies durch einen beständigen Druck, vermittelst der Hände, zu stillen bemüht gewesen war. Dies alles beunruhigte mich sehr, und machte mich betrübt. Er bemerkte dies, und sagte, ob zwar leise und mit einer bewundernswürdigen Gelassenheit: fürchten Sie nichts; ich werde nicht sterben, Gott wird Ihre Bemühung gewiß segnen. Ich säuberte ihn vom Blut, legte frische Kompressen über den alten Verband, und empfahl den Wundärzten, den vorigen Druck gegen die Wunde, sich abwechselnd, fortzusetzen. Innerlich ließ ich die schon vorhin geordnete, kühlende Arzeney, aus Salpeter, Salmiak, Essig, und Oxymel mit Wasser fortnehmen, und säuerlich und kalt trinken, und verbat alles Reden, alles Bemühen, und überhaupt allen weitern Genuß.

Ich verließ ihn mit großer Unruhe und wahrer Betrübniß.

Dergleichen Scenen hat der operirende Wundarzt oft zu erwarten, und daher vermeiden viele solche große Operationen. Gelingt eine wichtige Operation, so macht dies freylich große Freude und Ruhm. Gelingt sie nicht, oder vielmehr, wird sie auch mit aller möglichen Genauigkeit und Geschicklichkeit verrichtet, und die Folgen sind tödtlich; so hat er, außer seiner eigenen Betrübniß, noch wohl Tadel und Nachreden, selbst eigener Kollegen, wenigstens heimlich, zu erwarten. Da ist er denn zu dreist, zu unternehmend gewesen, will alles besser wissen, wie andere, will alles heilen, was unheilbar ist, und was ihm weise Männer vorher verkündigt haben, u. s. w. Hier muß sich der Wundarzt damit trösten, daß seine Absicht gut gewesen ist, daß er Gründe hat, und diese anzugeben weiß, die die Nützlichkeit und Möglichkeit beweisen, und sich mit dem frohen Bewußtseyn trösten, seine Schuldigkeit nach seinem besten Wissen gethan zu haben, und alles Andere ruhig der Vorsicht überlassen.

Mein vornehmstes Geschäft, in dem großen Berlin, ist das Operiren. Es vergeht zuweilen im Monat kein Tag, in dem ich nicht eine oder die andere Operation, zuweilen an einem Tage mehrere, verrichten muß. Ich bin daher fast immer, da ich von Natur so empfindlich und theilnehmend bin, in einer angenehmen oder unangenehmen Gemüthsbewegung, und dem Tadel oder dem Ruhm, dem Bedauren oder der Erhebung vorzüglich ausgesetzt.

Gegen Abend fand ich meinen Operirten fast in den vorigen Umständen; außer daß kein neues Blut durchgedrungen war. Ich erneuerte meine vorigen Anordnungen, und verließ die Charité ruhiger.

Den folgenden Morgen, als den dritten Tag, war das Fieber sehr mäßig; der Kranke, da er nach Mitternacht ruhig geschlafen hatte, war munter und äusserst zufrieden. Und ob zwar etwas von einer röthlichen Feuchtigkeit durchgedrungen war, öffnete ich doch nicht den Verband, sondern ließ alles, sowohl innerlich als äußerlich, bis zum folgenden Tage unverändert.

Ich fand das Fieber noch mäßiger, aber viel Jauche durch den Verband gedrungen. Dieser wurde im Bette geöffnet. Ich fand die ganze große Wunde mit Jauche bedeckt, aber an sich doch größtentheils frisch und rein. Hin und wieder fand ich noch kleine Verhärtungen, die ich vor der Hand der Eyterung und der Natur überließ. Ich füllte, da kein Tropfen Blut ausfloß, die ganze Wunde mit lockerer Charpie aus, zog durch lange Heftpflaster die Haut, von der soviel verloren gegangen war, auf beiden Seiten etwas zusammen, bedeckte alles mit der Wundsalbe, und verband übrigens wie vorhin.

Der großen Entkräftung wegen ordnete ich eine Abkochung von China mit Vitriolsäure, und viel Essigmeth, und noch immer die vorige Ruhe, und strenge Diät.

Ich ließ den Verband wieder bis zum dritten Tage liegen, und fand den Kranken nun fast ganz ohne Fieber, etwas stärker, und voll großer, freudiger Hoffnung.

Er vermochte sich itzt während dem Verbinden auf dem Schemmel zu erhalten. Die Wunde war bis zum Bewundern roth, und mit einem guten weißen Eyter bedeckt. Ich reinigte sie sehr sanft, und nicht völlig, um sie weder zu reizen, noch Schmerzen zu erregen; belegte die ganze Wunde mit feiner, gerade gelegter Charpie, sehr gleich und genau, zog die Haut noch stärker zusammen, bedeckte alles mit Wundsalbe, und befestigte dies durch eine mäßig feste lange Binde.

Von nun an ward die Wunde täglich einmal verbunden, und dem Hungrigen etwas mehr, aber doch leicht verdauliche Kost, in öfteren und kleinen Gaben, und täglich ein Glas Wein zur größten Erquickung erlaubt.

Die Wunde erzeugte nun täglich einen milderen, gutartigeren Eyter, und ward auch auf vorige Weise, durch Verlängerung der Haut, schmäler. Die verhärteten widernatürlichen Stellen wurden ganz roth und frisch, und konnten nur durchs Gefühl wahrgenommen werden. Ich wollte abwarten, was aus ihnen werden würde, und überließ sie daher noch der Natur, verband blos trocken, und im Ganzen wie vorher.

Der Kranke war nun ganz ohne Fieber, hatte große Eßlust, gute Verdauung, und konnte schon lange, zur wahren Erquickung, aus dem Bette aufdauern.

Nach vier Wochen hatte sich die Wunde nicht nur fast auf die Hälfte verschmälert, sondern sich auch in der ganzen Oberfläche derselben eine neue Masse erhoben, die ich, um sie in ihren Grenzen zu erhalten, mit einer schwachen Auflösung des Höllensteins in Wasser, vermittelst eines Pinsels, täglich bestrich. Die kleinen Verhärtungen hatten sich mit dieser Masse vereinigt, blieben aber nicht nur gleich hart, sondern auch vorragend, obgleich roth, und nicht vorzüglich schmerzend.

In der sechsten Woche, da sich die Wunde noch mehr verschmälert, und der Kranke ungemein erholt hatte, betupfte ich die Verhärtungen mit dem Mercurio nitroso. Dies brennte, wie er sagte, wie Feuer. Demohngeachtet wurde es von nun an täglich fortgesetzt.

Nach und nach verzehrte dies die Verhärtungen sehr merklich, so wie die Wunde immer kleiner wurde.

In der siebenten und achten Woche merkte ich einen Stillstand in der Heilung, obgleich keine Verschlimmerung. Ich bestrich nun die ganze Wunde mit dem Mercnrio nitroso. Dies erregte freylich allemal, doch nur auf eine kurze Zeit, Schmerzen, widerstand aber dem Aufschießen der jungen Fleischmasse, und schmolz jene Verhärtungeu sichtbar. Die Haut wurde zugleich, durch Heftpflaster, scharf angezogen, und der Verband fester angelegt.

Dem allen ohngeachtet erfolgte die Heilung von nun an sehr langsam. Es war zu viel Haut, die mit erdorben gewesen war, weggeschnitten. Ich erwartete viel von der Zeit und einer sorgfältigen Bemühung, und änderte daher nichts, außer daß die Wunde itzt täglich zweymal bestrichen und wieder verbunden wurde. Nichtsdestoweniger erfolgte die Heilung sehr sparsam. Der Kranke war nach drey Monat völlig gesund und stark, aber die Wunde noch eine Spanne lang, und drey Zoll breit.

Ich fieng nun an lange Heftpflaster mit breiten Köpfen versehen vom Bauch an zu legen, um dadurch die Haut zu verlängern. Dies wurde noch durch eine vereinigende Binde mit zweyen Köpfen verstärkt. Dies beschwerte anfangs sehr, wurde aber doch, aus Liebe zur Genesung, gestattet, so wie überhaupt die genaueste Folgsamkeit geleistet. Dies fruchtete soviel, daß wir nun binnen acht Tagen eine Verkleinerung bemerken konnten. Es wurde also damit, so wie mit dem Bestreichen mit dem Mercurio nitroso beständig fortgefahren.

Der Kranke bewegte sich nun viel in der Luft; erhielt eine feste Gesundheit, so wie sich die Wunde wöchentlich verkleinerte, und besonders jene Verhärtungen schmolzen.

Den neunten Monat war die ganze Wunde vernarbt, und der Officier völlig gesund.

Er ließ den Fall, meines Abrathens ohngeachtet, nach seiner eigenen Art, folglich sehr unvollkommen, in die Zeitungen setzen, und stand auf allen Straßen, und erzählte seine Geschichte.

Er erhielt bald nachher eine Compagnie unter einem Bataillon in Westphalen, wo er noch recht wohl und glücklich lebt, und sich meiner öfters recht dankbar erinnert.

Schußwunden durch den Bauch habe ich verschiedene gehabt; die Verletzten starben aber bald nach der Verwundung. Andere, bey denen der Schuß nur die fleischigten Theile getrennt hatte, ohne Eingeweide zu verletzen, wurden auf die gewöhnliche Art geheilet. Indessen hatte ich unter diesen eine Verletzung, die, einer besondern Erscheinung wegen, bemerkungswerth ist.

Sechs und zwanzigste Beobachtung, einer Schußwunde in den Bauch, wo die Kugel nach fünf Wochen durch den Mastdarm abgieng.

Ein Soldat vom Regiment von Hollwedel, zwanzig Jahr alt, hatte eine Schußwunde in den Bauch bekommen. Die Kugel war linkerseits, drey Querfinger breit vom Nabel, eingedrungen, ohne daß eine Gegenöffnung, oder die Kugel in den fleischigten Theilen der gegenüberstehenden Seite, bemerkbar war. Ich glaubte daher, daß die Kugel in die Höhle des Bauchs gefallen wäre; erweiterte die Schußöffnung nach oben und unten, und versuche mit den Fingern und einer Zange, ob sie gefaßt werden konnte. Während dieser Untersuchung sagte mir der Verwundete, daß er die Kugel herausgedrückt hätte, und versicherte das so ernstlich, daß ich es glaubte. Indessen hatte er dies wohl blos aus Furcht gethan, wie dies die Folge bestätigte, um mich von der fernern Untersuchung abzuhalten. Ich verband die Wunde trocken, wie gewöhnlich, und behandelte ihn antiphlogistisch.

Einige Tage nachher bemerkte ich einen starken Ausfluß von übelriechenden Feuchtigkeiten, die offenbar aus der Bauchhöhle geflossen waren. Ich legte ihn so, daß die Feuchtigkeiten abfließen konnten, und füllte daher die Wunde nur locker aus.

Er hatte wenig Fieber, schon einigemal ohne alle Beschwerde Leibesöffnung gehabt, und war übrigens munter.

Der Ausfluß jener Feuchtigkeiten dauerte mehrere Tage, verminderte sich endlich nach und nach, und so erfolgte die Besserung der Wunde. Auch war er nun ganz ohne Fieber, und ohne alle Zufälle.

Ich legte auf beiden Seiten der Wunde zwey graduirte Kompressen, und befestigte diese, vermittelst einer vereinigenden Binde, auf zwey Köpfen gewickelt, um die Wundlefzen näher zusammen zu halten, und die Heilung zu befördern.

In der vierten Woche klagte er über Schmerzen im Leibe, auch war der Bauch etwas gespannt. Ich schloß das er zu viel gegessen hätte, und ordnete zuvörderst Rhabarber und Weinsteinrahm, und auf den andern Tag ein Brechmittel.

Er hatte einigemal stark abgeführt, befand sich am Morgen völlig besser, und ohne alle Schmerzen, so wie denn auch der Bauch wieder schlank war; weßwegen ich weiter nichts ordnete.

Die Wunde hatte itzt wenig und guten Eyter, und neigte sich zur Heilung.

In der fünften Woche zeigte er mir des Morgens eine eiserne Flintenkugel, die ihm die Nacht beym Stuhlgange herausgefallen wäre. Ich bezweifelte dies, um so mehr, da er mir schon vorher von der ausgedrückten Kugel erzählt hatte, und glaubte nun beides nicht. Indessen hatte er Zeugen. Da er in der Nacht einen Durchfall mit Leibschmerzen bekommen, und deßwegen nicht hinausgehen wollen, hätte er dem Aufwärter um das Steckbecken gebeten. Dieser hätte es ihm gereicht, und die Operation abgewartet. Er hätte lange unter Schmerzen stark pressen müssen, worauf etwas mit einem klingenden Schall in das zinnerne Becken gefallen wäre. Dies hätte, nebst ihm, der Aufwärter und ein Nebenkranker deutlich gehört, das Becken untersucht, und die Kugel gefunden. Jetzt bekannte er, daß er vorher keine Kugel herausgedrückt, auch immer einen drückenden Schmerz im Bauch gefühlt, sich aber vor Arzeneyen und Schneiden gefürchtet, und deßwegen geschwiegen hätte. Der Mensch war zu jung und zu dumm, als daß ich ihn eines Betrugs fähig halten konnte, ob es mir gleich unbegreiflich bleibt, wie die Kugel, ohne sichtbare Zufälle zu bewirken, in den Darmkanal gekommen, so lange ruhig darin gelegen, und endlich ohne Schaden abgegangen ist.

Die Wunde besserte sich täglich, und vernarbte sich in der achten Woche völlig. Der junge Mensch trug seine Kugel als eine Reliquie bey sich, zeigte sie jedermann, mit der Geschichte begleitet, und gieng in der zehnten Woche völlig geheilet zum Regiment.

Sieben und zwanzigste Beobachtung,

einer hartnäckigten Harnverhaltung, wegen welcher die Blase, vermittelst des Troikars, viermal durchbohrt, und der Harn abgeleitet wurde.

Ein Kammerrath, der noch in Berlin lebt, funfzig Jahr alt, von starker Leibesbeschaffenheit, und guter Gesundheit, hatte sich im Sommer, im Jahr neunzig, stark bewegt, und den nämlichen Abend Schmerzen im Bauch und in der Harnröhre, und bald nachher starkes Drängen zum Harnen empfunden. Dieser Schmerz vermehrte sich sehr bey der Bemühung zu uriniren, daher er nicht im Stande war, die Blase völlig auszuleeren. Da er bald darauf einen starken Frost bekam, verordnete er sich selbst trockene warme Umschläge über den Bauch, und legte sich zu Bette. Einige Stunden nachher bekam er große Hitze und

Schweiß, worauf er freyer, aber doch nicht ohne Schmerzen, harnen konnte.

Er schlief hierauf abwechselnd, trank dazwischen viel, und wartete den Schweiß ab.

Am Morgen war es ihm ohnmöglich, einen Tropfen Urin zu lassen, so großen Drang er auch dazu fühlte.

Er schickte gleich zu seinem gewöhnlichen Wundarzt. Dieser, ein geschickter und erfahrner Mann, kam bald, und brachte ihm den Katheter in die Blase, und leitete anderthalb Maaß dunkelrothen Harn ab. Er schien ihm blutig, weßwegen er ihn in dem Gefäße genau untersuchte, und nun den Harn überhaupt mit Blut vermischt fand. Dies schien ihm bedenklich, und er schlug deßwegen einen Arzt vor. Da sich aber dieser sonst so gesunde Mann itzt völlig erleichtert fühlte, verbat er es.

Der Wundarzt verordnete ihm die hier so allgemein eingeführte und beliebte Saturation, die aus Austerschaalenpulver, Citronensäure bis zur Sättigung, und Wasser besteht, und über den Bauch und die Geburtstheile warme, nasse Umschläge, und die Einreibung des flüchtigen Liniments.

Gegen Mittag floß der Harn mit viel Drängen und unter Schmerzen, und mit Blut vermischt, sparsam ab, gegen Abend aber erfolgte kein Tropfen. Nun ward der Harn abermals durch den Katheter geleitet.

Diese Nacht wurde sehr unruhig und unter noch heftigern Schmerzen in der Nierengegend zugebracht. Bey dem stärksten Drängen floß kein Tropfen Urin, und der Katheter konnte nicht mehr eingebracht werden.

Dies alles erzählte mir am Morgen der Wundarzt, und bat mich, mit ihm zu kommen.

Ich fand den Kranken in einem heftigen Fieber, den Puls geschwind und hart, und die Schmerzen in der Nierengegend und im ganzen Bauch fast unerträglich. Den Bauch fand ich angespannt, und besonders über den Schaambeinen ausgedehnt und schmerzhaft, wobey ich die stark ausgedehnte Blase fühlen konnte.

Ich sah hier deutlich ein heftiges Entzündungsfieber, und eine offenbare Entzüudung der Nieren.

So sehr er mich bat, den Katheter anzuwenden, so rieth ich doch erst einen Aderlaß, um jenen sicherer einführen zu können. Ich ließ gewiß zwanzig Unzen Blut aus der Ader am Arm fließen, ohne daß die geringste Anwandelung zur Ohnmacht erfolgte. Indessen glaubte sich der Kranke erleichtert. Das Blut war sehr dick, und bald zeigte sich eine starke Speckhaut darauf.

Nunmehr führte ich den Katheter mit allerl Vorsicht ein, und war auch so glücklich, ein großes Nachtgeschirr voll röthlichen Urins abzuleiten. Der Kranke war völlig erleichtert, und hielt sich nun für geheilet.

Ich rieth ihm, ruhig im Bette zu bleiben, ordnete ihm einen Trank aus Salpeter, Citronensäure, Essigmeth, und Wasser, öfters eine Tasse voll, und zum Getränk Gerstenwasser mit Citronensäure, und gleich ein Klystier, weil er beständigen Stuhlzwang hatte, ohne etwas los werden zu können.

Den Nachmittag fand ich ihn in den nämlichen Umständen, ob er sich gleich erleichtert glaubte. Nach dem Klystier war eine ergiebige Darmausleerung erfolgt, auf welche er einige Stunden geschlafen hatte.

Ich fand indessen den Puls noch eben so hart und geschwind wie vorher, und den Schmerz in der Gegend der Nieren und der Blase gleich groß; obgleich zu verschiedenen malen etwas Urin mit Blut vermischt ausgetröpfelt war.

Ich öffnete die Ader, und ließ gewiß wieder sechszehn Unzen Blut ab. Hierauf erfolgte eine leichte Ohnmacht, und bald nachher ließ er zwey Tassen voll dicken, röthlichen Urins mit vieler Erleichterung ab.

Ich hatte gleich die Umschläge und Schmierereyen weggelassen, und ordnete wieder ein Klystier aus Camillenblumen, Oel und Honig, das auch wieder bald nachher, mit Koth vermischt, abgeflossen war.

Den Abend hatten sich die Schmerzen sehr vermindert, auch fand ich den Puls weniger hart und geschwind, hingegen den Durst und den Drang zum Harnen groß, ohne einen Tropfen los werden zu können. Da er viel getrunken hatte, war die Blase gewaltig ausgedehnt. Ich führte deßwegen den Katheter mit aller Leichtigkeit wieder ein; aber kein Tropfen Urin floß ab, ich mochte ihn drehen und bewegen wie ich wollte. Ich zog die Röhre heraus, und fand die Oeffnung mit geronnenem Blute angefüllt; woraus ich natürlich schloß, daß geronnenes Blut in der Blase befindlich sey, und die Röhre verstopft hätte. Ich säuberte sie, und führte sie eben so leicht, wie vorher, ein, aber auch mit dem nämlichen schlechten Erfolg. Nun war der sonst beherzte Kranke der Verzweiflung nahe, weil er das Platzen der Blase befürchtete.

Da ich vorbereitet war, hatte ich den Fleuranschen Troikar bey mir, und machte ihm die Anwendung desselben auf die sanfteste Art begreiflich. Er willigte freudig ein.

Die stark ausgedehnte Blase ragte sehr im Mastdarm vor. Um dies noch zu verstärken, ließ ich der Wundarzt mit der Hand über der Schaamgegend noch sanfte drücken. Ich ließ den Kranken über eine Matratze auf den Tisch dergestallt legen, daß der Damm, so wie der Mastdarm, frey waren; ich führte zwey Finger der linken Hand mit Oel befeuchtet in den Mastdarm, setzte sie auf den gespanntesten Theil der Blase, und stieß zwischen jenen den Troikar tief ein. Ich ergriff nun mit der linken Hand die Röhre, um sie fest zu halten, und zog den Troikar mit der rechten aus, und sogleich floß der Harn mit viel Blut vermischt aus. Ich verstopfte die Röhre mit einem kleinen Pfropfen, band sie, vermittelst der schon an der Röhre befindlichen Bänder, indem ich diese um den Unterleib wikkelte, fest und unbeweglich. Ueberdem legte ich über die aus dem After vorragende Röhre eine Kompresse, und befestigte diese mit der Tebinde, um die Röhre noch fester zu halten, und das Ausfallen zu verhüten. Da das Blut noch eine starke Speckhaut hatte, ließ ich noch acht Unzen ab.

Der Kranke glaubte sich nun völlig gesund, indessen behielt er doch auf mein Zureden die Nacht den Wundarzt bey sich.

Um Mitternacht drängte ihn der Urin; der Zapfen wurde ausgezogen, der Harn frey abgelassen, und die Röhre wieder verstopft, und wie vorher befestigt.

Gegen Morgen hatte er Stuhlgang, und die Röhre fiel, aller Vorsicht ungeachtet, aus, und konnte nicht wieder durch die vorige Oeffuung eingebracht werden. Ich fand ihn deßwegen am Morgen sehr ängstlich, obgleich seine Schmerzen gänzlich nachgelasfen hatten, auch der Puls weich, und das Fieber sehr mäßig war.

Ich versuchte auch die Röhre wieder einzubringen, aber vergeblich, so wie auch, zu meiner Verwunderung, kein Tropfen Urin aus der gemachten Oeffnung floß, obgleich die Blase wieder sehr ausgedehnt war. Ich versuchte den Katheter, brachte ihn auch leicht ein aber kein Tropfen Urin floß, auf alle nur mögliche Wendungen der Röhre und des Körpers, aus. Ich entschloß mich daher, den Troikar wieder auf die vorige Weise durch den Mastdarm in die Blase zu stoßen. Der Urin floß gleich frey ab, und mit demselben noch immer Blut. Ich befestigte die Röhre mit aller Vorsicht, wie vorhin, und noch stärker, und bat den Wundarzt, ihn doch nicht zu verlassen, welches auch geschah.

Der Fall war mir doch bedenklich, und noch nicht vorgekommen, weßwegen ich um ein Consilium bat, welches der Kranke, der sich nun wieder geheilt glaubte, durchaus nicht einwilligte.

Ich befragte inzwischen jeden praktischen Arzt und Wundarzt, den ich nur ausfinden konnte, um seine Meynung, insbesondere, ob es nicht besser sey, wenn die Röhre wieder ausfallen sollte, die Blase über den Schaambeinen an der vordern Fläche zu punktiren? Dies ward allgemein verworfen. Der Eine fürchtete eine Verblutung, der Andere, daß der

Urin ins Zellengewebe des Bauchs austreten würde, und dergleichen mehr. Ueberhaupt fürchtete man das öftere Durchboren der Blase, und rieth mir das Ausziehen des Urins aus der Harnröhre mit einer Spritze, Ich wendete zwar ein, daß sich in deren Oeffnung auch wohl Blut setzen, und das Ausziehen verhindern könnte; allein man glaubte dieses nicht, weil die Oeffnung größer, wie die des Katheters, wäre, welches mir auch einleuchtete. Ich hatte nun eine Spritze vom Herrn Professor Walther, und noch eine vorzüglichere von Herrn Theden, und fuhr damit gegen Abend getrost zu meinem Kranken.

Ich fand was ich befürchtet hatte. Der beständige Stuhlzwang, der natürlich durch die im Mastdarm befindliche Röhre verursacht wird, nöthigte ihn zum Stuhlgange, und so glitschte die Röhre heraus. Ich habe hieran nie gedacht, und vordem auch keine Erfahrung davon gehabt. Aber die Sache ist natürlich, so böse ich auch auf den Wundarzt war. Ist die Blase ausgeleert, so fällt sie zusammen, und entfernt sich vom Mastdarm, und nur ein kurzer Theil der Röhre bleibt in der Blase. Wird nun der Mastdarm plötzlich nach einer vorigen Ausdehnung, wie beym Stuhlgehen, zusammengezogen, so glitscht die Röhre leicht aus. Nur das ist mir unbegreiflich, daß man weder die Oeffnung finden kann, noch daß kein Harn aus dieser beträchtlichen Oeffnung ausfließt. Hiebey muß ich zugleich erinnern, daß mein Troikar noch stärker und länger wie der Fleuransche, und folglich die Röhre auch weiter ist, welches hier wohl zu statten kam.

Ich versuchte nun meine Spritze, konnte besonders die Thedensche, obgleich nicht ohne Schmerzen zu erregen, durch die Harnröhre in die Blase bringen, aber auch nicht einen Tropfen Urin aus der so sehr damit angefüllten Blase ausziehen.

Ich brachte also wie vorhin den Troikar wieder durch den Mastdarm in die Blase, und zog den Urin völlig ab. Er schien mir weniger gefärbt, obgleich noch immer kleine Blutkügelchen darunter waren. Die Röhre wurde nun mit aller Mühe und Kunst befestigt, daher der Kranke das Ausfallen für unmöglich hielt.

Da das Fieber sehr mäßig war, und ich etwas Krampfhaftes zu bemerken glaubte, ordnete ich ihm für die Nacht einen Gran Mohnsaft, theils um Ruhe zu schaffen, theils um den Reiz im Mastdarm, und den Stuhlgang zu verhüten.

Demohngeachtet fand ich meinen Kranken den Morgen bey meinem Eintritt entsetzlich wehklagend, weil die Röhre wieder ausgefallen, nnd die Blase so voll wäre, daß er es nicht mehr ertragen könnte; er bäte daher um Errettung oder um den Tod. Ich brachte gleich den Harnableiter, eben so fruchtlos wie vorher, in die Blase, entschloß mich aber nun gleich, diese über den Schaambeinen zu durchboren; worin mein Leidender mit Freuden einwilligte.

Ich setzte ihn auf einen Stuhl, fühlte ganz deutlich die ausgedehnte Blase, und stieß den langen, weiten Troikar, die ausgehöhlte Fläche nach unten gekehrt, einen halben Zoll über der Schaambeinvereinigung, zwischen den pyramidenförmigen Muskeln, etwas schräg, von oben nach unten, in die Blase. Sogleich floß der Urin aus. Wir stopften die Oeffuung zu, und befestigten die Röhre, vermittelst der Bänder, um den Leib und die Schenkel. Dies ging besser. Der Kranke hatte alle drey Stunden seinen Pfropfen ausgezogen, und den Harn abfließen lassen, und erzählte mir dies mit einer wahren Seelenfreude.

Sein Befinden war gut, das Fieber sehr gelinde, und die Schmerzen fast unmerklich. Ich rieth ihm ein Klystier, und behandelte ihn noch antiphlogistisch.

Nach einigen Tagen erschien der Harn wieder dunkelrother, und war auch mit kleinen Blutklumpen vermischt, demohngeachtet floß er durch diese weitere Röhre, so oft man den Pfropfen auszog, frey ab. Nur aus der Harnröhre floß, weder nach den wiederholten Versuchen des Kranken, noch nach den meinigen, vermittelst des Katheters, kein Tropfen Urin aus. Ich schloß daher, daß das in die Blase ergossene Blut noch immer gerinne, und die Harnröhre, so wie den eingebrachten Catheter, verstopfe, und war daher bedacht, diese Blutabsonderung aus den Nieren zu heben. Ich wählte hierzu den innern Gebrauch des Alauns. Ich lösete in einem Maaß Molken, durch Weinsteinrahm bereitet, zwey Quentchen Alaun auf, und ließ dies täglich nach und nach austrinken. Da dies keine Unbequemlichkeit verursachte, vielmehr behagte, verstärkte ich es, so daß der Kranke nach acht Tagen täglich ein Loth Alaun in einem Maaß Molken ohne alle Beschwerde verschluckte. Während dieser Zeit hatte sich der Kranke sehr erholt; hatte gar keine üble Empfindung, gute Eßlust, und ruhigen Schlaf; nur daß der Harn auf keine Weise durch den natürlichen Weg abgeleitet werden konnte, ob er itzt gleich blässer und mit weniger Blut vermischt war. Der Kranke versuchte jedesmal, vor der Eröffnung der Röhre, durch Drängen den Harn abzulassen, aber vergeblich. Da er ihn aber ohne alle Beschwerde aus der Röhre nach Willkühr abfließen lassen konnte; so beunruhigte ihn dies nicht, und hielt auch mich ab, den Katheter öfterer einzuführen, um nicht unnöthig Reiz zu verursachen.

Die Alaunmolken wurden auf die letztbeschriebene Art fortgebraucht. Der Kranke ging dabey mit seiner wohlverstopften und angebundenen Röhre umher, verrichtete seine Geschäfte in der Stube, und nahm an Kräften zu, ob er gleich äußerst mäßig lebte.

Nach sechs Wochen, den drey und vierzigsten Tag nachdem die Blase über den Schaambeinen durchbohrt, und die Röhre eingebracht worden war, floß des Morgens beym Erwachen der Urin ganz frey aus der Harnröhre, und von nun an, beständig ohne Beschwerde ab. Demohngeachtet ließ ich die Röhre noch zwey Tage in der Blase, um abzuwarten, ob der Harn auch immer auf dem natürlichen Wege abfließen würde.

Nach dieser Zeit zog ich die Röhre über den Schaambeinen aus der Blase, nachdem der Kranke den Urin durch die Harnröhre abgelassen hatte. Ich mußte die Röhre mit einiger Gewalt ausziehen, so fest war sie von den fleischigten Theilen eingeschnüret, so wie sie auch, so weit sie in der Blase gesteckt hatte, schwarz gefärbt war. Einige Tropfen Harn flossen aus dieser Hautöffnung. Ich bedeckte sie mit trockener Charpie, und einem stark klebenden Pflaster. Den andern Tag fand ich, außer einem Tropfen Eyter, keine Feuchtigkeit in der Wunde; ich verband sie wie gestern, da denn den dritten Tag die völlige Vernarbung erfolgte. Nicht die geringste Unbequemlichkeit blieb zurück. Der Kranke ließ den Urin wie in seinen vorigen gesunden Tagen, gebrauchte noch acht Tage zur Vorsorge die Alaunmolken, und wurde und blieb völlig gesund. Ein halbes Jahr nachher bekam er wieder eine Harnverhaltung mit Schmerzen in der

Nierengegend. Ich leitete den Urin durch den Katheter ab, ließ zur Ader, ordnete eine Abführung, und nachher wieder die Alaunmolken. Hierauf floß der Harn wieder gehörig. Seit der Zeit hat er keine ähnliche Anfälle gehabt; läßt aber seiner Vollblütigkeit wegen alle halbe Jahr zur Ader, und befindet sich dabey sehr wohl.

Acht und zwanzigste Beobachtung,

einer Harnverhaltung, weßhalb die Blase zweymal vermittelst des Troikars durchbohrt wurde.

Ein Königlicher Bedienter, sechs und funfzig Jahr alt, sehr magerer, empfindlicher, schwächlicher Leibesbeschaffenheit, hatte in seinen letztern zehn Lebensjahren öfters Urinverhaltungen erlitten, war davon immer wieder durch mancherley innere und äußere Mittel befreyet worden, obgleich seit dieser Zeit der Harn nie ganz frey, sondern nur sparsam, oder vielmehr tropfenweise abgeflossen war. Unter seinen damaligen Aerzten hatten einige die Ursache für Hemorrhoidalbeschwerden, andere für einen Blasenstein gehalten. Eine venerische Ursache konnten sie nicht annehmen, weil der alte glücklich verheirathete Mann hartnäckig leugnete, jemals angesteckt worden zu seyn.

Den fünf und zwanzigsten Julius, im Jahr fünf und neunzig, vermochte er, nach einer starken Abendmahlzeit, abermals nicht zu harnen, so großen Drang er auch dazu fühlte. Es wurde der Herr Regimentschirurgus Schöning gerufen, der sogleich den Harnableiter versuchte, solchen aber, nach vieler Bemühung, nicht in die Blase bringen konnte. Er rieth nun warme Bäder, Klystiere, und mancherley recht zweckmäßige Mittel, und zog den hier in Garnison stehenden Regimentschirurgus, Herrn Mönnich, mit zu Rath. Auch dieser wendete die besten Mittel an, um den Harnfluß zu befördern, aber ohne allen Erfolg, weßwegen ich den folgenden Tag gegen Abend zugezogen wurde.

Ich fand den Kranken schlafend, und in dem stärksten Schweiß. Man erzählte mir, daß er diesen ganzen Tag ein heftiges Fieber, große Schmerzen in der Dammgegend, und keine Leibesöffnung gehabt hätte, auch mitunter verwirrten Verstandes gewesen wäre; daß er nun aber bereits drey Stunden fest geschlafen, und seit der Zeit stark geschwitzt hätte. Ich untersuchte den Puls, und fand ihn sehr geschwind, aber weich und mäßig groß. Er erwachte bey dieser Untersuchung, und fand sich sehr erleichtert, fühlte besonders weniger Harndrang. Die Zunge war sehr unrein, und mit einem bräunlichen Schleim bedeckt; der Bauch hingegen wenig aufgetrieben, und nur über den Schaambeinen etwas gespannt, und beym Druck empfindlich. Ich hielt dies natürlich für die ausgedehnte Blase, ob ich sie gleich nicht durchs Gefühl unterscheiden konnte. Den größten Schmerz klagte er in der Harnröhre, und besonders in der Dammgegend; beym gelindesten Druck gegen diese Theile ward der Schmerz erhöht, und es erfolgte etwas Blut aus der Harnröhre, wovon auch schon vorher verschiedemal etwas abgeflossen war. Unter diesen Umständen wagte ich es nicht, den Harnableiter zu versuchen. Und da sich der Kranke seit dem starken Schweiß sehr erleichtert fühlte, so wollte ich dessen Würkung erst abwarten, und verschob daher jenen Versuch und den Blasenstich. Da aber eine große Darmunreinigkeit sichtbar war, rieth ich noch Klystiere und antiphlogistische Abführungen, und über die Geburtstheile und den Bauch Oeleinsalbungen und warme Umschläge.

Die Nacht waren drey starke, äußerst stinkende, bräunliche Stühle, aber noch kein Tropfen Harn erfolgt.

Ich fand den Kranken etwas munterer, den Schweiß gelinder, und das Fieber mäßiger. Auch fühlte er keinen zu großen Drang zum Harnen, und verbat daher noch den ihm vorgestellten Blasenstich.

Ich ließ noch mit den vorigen inneren und äußeren Mitteln fortfahren.

Diesen Nachmittag um fünf Uhr war der Kranke wieder mehr beängstigt, auch der Drang zum Harnen stärker, ob er gleich noch einige flüssige Stühle gehabt hatte. Der Puls war geschwind und klein; der rechte Hode geschwollen, und die Haut roth; diese Röthe und gelinde Geschwulst erstreckte sich über den Bauchring bis über die Schaambeinfügung. In dem Damm, in der Gegend des Isthmus, fand ich eine harte Geschwulst, wie eine welsche Nuß groß, und bey der geringsten Berührung äußerst schmerzhaft.

Ich stellte vor, daß nun der Blasenstich höchst nöthig, und nur das einzige Rettungsmittel wäre. Man bat, daß ich doch erst den Harnableiter versuchen möchte. Da ich diesen so sehr oft gebraucht, und ihn größtentheils immer in die Blase gebracht hatte, so gab ich nach, und führte ihn behutsam ein, ob hier gleich, das gestehe ich frey, alle Umstände abrathend waren. Ich brachte den Ableiter mit der größten Leichtigkeit, und ohne Schmerzen zu erregen, bis zum Isthmus. Hier fand ich nicht nur einen ungewöhnlichen Widerstand, sondern der Kranke fühlte auch bey dessen Berührung die empfindlichsten Schmerzen, weßhalb ich von den fernern Versuchen sogleich abstand. Es flossen doch einige Tropfen Blut aus der Harnröhre, wie dies schon vorher mehrmals geschehen war, und gewiß nicht von meiner sanften Anwendung des Instruments hergeleitet werden konnte.

Nunmehro war kein ander Mittel, als der Blasenstich, der mir auch endlich gestattet wurde. Es fragte sich nun, wo dieser Stich am vorzüglichsten anzubringen sey? über den Schaambeinen, oder durch den Mastdarm? Nach meiner vorigen Erfahrung hätte ich gern die erstere Art gewählt. Aber die Haut über den Schaambeinen war entzündet, etwas geschwollen, und schmerzhaft. Auch konnte man hier wahrlich nicht die ausgedehnte Blase wahrnehmen, daher ich hier die Operation nicht nur für mißlich, sondern wohl gar für nachtheilig hielt.

Der Schlüßmuskel des Mastdarms war so stark zusammengezogen, daß ich den in Oel getauchten Finger nur mit Mühe, und nicht ohne große Schmerzen zu erregen, einbringen konnte. Indessen fühlte ich hier, ungefehr zwey Zoll hoch, die ausgedehnte Blase, aber nur in einer kleinen Fläche, ungefehr wie die Spitze eines Hühnereyes, und diesen Theil ungewöhnlich hart. Nach einem starken Druck über den Schaambeinen, wurde das Gefühl der Blase deutlicher, auch die Fläche größer, doch dieser Theil blieb immer härter als ich es sonst bemerkt habe, daher ich auf eine widernatürliche Beschaffenheit der Blase schloß. Herr Mönnich mußte sich von allem diesem durchs eigene Gefühl überzeugen. Da hier aber kein anderes Mittel zur Lebenserhaltung übrig blieb, so entschloß ich mich, an dieser Stelle die Blase zu durchboren. Da aber bey der großen Zusammenziehung des Afters der Troikar nicht ohne jenen zu verletzen auf einem Finger, oder doch nicht, ohne die scharfe Spitze mit einem andern Finger zu bedecken, mit Sicherheit in den Mastdarm geführt werden konnte; so brachte ich, nebst dem Zeigefinger auch den Mittelfinger der linken Hand, unter großem Geschrey des Kranken, ein. Da diese Ausdehnung aber eigentlich nichts schadet, und dadurch der Blasenstich doch sicherer gemacht wird, so bringe ich jedesmal zwey Finger in den Mastdarm, und führe zwischen diesen die Spitze des Troikars, durch die rechte Hand sanft vorwärts schiebend, um weder meine Finger noch den Mastdarm zu verletzen, bis an den ausgedehnten Theil der Blase. Hier lenkte ich mit meinen beiden Fingerspitzen das Instrument gegen den vorragenden gespannten Theil, und stieß jenes mit der rechten Hand vorwärts, und etwas nach oben, durch deu Mastdarm in die Blase. Sobald diese Theile durchbort sind, fühlt der Kranke keinen Schmerz mehr, und der Wundarzt den aufgehobenen Widerstand, daher dieser nun das Instrument leicht tiefer, und etwas gegen die Schaambeine drehend, mit aller Sicherheit einführen kann, und nicht Gefahr läuft, die gegenüberstehende Wand der Blase zu verletzen. Eben so machte ich es

hier

hier auch, und ob mir schon der Koth über die eingeführten Finger floß, so hinderte mich dies doch nicht, das Instrument einzuführen. Ich ergriff nun mit der linken Hand den äußern breiten Theil der Röhre, fest in die Blase drückend, und zog mit der rechten den Troikar aus. Sogleich stürzte der Harn aus der Oeffnung. Er war dunkelbraun, ohne Blut und Eyter, und betrug ungefehr drey Maaß. Ich verstopfte die Oeffnung mit einer Federpose, und befestigte die Röhre durch Bänder um die Schenkel. Ueberdem füllte ich den ganzen Raum zwischen den Hinterbakken durch graduirte Kompressen aus, und befestigte diese, vermittelst der Tebinde, um den Leib. Dies ist durchaus nothwendig, weil anders die Röhre nicht gehörig befestigt werden kann. Sonderbar war es, daß hier der Harn neben der Röhre auströpfelte, und unaufhörlich aus dem After floß, welches viele Beschwerden verursachte. Ueber die Geschwulst des Hoden u. s. w. wurde das Goulardische Bleywasser gelegt. Um diese Entzündung zu zertheilen, und der künftigen vorzubeugen, wurden dem Kranken zwölf Unzen Blut aus der Ader gelassen, das auch mit einer weißen Rinde überzogen war. Innerlich wurde ein kühlender Trank geordnet, und der häufige Genuß des Wassers und schleimigter Feuchtigkeiten empfohlen.

Der Kranke hatte eine recht ruhige Nacht und noch zwey Stühle gehabt. Das Fieber war sehr mäßig, die Zunge reiner, und das Befinden im Ganzen gut. Da der Harn beständig abgeflossen war, tröpfelte nur etwas davon aus der geöffneten Röhre. Aus der Harnröhre konnte man nur einige Tropfen Eyter ausdrücken, deßfalls Süßmandelöl eingespritzt wurde. Die Geschwulst des Damms und Hodensacks war unverändert.

Den folgenden Morgen, als den neun und zwanzigsten Julius, hatte sich weiter nichts verändert, als daß der Kranke nun völlig ohne Fieber, und recht munter war, auch Eßlust hatte.

Dieser Zustand dauerte bis zum ein und dreyßigsten Julius. Der Harn war immer neben der Röhre abgeflossen, der Kranke wohl, konnte zuweilen aufsitzen, hatte, außer in der Geschwulst, gar keine Schmerzen, und große Eßlust. Nur flossen, zur größten Unbequemlichkeit, öfters, bald nach jedem Genuß, flüßige Excremente ab, welches ich von dem Reiz, den die Röhre im Mastdarm verursachte, herleitete.

Diesen Morgen war beym Umbetten die Röhre ausgefallen. Demohngeachtet floß der Harn durch die Oeffnung der Blase aus dem After ab, aber noch kein Tropfen aus der Harnröhre.

Wir legten nunmehro öfters warme Breyumschläge über die äußere Geschwulst und die Geburtstheile, und ordneten mancherley harntreibende Mittel. Es erfolgte hierauf auch öfters ein starker Drang zum Harnen, aber nie ein Tropfen Urin.

Den folgenden Tag hatte sich die Geschwulst im Damm, und in der rechten Seite des Hodensacks, bis weit über den Bauchring, nicht nur sehr vergrößert, sondern sie war auch entzündeter, sehr schmerzhaft, und schien eine Feuchtigkeit zu enthalten. Ich schloß, daß vielleicht durch den ersten Versuch des Harnableiters eine Entzündung, und nachher eine Oeffnung im Isthmus entstanden, durch welche der Harn gedrungen, und ins Zellengewebe ausgetreten sey; wenigstens konnte ich keine andere Ursache dieser so großen Geschwulst ergründen.

Bis zum vierten August blieb fast alles in den nämlichen Umständen. Wir verließen den Kranken diesen Abend recht munter, außer daß er über Schmerzen in der Geschwulst klagte, und daß der Harn noch immer nicht durch den natürlichen Weg abgehen wollte, sondern beständig durch den After allmählig abfloß.

Den folgenden Morgen wurden wir früh gerufen, und fanden den Kranken äußerst beängstigt. Es war die ganze Nacht kein Tropfen Harn, weder aus dem After, noch aus der Harnröhre geflossen, obgleich der Drang zum Harnen groß, und zugleich der Schmerz in der Geschwulst fast unausstehlich war. Wir untersuchten sie, und fanden solche noch viel erhabener, die Haut purpurroth und glänzend. Diese Röthe und Geschwulst hatte sich noch höher über die

Schaambeine, fast bis zum Nabel ausgedehnt. Nach mancherley Untersuchungen und Betrachtungen schien mir endlich die Ursache der Geschwulst einzuleuchten. Es war mir wahrscheinlich, daß der Harn, der vorher immer neben der Röhre ausgetröpfelt war, sich könne ins Zellengewebe, zwischen der Blase und dem Mastdarm ergossen, und erst jene Ausdehnung im Damm und endlich höher herauf, verursacht haben. Anfangs geschah dies geringe, und die Geschwulst vergrößerte sich nur wenig; sobald aber die Röhre ausfiel, und sich die Oeffnung im Mastdarm schloß, und die in der Blase vielleicht noch offen blieb, floß mehr Harn ins Zellenwebe, und die äußere Geschwulst wuchs in der einen Nacht bis zur beschriebenen Größe. Diese Vermuthung wurde dadurch bestätigt, daß sich nach einer zweyten Durchbohrung der Blase jene Geschwulst verminderte. So sehr mich dies, in Ansehung der Harnröhre, die ich nun für unverletzt hielt, beruhigte, so sehr besorgte ich, daß dies mancherley üble Folgen haben, und einen üblen Ausgang verursachen könnte. Indessen war hier weiter nichts zu erwägen, als schleunig den Ausfluß des Urins zu befördern. Von dem Stich durch den Mastdarm befürchtete ich gleiche Folgen, und keine dauerhafte Hülfe, weil nicht nur die Röhre durch den Mastdarm schwerer in der Blase erhalten werden kann, sondern weil der Harn auch durch die am untersten Theil der Blase gemachte Oeffnung unaufhörlich abfließt, und daher die Blase nie sehr ausgedehnt werden, und folglich kein Trieb zum Harnen entstehen kann. Ich entschloß mich daher, die Blase über den Schaambeinen zu durchbohren. Ich glaubte, das der Stich durch die entzündete Geschwulst eben keine üblen Folgen verursachen könne, weil sie höchst wahrscheinlich ihren Sitz nur in der äußern Haut und im Zellengewebe hätte. Ich legte den Kranken queer über ein Bette, führte meine beiden Finger der linken Hand in den Mastdarm, und drückte damit gegen den ausgedehnten Theil der Blase, um sie zu erheben, und stieß mit meiner rechten Hand den Fleuranschen Troikar, einen halben Zoll über der Schaambeinfügung, zwischen den Pyramidalmuskeln, durch die entzündete Geschwulst, welches freylich mehr wie gewöhnlich schmerzte. Ich führte nun das Instrument leichter, und ohne Schmerzen zu erregen, tiefer ein, und war verwundert, daß ich keinen Widerstand fand. Ich führte es noch tiefer, fast seiner ganzen Länge nach, nahe hinter der innern Fläche der Schaambeine nach unten ein, und fand nun einen harten Gegenstand, welches natürlich nichts anders als die ausgedehnte Blase seyn konnte. Ich stieß mit einiger Stärke das Instrument tiefer, und fühlte einen starken harten Widerstand, ohne ihn durchdringen zn können; ich verstärkte den Druck, und der

Körper widerstand abermals und dergestallt, daß wir das Geräusch, welches das gegen den harten Körper gedrückte Instrument verursachte, hören konnten. Ich hielt nun die vordere Fläche der Blase für scirrhös, und wagte es nicht, das Instrument noch stärker einzustoßen, sondern zog es wieder heraus. Aus der Hautöffnung floß beynahe ein Eßlöffel voll blutiger, stinkender Jauche. Dies erschreckte mich, und ich befürchtete die übelsten Folgen, Entzündung, Brand, und den Tod. Indessen war der Kranke äußerst unruhig, und bat um Linderung seiner Quaal, und nur um Erleichterung. Ich führte daher den Troikar zwischen meinen im Mastdarm befindlichen Fingern, und durchstieß ihn und die Blase. Ich ließ wieder ein großes Nachtgeschirr dunkelbraunen, äußerst stinkenden Harn, zur größten Erleichterung des Kranken, ausfließen. Die Röhre befestigte ich noch sorgfältiger, und die obere Wunde belegte ich mit trockener Charpie, und befestigte solche durch ein Pflaster. Ich glaubte, daß sich der Kranke nun verschlimmern, und schwerlich über zwey Tage leben würde. Es erfolgte aber das Gegentheil. Er wurde bald nachher nicht nur beruhigt, sondern das Fieber ließ auch gegen Abend völlig nach, worauf die Nacht ein erquickender Schlaf erfolgte.

Am Morgen des sechsten Augusts war er ganz fieberfrey, munter, und klagte nur über Schmerzen in der vorerwehnten Geschwulst des Hodensacks u. s. w., weßwegen wieder warme Breyumschläge übergelegt wurden. Der Harn floß itzt weniger neben der Röhre aus, und konnte nun österer nach dem ausgezogenen Pfropfen durch die Röhre abgelassen werden. Damit ihn der abfließende Harn weniger beschwerte, wurde er mit dem Hintern auf einen großen Schwamm gelegt, der die Feuchtigkeiten einzog, und öfters erneuert wurde. Aus der Oeffnung über den Schaambeinen flossen nur einige Tropfen Eyter.

Das Befinden des Kranken war einige Tage gut, er hatte Eßlust, Schlaf, und war ohne Fieber.

Den neunten des Morgens bemerkte ich eine weichere Stelle am Hodensack; ich öffnete sie, vermittelst der Lanzette, und es floß würklicher Harn in Bogen aus. Indessen war der Ausfluß zu gering, als daß die Geschwulst sich merklich hätte verkleinern können. Ich legte die Wundsalbe darüber, und über die ganze Geschwulst noch jene Breyumschläge.

Den eilften war die Geschwulst noch größer, und besonders das männliche Glied ungeheuer angeschwollen, und die Schmerzen darin nnerträglich, weßwegen ihm auch die Nacht ein Gran Mohnsaft gereicht worden war. Die Geschwulst war purpurroth, stark gespannt, doch bemerkte ich hin und wieder weiche Stellen darin. Ich öffnete sie an drey Stellen im

Hodensack, und an einer über dem männlichen Gliede. Es floß gewiß ein Maaß Jauche, mit gutem Eyter vermischt, aus. Auch aus der Oeffnung über den Schaambeinen floß viel Jauche, so daß die ganze Geschwulst größtentheils verschwand. Ich bedeckte alles mit der Wundsalbe, und ließ die Jauche täglich einigemal sanft ausdrücken. Der Kranke fand sich hierauf sehr erleichtert, und hatte einen recht ruhigen Tag. Ich ordnete nun bey Tage eine Auflösung des Chinaextracts, und die Nacht, wenn kein Schlaf erfolgte, einen Gran Mohnsaft.

Den folgenden Morgen konnte ich eine große Menge Zellengewebe aus den Wunden ziehen, worauf viel stinkende Jauche, die nach Harn roch, ausfloß, und beynahe die ganze ungeheure Geschwulst, selbst in der Dammgegend und über den Schaambeinen, verschwand. Ich legte blos die Wundsalbe darüber. Ich versuchte nun das Einbringen einer Darmsaite durch die Harnröhre, vermochte sie aber nicht bis in die Blase zu bringen. Sie blieb bis gegen Abend in der Harnröhre liegen, da er sie, weil sie Schmerzen erregte, und er Drang zum Harnen fühlte, auszog, worauf nur einige Tropfen Eyter ausflossen.

Den folgenden Morgen eyterten die Wunden wenig, und die Geschwulst war sehr geringe. Ich versuchte abermals eine Darmsaite, die nach der Länge der Röhre und dem Gefühl des Kranken, unter geringern Schmerzen als gestern, tiefer eindrang. Ich rieth, den Urin ansammeln zu lassen, und beym starken Drang nicht den Pfropfen aus der Troikarröhre, sondern zuvor die Darmseite auszuziehen, um zu versuchen, ob nicht der Harn durch den natürlichen Weg abfließen würde. Dies geschah, aber ohne allen Erfolg. Ich brachte nun täglich, erst stärkere Darmseiten, und in der Folge Bougies in die Harnröhre. Noch immer fühlte ich in dem Isthmus einen Widerstand, den ich nicht zu durchdringen vermochte.

Außerdem befand sich der Kranke wohl, war ohne Fieber, und hatte Eßlust und Schlaf. Der Harn floß nun weniger neben der Röhre aus, daher er täglich zweymal, durch Entfernung des Propfens, abgelassen wurde.

Den sechs und zwanzigsten August führte ich ein etwas stärkeres und längeres Bougie ein, und fühlte in der Gegend des Isthmus abermals jenen Widerstand. Ich verstärkte nun nach mancherley Bewegungen den Druck, und vermochte endlich jenen Widerstand zu durchdringen, und das Bougie tiefer, höchstwahrscheinlich in die Blase zu führen. Der Kranke empfand dabey etwas Schmerz, der aber bald nachher nachließ, so daß das Bougie vier und zwanzig Stunden in der Harnröhre erhalten wurde. Alsdann zog ich es vorsichtig aus, und fand dessen ganze Oberfläche mit Eyter bedeckt, und vorne an der Spitze zwey kleine Steine, wie ein Senfkorn groß. In der Folge gingen noch mehrere ähnliche Steine ab. Der Kranke fühlte itzt zwar Harndrang, war aber nicht im Stande einen Tropfen abzulassen, daher wieder der Pfropfen aus der im Mastdarm befindlichen Röhre ausgezogen, und der Harn abgeleitet wurde. Dieser war sowol itzt, als schon seit einigen Tagen, mit Eyter vermischt.

Es wurden nun täglich neue Bougies auf die vorige Weise, und meines Erachtens in die Blase gebracht, und dem Kranken innerlich Selzerwasser mit Milch gerathen.

Die Oeffnung über den Schaambeinen war nun völlig zugeheilet, und alle Geschwulst weg. Dagegen war der Hodensack noch etwas geschwollen, so wie auch noch aus einer darin gemachten Oeffnung Eyter ausfloß.

Den ein und dreyßigsten des Morgens fühlte der Kranke großen Harndrang, er zog das Bougie aus, und der Harn floß freyer aus der Harnröhre, als seit zehn Jahren. Die Freude war groß. Ich brachte nun kein Bougie ein, ließ aber noch die wohl verstopfte Röhre durch den Mastdarm in der Blase. Der Kranke saß nun größtentheils auf, war wohl, und trank fleißig Selzerwasser.

Diesen Tag hatte er noch einigemal geharnt, aber auch zum erstenmal bemerkt, daß etwas Harn aus der noch im Hodensack befindlichen Wunde geflossen war. Auch den Morgen, als am ersten September, konnte er wieder ganz frey harnen, doch war ebenfalls wieder etwas aus der Wunde geflossen. Ein Beweis, daß die Harnröhre doch eine kleine Oeffnung hatte.

Ich zog nun die Troikarröhre leicht aus der Blase und dem Mastdarm aus, ohne daß ein Tropfen Harn abtröpfelte, ob er gleich solchen schon vor vier Stunden abgelassen hatte. Sobald die Röhre ausgezogen war, fühlte er Neigung zum Stuhlgehen. Der Abgang war stark, dabey in meiner Gegenwart der Harn frey aus der Harnröhre, aber diesmal kein Tropfen aus der Wunde, wol aber etwas davon aus dem Mastdarm floß. Ich ließ diesen nun täglich einigemal mit Rosenhonig pinseln, und eine Alaunauflösung einspritzen, um die Vereinigung der Oeffnung zu befördern. In die Harnröhre wurde wieder ein Bougie, itzt mit Rosenhonig bestrichen, eingelegt.

Die äußere Oeffnung im Hodensack wurde mit Charpie angefüllt, und eine graduirte Kompresse darüber fest gebunden, um die Oeffnung der Harnröhre zu schließen. Dies alles hatte auch eine solche gute Würkung, daß den zwanzigsten September weder aus der Oeffnung im Mastdarm, noch aus der im Hodensack Harn ausfloß. Auch ist von dieser Zeit an keiner aus den vorigen Oeffnungen, sondern nur allein, und zwar sehr frey, aus der Harnröhre geflossen. Auch befindet sich der so glücklich Geheilte, nach seinem letzten Bericht aus Posen, so wie nach dem geführten Tagebuch des Herren Mönnich, völlig gesund, und besser wie viele Jahre vorher. Ein Beweis, daß die drey Oeffnungen, sowol im Mastdarm als in der Harnröhre und in der Blase, völlig geheilet sind, und daß letztere nicht von so übler Beschaffenheit gewesen ist, als ich bey der Anwendung des Troikars über den Schaambeinen dafür hielt.

Endlich ist mir diese Beobachtung noch lehrreicher als jene. Sie beweist, daß die Blase durch den Mastdarm nicht nur mehrmals ohne Schaden durchbohrt werden kann, sondern daß auch hier eben so wol, wie am vordern Theil über den Schaambeinen, die Röhre lange in der Blase liegen, und diese Oeffnung ohne viel Kunst geheilet werden könne. Hier wurde die Blase zweymal durch den Mastdarm durchbohrt, und die Röhre überhaupt fünf Wochen in der Blase erhalten, und doch diese Oeffnung, so wie der würkliche Riß in der Harnröhre, vollkommen geheilet.

Nach diesen beiden Erfahrungen hat der Wundarzt bey hartnäckigen Harnverhaltungen und einer fehlerhaften engen oder verstopften Harnröhre die Wahl, ob er die Blase oben über den Schaambeinen, oder unten durch den Mastdarm durchboren will, weil er in beiden Gegenden die Röhre ohne Nachtheil mehrere Wochen erhalten, und hierdurch den Harn frey ableiten kann. Da aber die Röhre durch den Mastdarm wenigstens schwieriger in der Blase zu erhalten ist, und auch, wegen der Lage, mehrere Unbequemlichkeiten als am obern Theil über den Schaambeinen verursacht; so würde ich doch in der Folge, besonders bey einer langwierigen Harnverhaltung, wo etwa, wie hier, die Harnröhre widernatürlich verengt wäre, die letztere Art wählen; wenn anders die ausgedehnte Blase über den Schaambeinen gefühlt werden könnte.

Endlich beweisen die neuerlich erschienenen anatomischen und chirurgischen Bemerkungen des Herrn Bonn's die Unschädlichkeit des Blasenstichs über der Schaambeinfuge ganz insbesondere.

Neun und zwanzigste Beobachtung, der Wasser- und Blutbrüche, nebst der Beschreibung der Operation.

Da der Wasserbruch des Hodensacks (Hydrocele) noch immer durch verschiedene Operationen, entweder durch Aetzmittel, den Troikar, oder ein Bourdonnet, oder durch den Schnitt, auch wohl durch Einspritzungen, verschiedentlich geheilet wird; ich aber solchen seit mehreren Jahren blos durch den Schnitt so leicht und glücklich geheilet habe, daß mir von zwey und neunzig dergleichen Operirten nicht nur keiner gestorben, sondern auch kein Nachtheil erfolgt ist: so halte ich es nicht für unwichtig, die Operation des Wasserbruchs, wie ich sie immer verrichte, kürzlich zu beschreiben, und einige Fälle zur bessern Erläuterung mit anzuführen. Und ob zwar die Art, wie ich operire, hinreichend bekannt und auch beschrieben ist; so kann doch meine häufige Erfahrung in dieser Krankheit dem jungen Wundarzt nützlich werden, und ihn bestimmen, die leichteste und beste Operation, für welche ich den Schnitt halte, zu wählen, und den andern Arten nicht weiter Gehör zu geben, und unnöthige Versuche anzustellen.

Ich werde mich weder über die Entstehung noch über die Kennzeichen des Wasserbruchs einlassen, die alle bekannt, und vorzüglich von Herrn Richter beschrieben sind, sondern nur meine Behandlung während und nach der Operation beschreiben.

Wenn der Wasserbruch gehörig erkannt, und von der Beschaffenheit ist, daß höchst wahrscheinlich ein glücklicher Erfolg erwartet werden kann; so verrichte ich, nachdem ich eine Abführung gegeben, und dem Vollblütigen eine Ader geöffnet habe, gleich die Operation.

Nachdem ich schon den Tag vorher die Haare von der leidenden Seite des Hodensacks abgeschoren habe, setze ich den Kranken auf einen hohen, festen, und mich auf einen etwas niedern Stuhl, oder kniee oder stehe auch wohl. In der Charité werden die Kranken, besonders der vielen Zuschauer wegen, auf einen dazu bereiteten Tisch gelegt. Da dies aber viele Menschen ängstigt, und die Operation so unbedeutend ist, und so geschwinde verrichtet wird; so wähle ich in der Privatpraxis immer die erste Stellung.

Ich falte die Haut des Hodensacks, gerade in der Mitte der Geschwulst, an der vordern Fläche so hoch, daß der Schnitt, der diese Falte bis an den Boden trennt, über die ganze Geschwulst von oben bis unten reicht. Diese Querfalte fasse ich mit den

Fingern meiner linken Hand, und lasse das andere Ende derselben durch einen Gehülfen fest halten, und zerschneide solche mit einem geballten Bistouri auf einmal völlig, doch ohne bis in die Scheidenhaut des Hoden zu dringen. Diese Querfalte ist immer möglich, und kann sehr leicht durch das Augenmaaß so hoch bestimmt werden, daß die Operation durch einen Schnitt verrichtet wird. Sollte er aber aus Versehen zu klein gemacht seyn, wie ich denn dies öfters bey Ungeübten bemerkt habe; so muß dieser Schnitt sogleich nach oben oder unten verlängert werden, weil ich es für vorzüglicher halte, daß er über die ganze Geschwulst reiche, damit auch die Scheidenhaut in gleicher Richtnng zerschnitten werden könne.

Ob es gleich besser ist, diesen Schnitt gerade in der Mitte der Falte zu machen, so ist dies doch in seltenen Fällen zuweilen nicht thunlich, weil hier ausgedehnte Blutadern laufen, deren Zerschneidung eine etwas große Verblutung verursacht. In diesem Fall vermeide ich jene, und wähle eine andere Stelle. Wären sie aber zu ausgebreitet, so müßte man sie freylich durchschneiden, und die blutenden Adern durch einen Gehülfen, während des zweyten Schnitts, zudrücken lassen.

Sobald der erste Schnitt vorbeschriebenermaßen vollendet ist, setze ich meinen Zeigefinger der linken Hand dicht unter dem obern Winkel des Hautschnitts

auf

auf die ausgedehnte Scheidenhaut, und stoße das nämliche Messer, die Schneide nach unten gerichtet, unter dem Finger in die Scheidenhaut, und ziehe das Messer, vom Finger geleitet, bis unten, und trenne ebenfalls durch einen Schnitt den ganzen Balg. Diese zwey Schnitte gerathen in einer nur etwas geübten Hand immer sehr schnell, und sind zur ganzen Operation hinreichend, folglich wird diese in sehr kurzer Zeit vollendet, so daß der Operirte mit Bewunderung, ohne gar großen, oder doch durch einen kurzen Schmerz, von seiner ganzen Last befreyet wird.

Nachdem ich das Wasser völlig abgelassen, den Hoden betrachtet, und mich von dessen Güte überzeugt habe, fülle ich die ganze Wunde mit lockerer, aber gleichmäßig zusammmengelegter Charpie dergestallt an, daß die ganze ausgedehnte Scheidenhaut mäßig ausgefüllt, und der Hode völlig bedeckt, aber nicht gedrückt wird. Ueber die ganze Wunde lege ich zusammengelegte Charpie, mit Wundsalbe stark bestrichen, und bedecke dies durch eine weiche, aber achtfache Kompresse, und befestige alles durch die Tebinde, oder einen schicklichen Tragebeutel.

Der Operirte wird gleich ins Bett in eine bequeme Lage gebracht, und für seine gehörige Ruhe und Diät gesorget. Er muß wie ein schwer Verwundeter behandelt werden, und durchaus nichts als Thee und Wasser mit und ohne Säure und Haferschleim, Obst, und dergleichen genießen. Arzneyen bedarf er die ersten Tage selten, außer einem kühlenden Trank.

In den mehresten Fällen habe ich den Verband vor dem vierten Tage nicht verändern dürfen Stellten sich aber früher große Schmerzen mit einer wachsenden Geschwulst des Hodensacks ein, so ließ ich die Wundsalbe erneuern, und eine erweichende Bähung überschlagen. Indessen war dies äußerst selten nöthig. Gewöhnlich erfolgt nur den dritten Tag ein Fieberanfall, und mit diesem vermehrter Schmerz in der Wunde. Dies Fieber wird nach der antiphlogistischen Methode behandelt, bis die Eyterung erfolgt, da es denn bald nachläßt. Sollten aber die Schmerzen heftig, und der Puls hart seyn, so kann auch noch ein Aderlaß unternommen, und ein warmer Breyumschlag übergelegt werden. Auch dies ist bey meinen Operirten äußerst selten nöthig gewesen, sondern ich bin blos mit der antiphlogistischen Methode, ohne Aderlaß und Umschläge, fertig geworden. Größtentheils aber ist der Leib die ersten drey bis vier Tage verstopft, daher ein Klystier nach und nach nöthig und nützlich wird. Den vierten Tag öffne ich immer den Verband, wenn nicht heftiger Schmerz, Spannung, u. s. w. solches früher erfordern. Aber auch dann entferne ich blos die Kompresse, die Charpiebäusche, und höchstens etwas von der in der Mitte der Wunde liegenden, mit Jauche angefüllten, und daher leicht zu lösenden Charpie. Alles andere lasse ich unberührt, und bedecke es wieder wie vorher.

Nunmehro erneuere ich täglich den äußern Verband, und entferne selbst jedesmal die Charpie, die mit Jauche getränkt, und daher leicht lösbar ist.

Den sechsten oder siebenten Tag erfolgt gewöhnlich eine größere Eyterung, so daß man nicht nur alle äußeren Verbandstücke mit Eyter angefüllt findet, sondern auch den Ausfluß bemerkt. Nun hören mehrentheils alle vorigen Zufälle auf, oder vermindern sich doch sehr, als das Fieber, die harte Geschwulst, und die Schmerzen. Auch sondert sich nunmehro über und zu den Seiten des Hoden mehrere mit Eyter angefüllte Charpie leicht ab. Alles was so mit Eyter getränkt, und leicht lösbar ist, entferne ich täglich und bringe neue Charpie ein, ohne Schmerzen zu erregen. So fahre ich nun täglich fort, da denn den zehnten, höchstens den zwölften Tag, alle Charpie herausgenommen werden kann.

Itzt findet man gemeiniglich den Hoden gleichsam aufgeschwollen, mehrentheils rundum angeklebt, und aus seiner ganzen vordern Fläche unzählige rothe Punkte aufkeimen. Ich fülle daher nunmehro die Höhle nur ganz locker, aber doch täglich mit neuer Charpie aus. Man muß nun wohl bedacht seyn, den im Grunde der Wunde befindlichen Eyter herauszuschaffen, weil er sich sonst zu viel in der Tiefe ansammelt, und neuen Reiz, Schmerz, und Geschwulst, auch wohl ein neues Geschwür verursacht. Wenn dies gehörig beobachtet wird, so hat man weiter nichts nöthig, als die Wunde täglich trocken zu verbinden, und mit der Wundsalbe zu bedecken, und dann für ein gutes Verhalten des Kranken zu sorgen. Auf diese Weise verkleinert sich die Wunde täglich, und die Heilung erfolgt ohne viel Kunst in der sechsten oder achten Woche. Am Ende muß freylich dem zu starken Wachsthum des jungen Fleisches, durch das Betupfen mit Höllenstein, Grenzen gesetzt, und die Vernarbung befördert werden.

Auf diese Weise erfolgt immer eine gründliche Heilung, ohne Nachtheil und ohne üble Folgen.

So glücklich und leicht wie hier habe ich die Heilung erfolgen sehen, wenn die Scheidenhaut auch mit Blut angefüllt und widernatürlich ausgedehnt war. Die Kennzeichen dieser Blutansammlung in der Scheidenhaut sind vor der Operation durchs Beschauen und Aufühlen unsicher, wenn nicht die vorhergegangenen oder nächsten Ursachen Aufklärung darüber geben. Es ist aber diese Erkenntniß von weiter keinem Nutzen, als daß man Blut prophezeiht; die Operation und Heilung haben gar nichts Verschiedenes.

Zuweilen findet man im Hodensack eine Schlagader so widernatürlich erweitert, daß deren Durchschneidung, während der Operation, nicht nur gleich eine sehr heftige Verblutung verursacht, sondern diese auch nachher schwer gestillt wird, und nachtheilig werden kann. Will man sie tamponiren, so muß ein starker Druck angebracht werden, der den Hoden quetscht, und üble Zufälle, ja wie ich gesehen habe, den Brand in diesen Theilen verursacht. Man thut daher besser, wenn man solche stark blutende Schlagader aufsucht und unterbindet. Dies ist hier leicht, weil man Platz genug und keine Gefahr zu scheuen hat. Ich werde zur Erläuterung einen solchen Fall erzählen.

Dreyßigste Beobachtung,

eines großen alten Wasserbruchs, da während der Operation eine so heftige Verblutung erfolgte, daß sie nur durch die Unterbindung gestillt werden konnte.

Ein schlesischer Graf, sechs und vierzig Jahr alt, sehr vollblütig und lebhafter Natur, hatte auf der linken Seite einen sehr großen Wasserbruch, den er wahrscheinlich vor acht Jahren nach einem Sturz mit dem Pferde bekommen hatte. Er empfand bald nachher einen heftigen Schmerz, nebst Röthe und Geschwulst an dieser Stelle. Dies alles wurde nach inneren und äußeren Mitteln binnen zehn Tagen gehoben. Einige Zeit nachher bemerkte er an dieser Stelle eine unschmerzhafte Geschwulst, die sich nach und nach vergrößerte, und endlich die Größe eines neugebornen Kindeskopfs erreichte, außer daß sie unten breit und oben spitz gestaltet war. Man hatte viele Mittel vergeblich versucht, und die Operation immer gescheuet. Da ihm aber die Last zu schwer wurde, und er sich wieder verheirathen wollte, reisete er nach Berlin, und zog mich zu Rath. Ich schlug gleich die Operation vor, welche unter diesen Umständen auch bald bewilligt wurde.

Ich fand die äußerst ausgedehnte Haut so stark mit varicösen Blutgefäßen durchflochten, daß ich sie unmöglich vermeiden konnte, sondern durch den ersten Schnitt trennen mußte.

Es erfolgte nach dem ersten Schnitt eine heftige Verblutung. Demohngeachtet spaltete ich gleich die Scheidenhaut, und leerte das Wasser völlig aus. Ich füllte nicht nur die ganze Scheidenhaut etwas stärker wie gewöhnlich mit Charpie aus, sondern ich legte auch auf alle Mündungen der blutenden Gefäße Feuerschwamm, und darüber eine Menge Charpie; befestigte dies alles durch einen starken, drückenden Verband, empfahl eine ruhige Lage, und einem dabey wachenden Wundarzt die genaue Aufsicht.

In der Nacht drang das Blut durch den Verband, wurde aber durch den anhaltenden Druck mit der Hand des Wundarztes gestillt. Gegen Morgen entstand ein neuer Blutfluß, der allen Mitteln, sowol dem äußeren verstärkten Druck, als auch der durchgegossenen Wein- und Vitriolsäure widerstand, und meine schnelle Gegenwart erforderte.

Ich fand den Kranken im heftigen Fieber, ohnmächtig, und das Blut noch immer durchfließen. Ich lösete schnell den ganzen Verband, und reinigte die Scheidenhaut vom geronnenen Blut, um den Ursprung der Verblutung genau bemerken zu können. Das Blut floß aus verschiedenen Mündungen, besonders aber mit Heftigkeit und sprungweise aus einer beträchtlichen Schlagader, rechterseits aus dem Zellengewebe des Hodensacks. Ich entschloß mich schnell, sie zu unterbinden. Da sie sich sehr zurückgezogen hatte, konnte ich sie weder durch die Zange noch durch den Haken fassen, daher ich die Nadel mit einem starken, mit Wachs überzogenen Faden, unter dem blutenden Gefäß nach außen durch, und dann wieder nach innen zurückführte, und hier den Faden fest zusammenknüpfte, folglich die Haut und das Gefäß fest zusammen verband. Kein Tropfen Blut floß weiter aus dieser Stelle, außer daß verschiedene Venen noch mäßig bluteten. Ich verband wieder wie das erstemal, ohne daß eine ähnliche Verblutung erfolgte. Das Fieber verminderte sich nach den gewöhnlichen Mitteln in einigen Tagen, so wie der erste, nach dem äußeren Druck entstandene heftige Schmerz.

Am vierten Tag öffnete ich den Verband, und entfernte die äußeren, mit einer stinkenden Jauche angefüllten Verbandstücke. Indessen bemerkte ich an den Wundlefzen, so wie in der Tiefe, die Eyterung, und äußerlich weder Spannung noch große Geschwulst, daher ich alles mit der Wundsalbe bedeckte, und wie gewöhnlich verband.

Den dreyzehnten Tag konnte ich erst alle eingelegte Charpie, und nun zugleich den Faden entfernen. Der Eyter war geringe, und von sehr guter Beschaffenheit, so wie die ganze große Wunde, daher auch die völlige und gründliche Heilung, ohne viel Kunst, sondern nach der gewöhnlichen Behandlung, in der achten Woche erfolgte.

So wie hier, habe ich die Operation auch bey den doppelten Wasserbrüchen verrichtet, und die Heilung eben so leicht und glücklich bewürkt. Ich operirte erst die eine, und gleich nachher die andere Seite, und verband, nachdem ich das Wasser ausgeleert, und die Scheidenhaut auf beyden Seiten mit Charpie angefüllt hatte, wie gewöhnlich, und bemerkte weder üblere Zufälle, noch ein heftigeres Fieber, als bey der einseitigen Operation; auch erfolgte die gründliche Heilung ebenfalls in der sechsten oder siebenten Woche.

Einigemal fand ich bey der Hydrocele einen angebornen Darmbruch, den ich nach dem Schnitt und dem Ausfluß des Wassers leicht zurückbrachte, und die Heilung wie gewöhnlich bewürkte. Ich werde einen solchen Fall zum Beweise mit anführen.

Ein und dreyßigste Beobachtung,

eines doppelten Wasserbruchs, wobey zugleich ein Darm ausgetreten, und in der linken Scheidenhauthöhle befindlich war, der nach der Operation leicht zurückgebracht, und die Heilung wie gewöhnlich bewürkt wurde.

Ein Reitknecht des Königs, fünf und zwanzig Jahr alt, und von einer starken Leibesbeschaffenheit, wurde mit einem doppelten Wasserbruch in die Berliner Charité gebracht.

Ich fand zwar beyde Seiten stark vom Wasser ausgedehnt, doch die linke größer und ungleicher, obgleich die Hoden an der hintern Fläche gefühlt, und deren natürliche Beschaffenheit beurtheilt werden konnte.

So deutlich nun die Kennzeichen des Wasserbruchs waren, so wenig konnte ich mir jene ungleiche Gestalt der linken Seite erklären, weil der Kranke leugnete, daß er hier vordem schon einen Bruch oder irgend eine Geschwulst bemerkt hätte.

Die Ursache des Wasserbruchs leitete er von einem Sturz mit dem Pferde her, den er vor zwey Jahren erlitten, und bald nachher Schmerz und Geschwulst an beiden Seiten des Hodensacks bemerkt hätte.

So sehr er sich anfangs der Operation widersetzte, so gern willigte er in solche auf die Versicherung ein, daß keine Hülfe durch andere Mittel möglich wäre.

Da er vollblütig war, wurden ihm erst sechszehn Unzen Blut aus der Ader gelassen, den folgenden Tag eine Laxans gegeben, und auf den dritten die Operation bestimmt.

Nach einer Königlichen Verordnung werden die mehresten Operationen in der Charité von den Pensionairchirurgen, unter meiner Aufsicht und Leitung verrichtet. Die Operationen des Steinschnitts, der eingeklemmten Brüche und des Cataratts sind ausdrücklich davon ausgeschlossen, und müssen von mir gemacht werden; ob ich gleich zuweilen einem vorzüglich geübten Chirurgen die eine oder die andere dieser Operationen zu verrichten erlaube.

Der itzige Regimentschirurgus, Herr Ollenroth der zweyte, verrichtete diese Operation des Wasserbruchs auf beiden Seiten mit Vorsicht und Geschicklichkeit.

Nach dem ersten Schnitt und der Trennung der Scheidenhaut auf der linken Seite bemerkte er nach abgelassenem Wasser ein doppeltes Ende eines dünnen Darms, ohngefehr zwölf Zoll lang. Der Darm war röthlicht und ziemlich ausgedehnt. Herr Ollenroth untersuchte mit seinem Finger den Bauchring, und fand ihn offen, und den Darm frey, daher er ihn leicht zurückbrachte. Er füllte die Scheidenhaut völlig mit Charpie an, und verrichtete gleich die Operation auf der rechten Seite. Nachdem er auch hier das Wasser abgelassen, und den Hoden ebenfalls natürlich gefunden hatte, füllte er auch diese Höhle mit Charpie gleichmäßig aus, und verband nach meiner Vorschrift wie gewöhnlich.

Die stark ausgedehnte Scheidenhaut war hier ungewöhnlich dick; weßwegen er, der leichtern Heilung willen, etwas davon zu beiden Seiten, nach dem Rath einiger Schriftsteller, wegschneiden wollte; welches ich aber aus dem Grunde widerrieth, weil nach meiner Erfahrung dies Wegschneiden mehr die Heilung verzögert als befördert.

Den dritten Tag entstand ein starkes Fieber, mit hartem Puls und Schmerzen im Hodensack. Ein Aderlaß und die Anwendung der antiphlogistischen Methode mäßigte bald das Fieber nnd alle Zufälle, und die Heilung erfolgte Ausgangs der sechsten Woche.

Der Geheilte gestand nun doch, daß er von Jugend an zuweilen eine Geschwulst an dieser Seite bemerkt hätte, welches er aber, der Schaamhaftigkeit wegen, und weil sie immer wieder verschwunden wäre, verschwiegen hätte. Ich rieth ihm ein Bruchband, mit welchem er in der Folge alle seine Geschäfte verrichtete, und weiter keine Unbeqnemlichkeit bemerkte.

Damit Herr Ollenroth von meiner Erfahrung auch überzeugt würde, so wie meine übrigen gegenwärtigen Schüler; so erlaubte ich ihm bald nachher noch eine Operation des doppelten Wasserbruchs.

Zwey und dreyßigste Beobachtung,

eines sehr großen doppelten Wasserbruchs, der durch die Operation glücklich geheilet wurde.

Ein Beckergeselle, zwanzig Jahr alt, von lebhaftem Temperament, und übrigens guter Leibesbeschaffenheit, wurde mit einem doppelten Wasserbruch in die Charité gebracht. Die Geschwulst war auf beiden, besonders aber auf der rechten Seite so groß, wie ich sie nie gesehen hatte, weßwegen er nur mit Mühe gehen konnte. Diese Geschwulst betrug in ihrer größten Länge, von oben bis unten, drey Viertheil einer Elle, und in der Mitte, im Durchschnitt von einer Seite zur andern, eine halbe Elle weniger einem Zoll.

Das männliche Glied war dergestallt zurückgezogen, daß man nur mit Mühe die Vorhaut vorziehen konnte, weßwegen auch der Harn die vordere Fläche des Hodensacks wund geäzt hatte. Ob er nun zwar diese ungeheure Geschwulst in einem schicklichen Beutel trug, so empfand er doch beständig einen drückenden Schmerz im Hodensack, besonders aber beym Gehen im Kreuz, der ihm oft unerträglich wurde, und ihn das Bett zu hüten nöthigte.

Eine Gelegenheitsursache wußte er eigentlich nicht anzugeben, außer daß er vor drey Jahren mit einem verwogenen Reiter auf einem wilden Pferde ohne Sattel scharf geritten, und sich den Hodensack gequetscht, und darin lange nachher Schmerzen empfunden hätte. Einige Zeit nachher wären diese zwar vergangen, aber es hätte sich nun eine schmerzlose Geschwulst, erst an der rechten, und nachher an der linken Seite eingefunden, die binnen einem Jahr beträchtlich zugenommen hätte. Nachdem er dies einem Wundarzt entdeckt, hätte ihm dieser auf beiden Seiten, vermittelst eines Aderlaßschnäppers, eine Oeffnung gemacht, aus der viel Wasser geflossen, und die Geschwulst zu seiner größten Freude gänzlich vergangen wäre. Inzwischen wäre sie nach drey Monaten wieder entstanden, und nun seit anderthalb Jahren bis zu dieser Größe gewachsen.

Die Kennzeichen der Wasserbrüche waren ganz deutlich; nur konnte, wegen der großen Ausdehnung und Spannung der Haut kein Hode deutlich gefühlt werden, ob ich gleich aus der gleichmäßigen, elastischen Geschwulst, und deren Entstehung und Fortgang, auf die natürliche Beschaffenheit der Hoden schloß, und einen glücklichen Erfolg der Operation hoffte.

Nachdem eine Ader geöffnet, und eine Abführung genommen war, wurde die Operation von Herrn Ollenroth, in Gegenwart vieler Zuschauer und auch des Herrn Generalchirurgus Göricke und Herrn Professor Zenker unternommen.

So groß auch die Geschwulst, und so glatt und glänzend die Haut des Hodensacks war, so vermochte Herr Ollenroth doch auf beiden Seiten eine Hautfalte zu machen. Diese durchschnitt er zuerst auf der linken Seite*, verlängerte diesen Schnitt etwas nach oben, und spaltete dann mit dem nämlichen Messer die Scheidenhaut von oben bis unten durch einen Schnitt. Es floß eine große Menge Wasser aus, das etwas trüber wie gewöhnlich war. Der Hode hatte zwar eine dunkelere, grünere Farbe wie gewöhnlich, war auch größer, aber nach meiner Beurtheilung gesund, deßfalls die Scheidenhaut sogleich mit Charpie mäßig angefüllt wurde.

Sogleich wurde der zweyte Schnitt auf der rechten Seite verrichtet. Hier war das Wasser, so wie der Hode, von der nämlichen Beschaffenheit. Um den versprochenen Versuch zu machen, erlaubte ich hier ein Stück der so sehr ausgedehnten Scheidenhaut wegzuschneiden, um zu beobachten, ob dies gegen die andere Seite, wo dies unterlassen war, vorzüglicher wäre, und etwa die Heilung erleichtern, oder früher begünstigen könnte. Herr Ollenroth verrichtete dies durch eine scharfe gekrümmte Scheere, spannte die Scheidenhaut stark an, und schnitt davon auf beiden Seiten, von oben bis unten, zwey Querfinger

breit

breit ab. So scharf die Scheere war, so schwer ließ sich diese starke sehnigte Haut zerschneiden, und der Operirte klagte über großen Schmerz, wie ich dies immer bey dem Wegschneiden dieser Haut bemerkt habe. Uebrigens wurde in allem wie auf der linken Seite verfahren, und überhaupt wie gewöhnlich verbunden.

Nachdem er in eine ihm ganz bequeme Lage gebracht war, wurde er antiphlogistisch behandelt. Da er aber gegen Abend über heftige Schmerzen im Bauch und Hodensack klagte, auch einen gespannten Puls und große Unruhe im ganzen Körper hatte, wurde ihm diesen Abend noch Blut aus der Ader gelassen, ein Klystier gesetzt, und dann ein Gran Mohnsaft gegeben. Er hatte hierauf nicht nur eine große Erleichterung, sondern schlief auch die Nacht größtentheils, und vollbrachte den folgenden Tag ziemlich ruhig.

Den dritten Tag hatte er wieder absatzweise heftige Schmerzen im Hodensack, Kreuz, und Bauch, auch war dieser gespannt und aufgetrieben, dagegen der Puls klein, geschwind, und ungleich. Der kalte Schweiß floß ihm von der Stirn, und ein unaufhörliches Schluchzen marterte ihn besonders, so daß er zu sterben befürchtete.

Ich verordnete ihm erst ein Klystier aus einer Abkochung von Camillenblumen mit Salz und Oel, worauf ein starker Stuhl mit einiger Erleichterung erfolgte. Alsdann ließ ich ihm alle drey Stunden einen halben Gran Mohnsaft mit Zucker nehmen, und über den Bauch und Hodensack scharf warme Umschläge legen.

Gegen Abend, nachdem er zwey Gran Mohnsaft genommen, hatten sich alle Zufälle vermindert, und der Kranke hatte eine recht ruhige Nacht.

Den vierten Tag fand ich das Fieber mäßig, die Haut ausdünstend, und die Schmerzen erträglich.

Ich öffnete den Verband, und fand die Geschwulst des Hodensacks so groß wie vor der Operation, und die Ränder der rechten Seite besonders hart, umgeklappt und schwärzlicht.

Ich entfernte die leicht zu lösende, mit einer äußerst stinkenden Jauche angefüllte Charpie, und legte frische hinein, die ich auf der rechten Seite mit Terpentinöl tränkte. Ich bedeckte die Wunden mit der Salbe, und ließ öfters einen warmen Breyumschlag überlegen, ordnete wieder ein Klystier, und innerlich Glaubersalz und Tamarindenmark, jedes ein Loth, in Wasser aufgelöst, auf einmal. Es erfolgten hierauf einige starke Stühle mit großer Erleichterung.

Der fünfte Tag war sehr ruhig, und das Fieber mäßig, außer daß er über große Entkräftung klagte.

Den sechsten Tag erneuerte ich den Verband, und fand eine Menge stinkender, bräunlichter Feuchtigkeit aus den Wunden fließen, die Geschwulst aber weniger gespannt. Ich entfernte besonders rechterseits viele mit Jauche angefüllte Charpie, und legte neue mit Terpentinöl benetzte hinein. Auch wurde der Breyumschlag fortgesetzt. Innerlich verordnete ich itzt eine Abkochung aus der China und Wein, und alle Abend ein Klystier.

Den neunten Tag war der Operirte ohne Fieber, aber sehr entkräftet und muthlos. Eine außerordentliche Menge stinkender Jauche war aus den Wunden geflossen, und hatte alle Charpie herausgeschwemmt. Indessen fand ich den Hodensack bis zur Hälfte kleiner, die Höhle der linken Seite ziemlich rein und sehr zusammengezogen, die der rechten aber faul und schwarz, die Ränder der Wunde dick und umgeklappt. Ich reinigte die Höhle von aller Jauche, füllte sie dann wieder mit Charpie mit Terpentinöl befeuchtet, die linke aber verband ich nun trocken. Der Breyumschlag wurde noch fortgesetzt, und die Wunden nunmehro täglich zweymal verbunden.

Innerlich ordnete ich ihm nun die China mit den Wolferleiblumen im Pulver, etwas Wein, und eine leicht nährende Kost. Der Leib war immer verstopft, und wurde nur durch Klystiere geöffnet.

Den funfzehnten Tag trennte sich alles Faule der Scheidenhaut, und konnte leicht und völlig abgesondert werden. Auch war der Eyter gutartig, und der

Rand der Wunde rein. Die Höhle wurde nun locker, aber doch gleichmäßig mit trockener Charpie angefüllt, und die Wundlefzen durch Heftpflaster näher zusammengezogen. Linkerseits war die Wunde nicht nur völlig rein, sondern auch viel kleiner und flächer, und die äußere Geschwulst viel geringer. Der Breyumschlag wurde weggelassen, und die Wunden nur mit Wundsalbe bedeckt, und der ganze Hodensack in einem bequemen Beutel getragen. Der Kranke war munter, hatte Eßlust, und fing an Kräfte zu sammeln. Er bekam den sechszehnten Tag eine gelinde Abführung, und dann wieder die vorigen Pulver aus der China und den Wolferleyblumen.

Die Wunden verkleinerten sich bey einer guten Eyterung und einem gehörigen Verhalten täglich. Die Schmerzen im Kreuz, über die er bisher noch immer geklagt hatte, hörten nach drey Wochen völlig auf, und von nun an ging alles nach Wunsch.

Auf der linken Seite erfolgte die völlige Vernarbung in der siebenten, auf der rechten hingegen erst in der zehnten Woche. Auch behielt der rechte Hode die Größe die er bey der Operation hatte, dagegen sich der linke sehr verkleinert hatte. Daher blieb die rechte Seite auch etwas stärker wie die linke. Inzwischen hatte er doch in der Folge nicht die geringste Unbequemlichkeit, sondern blieb gründlich geheilet und völlig gesund.

Ob nun zwar die Scheidenhaut von der größern

Menge Wasser rechterseits stärker ausgedehnt war; so glaube ich doch, daß die Heilung ohne das Wegschneiden der Scheidenhaut früher erfolgt wäre. Denn nach dreymaligen Versuchen habe ich immer gefunden, daß die Heilung nach Wegschneidung der Scheidenhaut mühsamer und später erfolgte, als wenn sie blos gespalten worden war; auch daß im ersten Fall die Fäulung immer größer, die Jauche heßlicher, folglich auch die Zufälle schlimmer, und die Heilung beschwerlicher war.

Ich glaube daher, daß diese Versuche hinreichend sind, jene einfachere Operation zu rechtfertigen. Wenigstens habe ich sie immer vorzüglicher gefunden, und werde mich daher nie einer andern bedienen.

Endlich beweisen diese wenigen Beyspiele noch, daß die Operation durch den Schnitt bey weitem die beste, und allen andern Methoden vorzuziehen ist. Sowol wenn ein Darmbruch zugegen, als wenn zugleich der Hode verdorben ist, wird dies nur durch den Schnitt sicher entdeckt, und ersterer sogleich ohne Schaden gehoben, und letzterer durch die Castration fortgeschafft, und in beyden Fällen die Heilung bewürkt. Ich werde daher auch einige Beyspiele von der Wegnehmung des verdorbenen Hoden anführen.

Ich habe auch diese Operation häufig, und allein in Berlin vier und funfzigmal verrichtet, und doch ist mir nur einer an den Folgen derselben gestorben.

Drey und dreyßigste Beobachtung.

Von der Castration, die tödtliche Folgen hatte; nebst einigen Anmerkungen, und der Beschreibung der Operation.

Dies war ein Bürger aus einer kleinen Stadt, dreyßig Jahr alt und von lebhaftem Temperament, den ich sechs Jahr vorher auf beyden Augen so glücklich vom grauen Staar operirt hatte, daß er alles, selbst ohne Brille, genau sehen und die feinste Schrift lesen konnte. Damals schon hatte er einen geschwollenen Hoden gehabt. Dies verschwieg er aus Schaamhaftigkeit, und begnügte sich blos mit der Erhaltung seines Gesichts. Er hatte nachdem geheirathet, und nun nahm die Geschwulst täglich zu, bis sie ihm zuletzt äußerst lästig ward. Er kam darauf nach Berlin, und bat bey mir um Hülfe.

Ich fand den linken Hoden außerordentlich groß, grösser wie ich ihn je gesehen hatte, und steinhart, höckricht, hin und wieder mit der Haut verwachsen, und beym gelindesten Berühren sehr schmerzhaft, folglich krebshaft, und dem Aufbruch sehr nahe.

Die Ursache war sichtbar eine skrophulöse Schärfe, wie er denn auch noch mehrere kleine Drüsengeschwülste am Körper hatte. Aus dieser Ursache war die Operation mißlich; inzwischen flehete der Mann um Hülfe, und mußte ohne Operation doch gleichfalls elendiglich sterben.

Da ich nun überhaupt viele, und selbst einige, größtentheils unter ähnlichen Umständen, operirt und glücklich geheilet hatte, entschloß ich mich zur Operation, und verrichtete sie in Gegenwart mehrerer geschickter Wundärzte.

Ich schälte die ungeheure Geschwulst freylich mit vieler Mühe, aber doch in einigen Minuten aus, außer daß ich an einigen Stellen die völlig verdorbene verwachsene Haut des Hodensacks mit wegnehmen mußte. Ich fand den Saamenstrang unter dem Bauchringe zwar sehr stark, aber doch unverdorben, daher ich ihn, wie gewöhnlich, fest unterband, einen Zoll tiefer abschnitt, und den verdorbenen Hoden entfernte.

Die Verblutung war nicht groß, und der Kranke blieb stets standhaft und munter. Er wurde gehörig verbunden, zur Ruhe gebracht, und ihm einige Gaben Mohnsaft gereicht.

Ich fand ihn auch den Abend ohne großen Schmerz und Fieber. Auch den folgenden Morgen war er ohne Fieber, außer daß er über Schmerzen im Bauch bis zu der Niere klagde. Diese verminderten sich doch gegen Abend nach Einreibungen von Oel mit Mohnsaft und einem Klystier, so daß er eine erträgliche Nacht hatte.

Den dritten Tag stellte sich ein starker Fieberanfall ein, dem durch eine antiphlogistische Behandlung begegnet wurde.

Den vierten war das Fieber sehr heftig, der Puls hart und der Bauch gespannt und schmerzhaft. Ich ließ ihm zur Ader, ließ öfters Klystiere setzen, und den Bauch einschmieren und bähen. Gegen Abend erfolgte Schweiß mit Erleichterung aller Zufälle; die Nacht hatte er einige starke Stühle und gegen Morgen einige Stunden erquickenden Schlaf. Selbst das Fieber war am Morgen mäßig und alle Umstände günstig.

Ich öffnete den Verband, und fand eine Menge schwarzer, fauler, äußerst stinkender Jauche in der großen Wunde. Ich säuberte sie genau, fand den Saamenstrang fest unterbunden, und alle Verhärtung weggenommen. Ich füllte die Wunde locker mit Charpie an, bedeckte sie mit Wundsalbe und legte einen warmen Breyumschlag über, um die Eyterung zu befördern.

Der Kranke befand sich sehr leidlich, hatte ein mäßiges Fieber, wenig Schmerz in der Nierengegend, und der Bauch war schlank und geöffnet.

Den sechsten war das Fieber noch mäßiger, und der Kranke, nach einem erquickenden Schlaf, munter und voll Hoffnung. Inzwischen fand ich die Wunde abermals mit einer grossen Menge fauler, äußerst stinkender Jauche angefüllt. Ich verband wie gestern, außer daß ich die äußere Charpie mit Terpentingeist befeuchtete. Innerlich ordnete ich die China und zuweilen einen Eßlöffel voll Rheinwein, der ungemein behagte.

Die Nacht so wie der Morgen waren wie gestern, und der Kranke klagte über Hunger.

Die Wunde war von gleicher Beschaffenheit, und die Jauche verbreitete einen so unerträglichen Gestank, daß alles zurückgescheucht wurde, und das Zimmer durch alle Räuchereyen nicht davon befreyet werden konnte. Ich spritzte die Wunde mit Chinadekokt aus, füllte sie mit Charpie mit Terpentin- und Myrrhengeist befeuchtet an, und legte eine Abkochung von China mit Essig drüber, ließ dies öfters erneuern, und verband nun täglich zweymal.

Am folgenden Morgen war die Jauche von gleicher Art, nur etwas geringer. Ich verband wie gestern. Das Befinden des Kranken war so gut, daß er seine Eßlust mäßig befriedigte, des Nachts schlief und wenige Schmerzen noch andere Beschwerden empfand.

Den neunten des Moegens war alles von gleicher Beschaffenheit, daher nichts geändert wurde. Gegen Abend erzählte mir der Kranke, daß er Nachmittag plötzlich Zuckungen in den Armen und Beinen, und zugleich eine große Herzensangst bekommen hätte. Nach einem Klystier, das ihm der Wundarzt sogleich gesetzt, hätten jene Zufälle alsbald nachgelassen, dagegen wäre ihm der Hals steif, und das Schlingen und die Sprache beschwerlich geworden. Ich fand den Puls klein und geschwind, die Haut trocken, den Bauch gespannt nnd schmerzhaft, dagegen die Zunge feucht und rein.

Ich konnte die Ursache dieses Zufalls um so weniger ergründen, da mir der Wundarzt versicherte, daß er zum Mittage zwar mit gutem Appetit, aber nur etwas Hühnerbrühe, gekochtes Obst und wenig Semmel gegessen hatte.

Ich fand die Wunde zwar wieder mit jener stinkenden Jauche angefüllt, aber im Grunde reiner wie gestern. Ich verband sie mit Eiterbefördernden Mitteln und ließ wieder warme Breyumschläge überlegen, weil ich eine Einsaugung der Jauche befürchtete.

Innerlich ordnete ich einen kühlenden Trank, und äußerlich ein Blasenpflaster in den Nacken und ließ erweichende Klystiere setzen, und den Bauch warm bähen.

Es erfolgten einige Stühle und darauf große Erleichterung, die Nacht Schlaf und starke Ausdünstung. Das Pflaster hatte eine große Blase gezogen, nnd die Beschwerden des Halses so wie alle Zufälle waren geringer, den Puls fand ich erhabener, langsamer, und den Bauch unschmerzhaft und schlank. Auch die Wunde fand ich reiner, und die Jauche geringer und gutartiger. Ich änderte daher weder innerlich noch äußerlich etwas, außer daß ich zum Genuß, blos Haferschleim erlaubte.

Gegen Abend erfolgten wieder heftige Zuckungen und zugleich der Hundskrampf. Der Kranke konnte weder reden noch schlingen, die untere Kinnlade war etwas linkerseits gezogen und so stark gegen die obere gepreßt, als wenn sie angenagelt wäre. Die Wunde war von der letztern Beschaffenheit. Ich lösete den schon ganz lockern Band vom Saamenstrange, legte Zugpflaster um den Hals, ließ Klystiere mit Mohnsaft setzen und ihn in ein warmes Bad legen. Auch nicht die geringste Erleichterung jener Zufälle erfolgte, vielmehr eine gänzliche Erstarrung des Körpers, und gegen Morgen, den eilften Tag nach der Operation, der Tod. Die Leichenöffnung wurde nicht gestattet.

Es ist wahrscheinlich, daß etwas von der üblen Jauche ins Blut übergegangen, und auf die Nerven des Halses und des Rückgrads abgesetzt worden war, und daß dies jene heftigen Nervenzufälle und endlich den Tod bewürkte.

Von dem Unterbinden des Saamenstranges wird man wohl nicht die Zufälle herleiten, weil die ersten acht bis neun Tage keine Spur von Nervenzufällen erfolgte, und der Band schon größtentheils gelöset war. Auch habe ich bey den übrigen drey und funfzig Operirten, bey denen ich immer unterbunden hatte, dergleichen Zufälle nie bemerkt, und diese alle glücklich geheilet. Ich habe zwar einigemal Nervenzufälle den ersten oder zweyten Tag, aber nie später, und auch nur dann bemerkt, wenn die Schnur zu locker unterbunden war. Hiervon werde ich gleich einige Fälle anführen.

Vorhero sey es mir erlaubt, zu bemerken, daß ich sowol nach der Bataille als vor Warschau, bey schwer Verwundeten neunmal ähnliche Nervenzufälle und immer mit heftiger Zusammenziehung der Kinnladen bemerkt, aber davon nur einen erhalten habe. Diesem war durch eine Kanonenkugel der Ellbogen des rechten Arms abgeschossen worden. Der Höcker der Ulnae war ganz abgerissen, und der damit artikulirende Theil des Armknochens zerschmettert. Der Kopf des Radius, so wie der damit verbundene Theil des Armknochens, waren unverletzt und noch zusammenhängend, so wie alle fleischigten Theile der vordern Fläche, oder der Ellbogenbeugung, unbeschädigt. Dieser Mensch erlitt nicht nur heftige Schmerzen in der Wunde, sondern auch bald nach der Verletzung den Hundskrampf.

Ich entfernte so viel wie möglich alle Knochensplitter aus der großen Wunde; ordnete erst ein Klystier und innerlich alle zwey Stunden einen Gran Mohnsaft mit Zucker, welches durch eine Zahnlücke eingespritzt wurde. Hierauf erfolgte Ruhe und einige Stunden Schlaf, ohne daß sich der Kinnbackenkrampf verminderte.

Den dritten Tag wurden die Schmerzen wieder unerträglich, und zugleich gesellten sich zu jenem Krampfe fürchterliche Zuckungen in allen Gliedern.

Ich untersuchte die Wunde von neuem, fand eine beginnende Eyterung, und war nun im Stande, den Rest der zerschmetterten und in die fleischigten Theile gedrückten Knochen, theils mit den Fingern, theils mit der Zange herauszuziehen. Dies würkte eine sichtbare Erleichterung. Ich füllte die Wunde locker mit weicher Charpie aus, bedeckte sie mit viel Wundsalbe und ließ einen Breyumschlag öfters scharf warm überlegen. Innerlich wurde mit dem Mohnsaft fortgefahren, und ein großes Zugpflaster in den Nacken gelegt.

Die Nacht erfolgte ein anhaltender Schlaf, gegen Morgen ein starker Schweiß und eine große Verminderung aller Krämpfe. Der Verwundete konnte reden, schlingen und einigermaßen den Mund öffnen. Das Pflaster hatte stark gezogen. Die Wunde eyterte und war fast unschmerzhaft.

Ich ließ den Mohnsaft täglich zu drey Gran noch einige Tage fortnehmen, und sah dann mit Vergnügen, daß der Krampf ganz nachgelassen hatte. Auch war das Befinden des Verwundeten sehr gut; die Wunde reinigte sich bald, erzeugte nach und nach eine neue Masse, so daß ich ihn in der sechsten Woche in einem erwünschten Zustande hinterließ. Auch ist er in so weit völlig geheilt worden, daß er nur einen steifen, etwas gekrümmten Arm behalten hat.

Außer diesem habe ich nicht einen vom Hunds-krampf geheilet. Die Uebrigen, die ihn erlitten, hatten theils schwere, theils leichte Verwundungen, und starben, aller angewendeten Mittel ungeachtet, größtentheils schnell. Diese Verletzungen waren alle von der Art, daß ich nicht einmal, wenn ich es auch hätte wagen wollen, ein Glied absetzen konnte, weil entweder noch andere Nebenverletzungen zugegen oder sie auch zu unbedeutend waren. Auch erinnere ich mich eines Falls aus dem siebenjährigen Kriege, wo einem Soldaten eine Flintenkugel durch das Knie gedrungen war, worauf der Hundskrampf erfolgte. Man amputirte, nach verschiedenen vergeblichen Versuchen, den folgenden Tag den Schenkel; die Zuckungen wurden bald allgemein und der Tod erfolgte sechs Stunden nach der Operation.

Aus diesen angeführten Beyspielen folgere ich, daß die Ursache des Hundskrampfes, theils äußerlich, theils innerlich, oder theils örtlich, theils in den Säften, oder dem ganzen Nervensystem gegründet ist. Ersterer kann wol größtentheils geheilt werden, letzterer aber nicht, oder doch nur äußerst selten. In dem ersten Fall ist die Ursache sinnlich. Kann der Wundarzt diese heben, so wird er auch den fürchterlichen Krampf heilen. In dem letztern, ist die Ursache größtentheils verborgen, folglich kann man ihr nicht die gehörigen Mittel entgegensetzen, und dieser Krampf wird größtentheils unheilbar seyn. Bey der Ellbogenwunde war die Ursache des fürchterlichen Krampfs örtlich, und dieser offenbar durch die zerschmetterten und in die fleischigten Theile getriebenen Knochen veranlaßt. Sobald diese fortgeschafft wurden, hörte der Krampf auf und der Verwundete ward geheilet. Einer von den angeführten neun Verwundeten hatte blos eine Fleischwunde. Eine Flintenkugel war ihm an der vordern Fläche des Schenkels durchgedrungen, ohne den Knochen, noch andere wichtige in die Sinne fallende Theile zu verletzen. Er bekam den neunten Tag den Huudskrampf. Die Wunden waren rein; demohngeachtet erweiterte ich sie, und da der Krampf nicht nachließ, durchschnitt ich den ganzen Schußgang, und wendete alle mir bekannten innern und äußern Mittel, aber ohne allen Erfolg, an. Er starb den eilften Tag. Hier sowol, als wie bey den übrigen sieben Verwundeten und dem Castrirten, war mir die eigentliche Ursache des Krampfes verborgen, unbegreiflich, folglich war ich nicht im Stande, ihr die gehörigen Mittel entgegenzusetzen, und den Krampf zu heben. Da nun zuweilen bey einfachen Wunden der Hundskrampf erfolgt und unheilbar ist, solcher hingegen bey den größten Wunden, bey zerschmetterten oder abgerissenen Gliedern u. s. w. größtentheils nicht bemerkt wird; so schließe ich, daß noch eine andere, innere unbegreifliche Ursache vorhanden seyn muß, die diesen Krampf zuweilen hervorbringt. Kann der Wundarzt diese erforschen; so kann er solchen vielleicht Mittel entgegen setzen und den Krampf heilen.

Nunmehro werde ich die angefangene Beschreibung von der Ausrottung des verdorbenen Hoden fortsetzen, und solche durch einige Beyspiele erläutern.

Wenn ich den Hoden verdorben, scirrhöse, oder auch nur so verhärtet und vergrößert finde, daß keine Zertheilung oder Verbesserung möglich ist; so nehme ich ihn bald durch die gewöhnliche Operation weg, wenn dies nicht wichtige Gegenanzeigen hindern.

Obgleich größtentheils bey einem verdorbenen Hoden, eine größere oder kleinere, widernatürliche Ansammlung des Wassers in der Scheidenhaut desselben befindlich ist; so lehrt doch die allgemeine und besonders meine häufige Erfahrung, daß der Wasserbruch äußerst selten die Ursache des verdorbenen Hoden ist; wohl aber verhält es sich umgekehrt: daß der verhärtete Hode die Ursache des Wasserbruchs wird. Und dann entsteht die gemischte Krankheit, der sogenannte Wasser-Fleischbruch. Indessen kann auch die nämliche Ursache, eine äußere, drückende, quetschende Gewalt, beyde Krankheiten, den Wasserbruch und die Verderbung des Hoden, zugleich bewürken.

Daß der Wasserbruch äußerst selten die Ursache des verdorbenen Hoden ist, lehren, wie ich schon gesagt habe, meine Erfahrungen insbesondere. Ich habe sehr viele und sehr alte, zum Theil sehr große Wasser- und selbst Blutbrüche durch die Operation geheilet, und nie den Hoden verdorben, selten verändert gefunden. Fand ich

ich dies, so war die Verhärtung des Hoden zuerst, und in der Folge nur bey dessen Wachsthum die Wasseransammlung bemerkt worden. Hieraus sowol, als aus den entferntern Ursachen, läßt sich der verdorbene Hode, auch selbst bey einer großen Wasseransammlung beurtheilen, und die Kennzeichen sind immer ziemlich gewiß. Wenigstens erinnere ich mich keines einzigen Falles, wo ich nicht vor der Operation, auch bey einer großen Wasserversammlung, die verhärtete und widernatürliche Beschaffenheit des Hoden erkannt und vorher bestimmt hätte. Dies ist für den Wundarzt immer von großer Wichtigkeit, nicht nur weil diese Erkenntniß ihn und seine doppelte, wichtigere Operation rechtfertigt, sondern weil auch jede andere, im Wasserbruch empfohlene Operationsart, außer dem Schnitt, unanwendbar ist. Daher ist jedem diese Erkenntniß vorzüglich wichtig, weil sie sonst durch jede Operation ohne Schnitt den Kranken doppelt martern, oder wol gar jede gründliche Heilung vereiteln und den Tod befördern können.

Um nun diese Operation zu verrichten, setze ich den Kranken eben so, wie bey der Operation des Wasserbruchs, und bereite ihn auf die nämliche Weise vor. Nunmehro mache ich ebenfalls an der vordern Fläche der Geschwulst eine Querfalte der Haut, mit dem Unterschiede, daß diese hier etwas höher, ungefehr einen Zoll über der Mitte der Geschwulst nach oben gefaltet wird. Diese erhabene Falte schneide ich ebenfalls vermittelst eines geballten Bistouri's auf einmal, von oben bis unten durch. Dieser Schnitt geräth größtentheils, so daß man äußerst selten nöthig hat, ihn durch einen zweyten zu verlängern. Er muß inzwischen so lang seyn, daß er über den Bauchring reicht, dagegen er unten einen Zoll höher als beym Wasserbruch endigt. Ich entferne nunmehr die Wundlefzen zu beiden Seiten einige Zoll breit von einander, oder löse sie auch wol vermittelst des Messers von der Scheidenhaut, um mehr Raum zu gewinnen. Ist eine Feuchtigkeit in der Scheidenhaut, so spalte ich diese wie beym Wasserbruch von oben bis unten mit dem nämlichen Messer. Finde ich nun den Hoden zwar verdorben, aber größtentheils frey, so ergreife ich ihn mit der linken Hand, löse ihn hie und da von seiner leichtern Anhänglichkeit, und trenne seine stärkere, hintere Verbindung durch das Messer, dergestalt, daß ich alles widernatürliche mit wegnehme; löse alsdann die Saamenschnur nach oben von aller Verbindung, und trenne und entferne davon alle Cellulosa. Diese so entblößte Schnur betrachte ich genau, und unterbinde sie, wenn sie natürlich ist, sogleich mit einem gewächsten Faden, einen Zoll über der Verderbung, und schneide dann den Hoden einen halben Zoll unter dem Bande mit dem Messer ab. Nach dieser Durchschneidung zieht sich die Schnur sogleich gegen den Bauchring zurück. Und in dieser Lage muß sie unangespannt erhalten, und folglich das Band, dessen Ende über den Schaambeinen befestigt wird, nicht angezogen, sondern locker erhalten werden. Hiedurch, und daß man etwas Charpie unter das abgeschnittene Ende des Saamenstrangs legt, wird dessen Zerrung, so wie das zu niedrige Verwachsen desselben völlig verhütet. Das Band besteht bey mir aus drey starken Zwirnfäden, d . ich mit Wachs überziehe und vereinige, damit es nicht leicht zerrissen werden noch verderben kann. Dies Band bringe ich an den bestimmten Ort, unter die entblößte Saamenschnur, und befestige es vorn vermittelst eines doppelten Knotens dergestalt, daß ich die ganze Schnur so fest wie möglich zusammenbinde, damit alles zwischen dem Bande gleichsam zerknirscht werde. Den doppelten Knoten befestige ich noch durch einen einfachen, damit er nicht nachlassen kann. Diese starke Unterbindung erregt freilich einen Augenblick großen Schmerz, der aber gleich nachläßt, und nun empfindet der Operirte nichts, gestattet den übrigen Verband willig und erleidet fast gar keinen Schmerz weiter. Ja diese so feste Verbindung verhütet fast alle nachherigen Zufälle, und trägt zur schnellen Heilung nicht wenig bey. Nur dann, wenn das Band nicht fest angelegt wird, oder wenn es, bey einigen fetten oder nicht vom Zellengewebe hinlänglich entblößten Schnüren, sich nachher wieder löset, ehe der Nerve zernichtet ist, entsteht ein neuer Schmerz, auch wol Verblutung, und nun erfolgen nicht selten Nervenzufälle. Aus diesem

Grunde bringe ich auch noch immer einen zweyten ähnlichen Faden über der Unterbindung locker um die Schnur, befestige dessen Faden durch ein Pflaster über dem Bauch, um ihn im Nothfall, besonders bey einer neuen Blutung, sogleich gebrauchen zu können. Wenn der Operirte gleich nach der Unterbindung noch Schmerzen im Strange, die sich nach dem Bauchringe erstrecken, empfindet, da kann der Wundarzt überzeugt seyn, daß die Unterbindung zu lose, oder wenigstens der Nerve nicht völlig getödtet ist. Und in diesem Fall muß er gleich durch einen zweyten Band an der nämlichen Stelle die Unterbindung erneuern, und um die Verblutung und alle Zufälle zu verhüten, den Band so fest und so lange zuziehen, bis aller Schmerz nachläßt.

In dem Fall aber, der diese Operation am öftersten erfordert, wo der Hode nicht nur völlig verdorben, sondern auch so groß ist, daß er die Scheidenhaut ganz anfüllt, ja diese zum Theil oder ganz verdorben ist, oder auch nur an mehrern Stellen, mit dem Hoden genau zusammenhängend, verwachsen ist, nehme ich die ganze Scheidenhaut mit weg. Dies erkennt der geübte Wundarzt schon vor der Operation, aus der Größe, der Schwere und besonders der Härte dieses Theils, durchs Gesicht und Gefühl. Ist diese Geschwulst nun noch ungleich, höckericht und schmerzhaft; so wird diese Erkenntniß noch gewisser, daß nämlich gar kein Wasser, oder doch nur sehr wenig in der Scheidenhaut befindlich, und diese zugleich gröſstentheils mit dem Hoden verwachsen und verdorben ist. In diesem Fall mache ich, nachdem ich die äuſsere Haut durchschnitten und die Geschwulst hinreichend entblöſst habe, unter dem Bauchringe, über dem Saamenstrang, in die Scheidenhaut einen kurzen Einschnitt einige Zoll lang, lasse die etwanige Feuchtigkeit ausflieſsen, und entblöſse den Saamenstrang so viel als möglich von aller Verbindung, und unterbinde ihn, wenn er unverdorben ist, auf die gewöhnliche Weise. Nunmehr schäle ich die ganze Scheidenhaut mit dem verdorbenen, verwachsenen Hoden aus dem Zellengewebe des Hodensacks, und schneide dann die ganze Masse unter dem Bande mit dem Messer weg. Da vorher die gröſste Schlagader samt dem beträchtlichsten Nerven unterbunden ist; so geräth diese Ausschälung leichter, ohne groſsen Schmerz und ohne beträchtliche Verblutung, und die Heilung erfolgt weit geschwinder. Man hat sich nur vorzusehen, daſs man nicht die Scheidewand des Hodensacks noch diesen verletze. Um dieses zu verhüten, muſs man die Scheidenhaut vermittelst eines doppelten Hakens fest anziehen, und die äuſsere Haut durch einen Gehülfen anspannen lassen, um so viel wie möglich im Zellengewebe zu schälen. In den seltenen Fällen, wo die Geschwulst mit dem Hodensack verwachsen seyn sollte, muſs man sie mit dem Messer trennen, aber nicht durchschneiden, weil dies schmerzt und die Heilung erschwert. Ich habe dies größtentheils verrichten können, und gefunden, daß sich diese harten Stellen der Haut, während der Eyterung verbesserten, und erhalten wurden. In dem noch seltenern Fall, wo die Scheidenhaut nicht nur mit dem Hoden, sondern auch mit der äußern Haut, an der ganzen vordern Fläche dergestalt verwachsen seyn sollte, daß keine Hautfalte möglich wäre, muß freilich die äußere Haut, durch einen senkrechten Schnitt, von oben bis unten getrennt, die Scheidenhaut entblößt, und dann die Ausschälung derselben, so wie des Hoden, auf vorige Weise verrichtet werden. Diesen Fall habe ich einmal gehabt, und dennoch die Ausschälung, obgleich mit Mühe, doch ohne Hautverlust, glücklich verrichtet; wovon ich die Geschichte unten beschreiben werde.

Sollte aber die Saamenschnur verhärtet oder verdorben seyn, welches der geübte Wundarzt durchs Gefühl und Gesicht leicht erkennt; so muß sie einen Zoll über der Verderbung unterbunden werden. Sollte der Strang aber höher bis in den Bauchring verdorben seyn, so muß er auch höher entblößt, selbst der Bauchring erweitert, der Strang angezogen, von aller Verbindung im Bauchring getrennt, und so hoch wie möglich über der Verderbung unterbunden werden. Dieses ist durchaus nothwendig, wenn man den neuen Wachsthum, der im Gegentheil, wie ich dies gesehen habe, gewiß erfolgt, verhüten und den Operirten gründlich heilen will. Ich glaube nicht, daß sich die Verderbung über den Bauchring erstrecken wird, wenigstens habe ich dies nie gesehen, folglich bliebe die Unterbindung des Stranges immer und auch alsdann anwendbar und die Heilung höchstwahrscheinlich, wenn auch der Strang bis in den Bauchring verdorben seyn sollte, wie ich denn auch einen solchen Fall anführen werde.

Auch diese verhärtete, verdorbene Saamenschnur, kann der Wundarzt höchstwahrscheinlich vor der Operation erkennen. Schon die größere, höhere Geschwulst und deren Entstehung und Dauer macht ihn hierauf aufmerksam. Findet er nun diese Geschwulst bis in den Bauchring steigend, und widernatürlich hart und beym Druck schmerzhaft, und hat der Kranke vorher keinen Netz- noch Darmbruch bemerkt; so ist die Saamenschnur höchstwahrscheinlich verdorben.

Es frägt sich nun: darf der Wundarzt in diesem Fall operiren? Da Erfahrungen vorhanden sind, daß die Saamenschnur bis zum Bauchringe verdorben gewesen, dieser erweitert und jene getrennt, alsdann unterbunden und der Kranke erhalten worden ist; so bleibt es die Pflicht des Wundarztes, unter andern günstigen Umständen, auch hier zu operiren.

Nachdem ich in allen Fällen die Saamenschnur gehörig unterbunden und den Hoden entfernt habe, fülle ich die Wunde mit trockner Charpie locker aus; ziehe gleich vermittelst langer Heftpflaster die Wundlefzen etwas näher zusammen, bedeckte sie mit der Wundsalbe und einer dicken, weichen, trockenen Leinwandkompresse, und befestigte alles durch die Tebinde. Ich bringe den Kranken nun in eine ruhige, bequeme Lage. Ich lasse ihn auf dem Rücken, mit diesem und dem Kopf etwas erhaben, und mit mäßig gebogenen Schenkeln liegen. Dies ist die natürlichste Lage, und ich habe nicht nur nie den geringsten Nachtheil davon gesehen, sondern vielmehr bemerkt, daß sie der Operirte am besten und längsten ertragen kann.

Die horizontale Lage, die Herr Marschall so sehr empfiehlt, habe ich nie versucht, vielmehr sorgfältig vermieden, nicht nur weil diese Lage unbequem, und dem Kranken natürlich nichl lange erträglich ist, sondern weil auch die Saamenschnur, nach meiner Unterbindung, noch mehr gezerrt würde, und dadurch nicht nur Unbequemlichkeiten uud Schmerzen, sondern wol gar Nervenzufälle verursacht werden könnten. Aber Herr Marschall schiebt die unterbundene Saamenschnur in den Bauchring, und glaubt dadurch, und durch die horizontale Lage, die Convulsionen zu verhüthen. Diese werden aber gewiß allein dann verhüthet, wenn die Unterbindung so stark ist, daß aller Durchfluß und alle Gemeinschaft der unterbundenen Stelle in und mit den übrigen verbundenen Theilen völlig gehemmt wird, welches die gänzliche Nachlassung alles Schmerzes anzeigt. Ueberdem scheint es mir sehr schwer und unschicklich, die Saamenschnur immer in den Bauchring zu schieben. Jener ist ja größtentheils verschlossen, und diese unverdorben, folglich zu lang, als daß sie sich so leicht hineinschieben lassen sollte, ohne den Baucherng zu erweitern. Und hiedurch wird doch in gewöhnlichen Fällen die Operation wenigstens sehr verlängert und vervielfältigt; zu geschweigen, daß der Band locker werden, und eine neue Verblutung entstehen kann, die nun gewiß mit größerer Schwierigkeit gestillt werden wird. Das zu niedrige Verwachsen der Saamenschnur wird durch die daruntergelegte Charpie verhindert.

Es ist also nach meiner Meynung und Erfahrung bequemer und vorzüglicher, die unterbundene Saamenschnur außer dem Bauchringe in ihrer natürlichen Lage zu erhalten. Daß hierauf kein Nachtheil erfolgt, lehren meine häufigen Erfahrungen überzeugend. Ich habe hier diese Operation häufig, in Gegenwart mehrerer Aerzte und Wundärzte verrichtet, und sie auch von andern Wundärzten in der Charité öffentlich verrichten lassen, und diese Operirten — jenen angeführten Fall ausgenommen — alle, und größtentheils ohne besondere Zufälle, in kurzer Zeit und glücklich geheilet. Mehrere darunter hatten nur einige Tage ein mäßiges Fieber, und weiter gar keine Zufälle, und die Heilung erfolgte in vier, ja bey einigen in drey Wochen. Und doch war bey allen diesen die Saamenschnur fest unterbunden. Diese feste Unterbindung halte ich für die vorzüglichste Ursache, daß nach der Operation größtentheils gar keine üblen Zufälle entstehen, und die Heilung so schnell erfolgt. Hievon war ich so überzeugt, daß ich in einzelnen Fällen, wo die Unterbindung fehlerhaft, zu lose verrichtet war, und den zweyten Tag die Schmerzen und Spannung in der Schnur und im Bauch nicht nachließen, ich den Verband öffnete, und ein neues Band fester um die Schnur anlegte. Schnell hörten alle Zufälle auf, und die Heilung erfolgte ohne Schwierigkeit.

Nachdem der Operirte auf die vorhin beschriebene Art verbunden, und zur Ruhe gebracht ist, behandele ich ihn die ersten Tage antiphlogistisch. Selten habe ich noch einen Aderlaß oder beruhigende Mittel anzuwenden nöthig gehabt. Dagegen habe ich größtentheils den zweyten oder dritten Tag, wenn keine Leibesöffnung erfolgte, und der Bauch gespannt war, ein Klystier setzen, und den Bauch mit dem flüchtigen Liniment einschmieren lassen.

Den vierten oder fünften Tag erneuere ich den Verband. Größtentheils hat nun die Jauche alle Verbandstücke durchdrungen, daher ich alles was leicht gelöset werden kann, aus der Wunde nehme, diese vorsichtig von Blut und Jauche reinige, und solche wieder locker mit trockner Charpie anfülle, und die Wunde wieder, vermittelst Heftpflaster, ohne Schmerzen zu erregen, etwas näher bringe, und mit der Wundsalbe bedecke. Nunmehro verbinde ich täglich ein= auch wohl in der Folge, wenn die Eyterung stark seyn sollte, eine kurze Zeit zweymal. Die Jauche verändert sich allmählig, es entsteht ein guter Eyter, und die Heilung erfolgt nach und nach. Gewöhnlich fällt der Band zwischen dem neunten und eilften Tag von selbst ab, oder ich zerschneide ihn nun auch, und entferne ihn. Von nun an reinigt sich die Wunde bald völlig, der Eyter wird geringer und gutartig, und die Heilung erfolgt schnell und ohne Schwierigkeit. Doch erfolgt sie leichter und schneller, wenn die Scheidenhaut bey der Operation mit weggenommen worden ist. Nie entsteht dann eine so grosse Geschwulst, Schmerz, und eine solche Menge Jauche, als wenn dies unterlassen ist. Daher auch nach der Castration, wo zugleich die Scheidenhaut mit weggenommen worden ist, nie solche üble Zufälle erfolgen, als nach der Operation des Wasserbruchs. Daher auch nach dieser eine spätere Heilung als nach jener erfolgt. Jene Wunde heilt größtentheils zwischen der dritten und fünften Woche, dagegen diese, nach der Operation des Wasserbruchs, nie vor der sechsten, zuweilen aber erst nach der neunten Woche geheilet wird.

Nunmehro werde ich zur Erläuterung noch einige merkwürdige Fälle anführen.

Vier und dreyßigste Beobachtung.

Ein sehr großer scirrhöser Hode wurde glücklich ausgerottet, obgleich keine Hautfalte möglich war.

Ein hiesiger Künstler, dreyßig Jahr alt, und, dem Ansehen nach, von schwächlicher Natur, schrieb mir, daß er einen großen Bruch habe, der ihm itzt so viele Beschwerden verursache, daß er es nicht länger ertragen könne, sondern sehnlichst wünschte auf alle Fälle davon befreyet zu werden.

Bey meiner Untersuchung fand ich den linken Hoden außerordentlich groß, steinhart, und an der vordern Fläche höckericht, und diese Stellen bey der leichtesten Berührung schmerzhaft. Die ganze Masse, sowol des so widernatürlich geschwollenen Hoden als der Scheidenhaut war sichtbar verdorben und genau verwachsen. Die äußere Haut hatte zwar allenthalben ihre natürliche Farbe, war aber an der vordern Fläche mit jenen höckerichten Auswüchsen so fest verbunden, daß sie sich an keiner Stelle falten ließ. Dagegen war sie an der hintern Fläche auch zu den Seiten lose. So hart und groß die Geschwulst war, so reichte sie doch nicht bis zum Bauchring, sondern ich konnte unter demselben die Schnur deutlich fühlen, und unterscheiden, daß sie zwar stärker als gewöhnlich, aber nicht verhärtet war. Lange behauptete er, daß dies ein Darmbruch sey, den er vor einigen Jahren völlig hätte zurückbringen können. Nur auf die dringendsten Vorstellungen gestand er endlich, daß er vor vier Jahren einen Tripper und zugleich eine Geschwulst des Hoden bekommen hätte. Ersterer wäre zwar nach langer Zeit geheilet, letzterer aber, aller angewendeten Mittel ohngeachtet, immer gewachsen, bis er denn endlich schmerzhaft geworden sey, und die gegenwärtige Größe erlangt hätte. Mein Vorschlag, daß die Heilnng uud Lebenserhaltung nur durch die Operation möglich wäre, leuchtete ein, und letztere wurde genehmigt.

Ich verrichtete sie, nach der gewöhnlichen Vorbereitung, den dritten Tag, in Gegenwart des Herrn Geheimenraths Fritze, uud mehrerer Wundärzte.

Da keine Hautfalte möglich war, spannte ich die Haut an der vordern Fläche mit dem Daumen und Zeigefinger meiner linken Hand an, und machte mit einem geballten Bistouri über die Mitte der Geschwulst, vom Bauchring bis fast nach unten, einen senkrechten Schnitt durch die Haut. Ich trennte nunmehro die Haut, indem ich sie erhob, auf beiden Seiten, einige Zoll weit, vorsichtig von ihrer zum Theil festen Verbindung mit der Geschwulst, machte gleich einen Einschnitt unter dem Bauchring in die Scheidenhaut, fand diese nicht mit der Saamenschnur verwachsen, und diese, wie schon gesagt, zwar stärker, aber unverdorben. Ich säuberte sie sogleich von allem Zellengewebe, und unterband sie einen Zoll über der Verhärtung so fest als möglich. Dies preßte dem bisher ruhigen Kranken einen Laut aus. Auf mein Zureden aber, und weil er gleich nachher keine Schmerzen mehr, sondern nur eine Taubheit empfand, beruhigte er sich, und blieb auch so während der übrigen Ausschälung. Ich schnitt nun die Saamenschnur und die getrennte Scheidenhaut, einen halben Zoll unter der Verbindung, durch, und schälte die ganze Scheidenhaut mit dem verhärteten Hoden von oben nach unten aus. An der vordern Fläche war dies etwas mühsam, weil die Haut an vielen Stellen würklich mit der Scheidenhaut verwachsen war. Indessen trennte ich sie doch vorsichtig mit dem Messer, ohne die Haut durchzuschneiden. Auch wurde die ganze Operation demohngeachtet in zwey Minuten geendet, und der Operirte verbunden und ins Bett gebracht. Er gestand, daß er nach der Unterbindung wenig Schmerzen empfunden hätte, und nunmehro gar keine empfände. Auch während der ganzen Heilung hat er nicht über die geringsten Schmerzen geklagt, wie er auch gar keine üblen Zufälle, und was das Bemerkungswertheste ist, nicht das geringste Fieber gehabt hat. Den dritten Tag traf ich ihn schon aus dem Bette im großen Stuhl sitzen. In diesem wurde er auch beständig sitzend verbunden.

Den zehnten Tag sonderte sich der Band ab, und den neun und zwanzigsten erfolgte die völlige Heilung. Ausser einer kühlenden Mixtur und einem Klystier hat er gar keine Arzneyen genommen. Er sammelte bald seine Kräfte, ward völlig gesund, und ist es noch in einer recht glücklichen Ehe.

Die weggenommene Masse war nicht nur völlig verdorben, sondern durchweg fast knorpelhart. Die Scheidenhaut war ebenfalls völlig verdorben, und so fest mit dem verhärteten Hoden verwachsen, daß sie nicht getrennt werden konnte, sondern gleichsam eine Masse zu seyn schien.

Fünf und dreyßigste Beobachtung.

Von der glücklichen Ausrottung eines verhärteten Hoden, dessen Saamenschnur bis zum Bauchringe verdorben war; nebst einer Beurtheilung der verschiedenen Arten die Saamenschnur zu unterbinden.

Ein hiesiger ansehnlicher Bürger, funfzig Jahr alt, mager nnd von blasser Gesichtsfarbe, äußerst schaamhaft und furchtsam, entdeckte mir mit großer Angst, und der dringendsten Bitte, es ja geheim zu halten, sein Uebel. Sein alter Wundarzt, dem er es nur allein anvertraut und auf die Seele gebunden hatte, hielt es nach genauer Untersuchung und weiser Ueberlegung für einen Wasserbruch, und nur die Operation für heilsam; die er selbst aber nicht verrichten wollte, sondern mich dazu vorschlug. Ich fand freilich bey der Untersuchung etwas Feuchtigkeit in der Scheidenhaut, zugleich aber den Hoden außerordentlich, wie eine starke Mannsfaust, geschwollen, verhärtet, höckericht, und beym gelindesten Druck sehr schmerzhaft. Diese Geschwulst war zwar birnförmig, unten breit, und oben spitzer, reichte aber doch bis an den Bauchring,

ring, so daß ich die verhärtete Saamenschnur deutlich unterscheiden konnte.

Die Ursache war auf keine Weise auszumitteln. Er wußte sich keiner äußern Gewalt zu erinnern; hatte nie ein Pferd bestiegen, überhaupt immer vorsichtig und mäßig gelebt, und doch immer gekränkelt, vorzüglich öfters gichtische Anfälle erlitten. Auch diese Geschwulst hätte er anfangs für gichtisch gehalten, weil sie gleich bey der ersten Bemerkung von einem ähnlichen Schmerz begleitet worden wäre; welches ihm aber sein alter Wundarzt und Freund ausgeredet habe. Daß er nie ein anderes Weib als die seinige berührt, und nichts venerisches gehabt hätte, betheuerte der ernsthafte Mann so sehr, daß ich es fast glaubte. Um so mißlicher war der Erfolg nach der Operation. Ich lehnte sie daher auch ab, und bat um ein Consilium. Dies wurde durchaus abgeschlagen, und ich flehentlich gebeten, die Operation zu machen.

Ich beobachtete ihn und die Geschwulst vier Wochen lang täglich, und fand während dieser Zeit, weder an der Geschwulst noch seinem übrigen Körper die geringste Veränderung. Er war zwar mager und blaß, hatte aber Eßlust, und während dieser Zeit weder einen Gichtanfall, noch andere Krankheiten, sondern schien, jene Geschwulst ausgenommen, gesund zu seyn.

Ich hatte dem Wundarzt so wie der alten Hausfrau meine Meinnug und meine Besorgniß eröffnet, gab aber endlich dem Flehen des Leidenden nach, und verrichtete die Operation.

Ich ließ blos den Tag vorher eine Abführung, vor der Operation aber zwey Gran Mohnsaft mit Zucker nehmen, weil ich seine große Empfindsamkeit fürchtete, und einigermaßen abstumpfen wollte.

Nach der durchgeschnittenen Hautfalte trennte ich gleich die Scheidenhaut von oben bis unten, so weit ich konnte, weil sie unten einige Zoll lang mit dem Hoden fest zusammenhing. Ungefähr einige Loth trübes Wasser floß nach dem Schnitt aus. Ich fand den völlig entblößten Saamenstrang von der Dicke eines Mannsdaumen, und verhärtet. Ich entschloß mich schnell die innere Sehne des Bauchringes nach oben und innen, vermittelst eines Messers, durchzuschneiden. Dies verursachte nicht den geringsten Schmerz, auch keine Verblutung. — Diese Erweiterung des Bauchringes werde ich unten näher bestimmen. — Ich fand nun die Saamenschnur im Bauchringe zwar anhängend, aber viel dünner als unten, und natürlich. Ich trennte sie leicht, vermittelst der Finger, und vermochte sie nun etwas zu verlängern und vorzuziehen. Ich unterband sie gleich fest, einen Daumen breit über der Verhärtung, und schnitt sie dicht über derselben, so wie die sie umgebende Scheidenhaut, weg. Nunmehro trennte ich diese von oben nach unten von aller Verbindung, und schälete sie samt dem verdorbenen Hoden in dem Zellengewebe des Hodensacks gänzlich aus. Auch dies verursachte keinen großen Schmerz, und nur einen geringen Blutverlust. Auf die abgeschnittene Saamenschnur legte ich noch ein Stück Feuerschwamm, und in den durchschnittenen Bauchring einen Charpiebausch, um dessen Vereinigung zu verhindern. Die Fäden befestigte ich durch Heftpflaster auf der Haut über den Schaambeinen, füllte nunmehro die Wunde locker mit Charpie aus, und legte den gewöhnlichen Verband an.

Es erfolgte weder Verblutung, noch großer Schmerz, noch ein anderer widriger Zufall, wozu das ruhige, äußerst mäßige Verhalten des Operirten gewiß viel beytrug. Den dritten Tag erfolgte Fieber, nebst einer schmerzenden Spannung des Bauchs, und große Unruhe und Angst, daher der Geistliche verlangt wurde. Ich ordnete eine Salzauflösung nach und nach zu nehmen, einige erweichende Klystiere, und ließ den Bauch mit Oel, Campher, und Mohnsaft einschmieren. Es erfolgten einige Stühle, und die Verminderung aller Zufälle. Die Nacht war ruhig, und am Morgen der Bauch schlank und schmerzlos, und das Fieber mäßig.

Da der Verband von Jauche durchdrungen war, öffnete ich ihn, entfernte alle Charpie, reinigte sie vom geronnenen Blut und von der stinkenden Jauche, und verband genau wie das erstemal.

Den fünften Tag hatte sich die Jauche vermindert, und das Fieber noch mehr gemäßigt. Auch hatte der Kranke gut geschlafen, daher er munter und voll Hoffnung war. Ich ließ ihm einen kühlenden Trank nehmen, und täglich ein Klystier setzen.

Den siebenten Tag war er ohne Fieber, und überhaupt ohne alle Zufälle, und blieb auch bis zur völligen Heilung davon befreyt.

Den neunten Tag entfernte ich das Band leicht. Ich fand nun das Ende der Saamenschnur über den Bauchring zurückgezogen, und diesen der Vereinigung nahe. Diese Vereinigung beförderte ich noch durch einen gelinden äußeren Druck, und in der Folge durch das Betupfen mit Höllenstein, und habe nie den geringsten Nachtheil davon bemerkt.

In der fünften Woche erfolgte die völlige Heilung. Ich ließ ihm noch einen Monat eine mäßig befestigte graduirte Kompresse über den Bauchring tragen, und eine zweckmäßige Diät halten. Nach dieser Zeit entfernte er jene Kompresse, verrichtete seine Geschäfte, ward völlig gesund, und ist es noch itzt, ohne daß er, selbst wenn er seinen Körper rücklings beugt, die geringste Zerrung oder Spannung im Bauchringe empfindet. Auch habe ich dies bey keinem meiner Operirten bemerkt, ob ich gleich nie den unterbundenen und abgeschnittenen Saamenstrang zurückgeschoben, und keine horizontale Lage gestattet habe.

So leicht es den mehresten Menschen ist, eine Erfahrung zu machen, diese zu behalten, und der Welt mitzutheilen, so schwer wird es ihnen größtentheils, eine richtige Beobachtung anzustellen. Die Ursache davon liegt zum Theil in der seichten Erkenntniß, zum Theil und besonders in dem Mangel an Genie. Verschiedene Menschen sehen eine und die nämliche Erscheinung öfters sehr richtig, und sind im Stande die Folgen dieser Erscheinung wahrzunehmen, aber die Ursachen sehen sie nicht, oder doch alle verschieden. Wer also eine Erscheinung deutlich sieht, und die Folgen beurtheilt, macht, meines Erachtens, eine Erfahrung; wer zugleich die Ursache ergründet, macht eine Beobachtung; ersteres ist leichter und allgemeiner, daher haben wir auch in allen Fächern der Wissenschaften so häufige Erfahrungen; letztere sind schwerer, und daher seltener, aber auch desto lehrreicher.

Jene Erfahrungen über die Ausrottung der Hoden, sind nun besonders häufig gesammelt, und alle Erscheinungen, die während und nach der Operation erfolgten, ziemlich deutlich bemerkt und aufgezeichnet, nur die Ursachen derselben sind von dem grauen Alterthume bis auf unsere Zeiten, vom Celsus bis zum Bell, sehr verschieden angegeben worden, daher auch so mancherley Methoden entstanden sind. In diesem großen Zeitraume haben sich die vorzüglichsten Wundärzte bemühet, diese Operation — die Ausrottung der Hoden — zu verbessern. Sie sahen alle, daß es etwas Wesentliches sey, bey der Wegnahme der Hoden sich der Verblutung zu bemeistern. Dies geschah am sichersten durch die Unterbindung der Pulsader. Da aber hierauf zuweilen großer Schmerz, oder heftige Nervenzufälle, ja wohl gar der Tod erfolgte, so erregte dies ihre ganze Aufmerksamkeit, um die Ursache jener üblen Folgen zu ergründen. Da durch die Unterbindung des ganzen Saamenstrangs, nebst der Pulsader, auch der Nerve und das Absonderungsgefäß unterbunden wurde; so schlossen die mehresten, daß jene üblen Folgen von der Unterbindung des Nerven entstehen müßten. Einige glaubten inzwischen, daß sie von der Unterbindung des Absonderungsgefäßes herrührten. Daher entstanden nun auch jene verschiedenen Methoden. Die mehresten wollten die Pulsader von dem andern Theil des Saamenstranges absondern, und allein unterbinden. Da dieses aber nicht nur sehr mühsam ist, sondern die Pulsader auch durch den Faden zerschnitten werden, oder sich zurückziehen, und eine Verblutung entstehen kann, so sonderten andere blos den Nerven ab, und unterbanden die Pulsader und das Absonderungsgefäß. Da aber diese Absonderung im lebendigen Leibe, und wegen der Kleinheit des Nerven noch mühsamer ist, und die Operation ungemein verzögert; so wollten noch andere den Nerven blos durchschneiden, und alles Uebrige unterbinden, welches nicht mindere Schwierigkeit macht. Andere wollten diese ganze mühsame Absonderung vermeiden, und wendeten die noch mühsamere Tamponade an. Alle diese Methoden sind in den neuesten Schriften hinreichend und zum Theil scharfsinnig beurtheilt, und das Resultat davon ist, daß es vorzüglicher sey, den Nerven zu trennen, und den übrigen Theil der Saamenschnur zu unterbinden. Da dieses aber höchst mühsam ist, so unterbinden einige neuere Wundärzte die ganze Schnur, und finden dies leicht, unschädlich, und sogar vorzüglich; letzteres bestätigen meine Beobachtungen ganz insbesondere.

Es frägt sich nun: was ist die wahre Ursache, daß nach der Unterbindung der Saamenschnur zuweilen gar keine, oder doch nur geringe Zufälle, zuweilen aber heftiger Schmerz, Spannung des Bauchs, Convulsionen, u. s. w. erfolgen? Ich denke die Beantwortung dieser Frage fließt ungezwungen und hinreichend aus meinen beschriebenen Beobachtungen. Ich habe darin durch hinreichende Erfahrungen bewiesen, daß, wenn die Unterbindung fest und dergestallt gemacht ward, daß die ganze Schnur, und also der Nerve mit, gehörig eingeschnürt, und letzterer gleichsam zernichtet wurde, nicht nur gleich nach dieser festen Unterbindung alle Schmerzen völlig aufhörten, sondern auch nachher keine, noch weniger andere üble Zufälle erfolgten. Daher ist es durchaus nothwendig, daß das Zellengewebe und alle Umhüllung völlig von der Schnur abgesondert werde, damit das Band desto leichter alle Theile, besonders aber den kleinen Nerven völlig zusammendrücken, und allen Ein- und Durchfluß verhindern könne. Diese Trennung der Schnur von allem Zellengewebe und andern damit verbundenen Theilen gestattet ihr auch nach der Abschneidung des Hoden die völlige Freiheit sich zurückzuziehen, wodurch alles Zerren des übrig gebliebenen Theils der Saamenschnur, und aller Reiz und die Spannung darin vermieden wird. Man darf nicht befürchten, daß nach solcher Unterbindung das Band locker werden, und noch weniger abglitschen wird, wenn man nur den Hoden einen halben Zoll lang unter der Unterbindung abschneidet; auch darf man weder Polster noch Charpie zwischen den Band und die Schnur legen, weil diese zu stark ist, als daß sie von dem Bande zerschnitten werden sollte, und jenes nur aufhält, und die gehörige Würkung des Bandes hindert. Etwas verkürzt sich auch der Theil unter dem Bande immer, aber nie so stark, daß der Band, auf jene Weise angelegt, abglitschen könnte.

Auch die Tamponade, wenn sie gehörig gemacht, und nach Herrn Theden bewürkt wird, beweist, daß durch einen hinreichenden Druck auf die Saamenschnur nicht nur die Pulsader, sondern auch der Nerve so kräftig zusammengedrückt wird, daß weder Verblutung noch Nervenzufälle erfolgen. Denn das ist doch wol nicht möglich, daß durch den Druck mit der Hand die Pulsader allein gedrückt, und der Nerve verschont bleiben sollte. Daß dieser Druck ebenfalls sehr stark seyn müsse, wenn keine Verblutung erfolgen soll, lehren alle Erfahrungen, und besonders die meinigen. Ich habe zu Anfange zweymal die Tamponade versucht, und jedesmal Verblutungen und Schmerzen nachher erfolgen sehen, folglich muß der Druck jedesmal zu schwach gewesen seyn. Das zweytemal vermochte ich sechs Stunden nach der Operation nicht die Verblutung und die unerträglichen Schmerzen, so wie die Angst des Operirten, durch den Druck zu heben, daher ich den Verband öffnete, und die Schnur fest unterband, worauf nicht nur die Verblutung stand, sondern auch alle Schmerzen nachliessen. Und dies hat mich in der Folge bestimmt, nie mehr zu tamponiren, sondern immer zu unterbinden. Dies ist ja, da doch einmal die Saamenschnur gedrückt werden muß, bestimmter, leichter, und besonders für den Leidenden bequemer. Welche Angst und welchen Schmerz steht dieser nicht während vier und zwanzig Stunden durch den starken Druck eines Menschen aus, der um der Sicherheit willen diesen Druck, besonders wenn er die geringste Verblutung merkt, nach allen seinen Kräften verstärkt. Dadurch wird nicht nur die Saamenschnur, sondern es werden auch die andern Theile gedrückt und gequetscht, und der Kranke steht grosse Angst aus, so wie nicht selten sein Wundarzt. Aber auch nicht immer steht die Verblutung nach vier und zwanzig Stunden. Ich habe sie nach der fehlerhaften Unterbindung den dritten, ja einmal den sechsten Tag entstehen sehen. So wie hier, kann dies auch da geschehen. Auch die Erfahrung bey Thieren bestätigt die Unschädlichkeit der festen Unterbindung der Saamenschnur. Werden z. B. bey einem Hengst die Hoden weggenommen, so wird eine Klemme um jede Saamenschnur gelegt. Dieser heftige Druck verhindert nicht nur die Verblutung, sondern auch jeden üblen Zufall, der hier äusserst selten erfolgt.

Daß nicht durch jede Methode die Erhaltung des Menschen und selbst eine glückliche Heilung bewürkt werden sollte, bezweifle ich um so weniger, da dies durch so viele glaubwürdige Männer, durch mehrere Erfahrungen bestätigt ist. Man weiß ja, daß auch die fehlerhafteste Operation in den Händen eines fleißigen und geübten Mannes zuweilen gelingen kann, wie dies die herumreisenden Operateurs vorzüglich beweisen. Indessen ist es, besonders für den Anfänger in der Chirurgie, doch höchst nöthig, die leichteste und sicherste Methode zu wissen. Und dies ist die Unterbindung der ganzen Schnur. Es ist nicht gar lange, daß man diese überhaupt scheuete, und solche nicht nach den abgesetzten Gliedern erlauben wollte, weil man darauf allerley nachtheilige Folgen befürchtete, ja solche durch Erklärung und Erfahrung bestätigte. Da itzt größtentheils die abgesetzten Glieder durch die so wohlthätige Vereinigung geheilet werden, so unterbindet man alle Gefäße, und niemand sieht davon die geringsten nachtheiligen Folgen. So geht es mit vielen Erfahrungen: man übersieht so leicht etwas, oder es mischt sich wohl gar Eigenliebe und Erfindungssucht mit ein. Wer sieht es nicht mit Erstaunen, wie itzt alles nach Neuigkeiten, Erfindungen, oder Verbesserungen in der Medizin oder Chirurgie hascht, und solches oft wunderbar genug beschreibt. Kaum wurde geschrieben, daß es besser sey, die Nachgeburt der Natur zu überlassen, als solche durch die Kunst zu befördern, als die mehresten jungen Geburtshelfer gar jämmerlich schrieen, sie ja der Natur zu überlassen, und schnell häufige Erfahrungen aufstellten, wo durch die Bemühungen, ihren Abgang zu befördern, viel Unheil und tödtliche Verblutungen bewürkt worden waren; obgleich die letztern Fälle zum Glück in der Natur so selten sind, und diese größtentheils die Nachgeburt löset und ausstößt; und so ging es mit dem thierischen Magnetismus, des Galvani's thierischen Electricität, der Reizbarkeit des Girtanners, und so geht es noch itzt mit den Bereitungen des Quecksilbers. Wie viele Bereitungen sind da nicht seit kurzer Zeit bekannt gemacht worden, und jede mit der Empfehlung, daß sie vorzügliche Kräfte besitze, das venerische Gift zu zerstören. Ersteres macht den Chemisten Ehre; ob letzteres aber nicht dem angehenden Arzt seine Wissenschaft erschwert und verwirrt, lasse ich dahin gestellt seyn. Ich habe zwar die mehresten neuen Bereitungen auch versucht, aber immer gefunden, daß das gut bereitete versüßte Quecksilber noch immer die besten und sichersten Würkungen leistet. Und wo giebt es wohl mehrere und schlechtere venerische Kranke als in unserer Charité? —

Folgende Beobachtung beweiset es noch besonders, daß eine fehlerhafte Unterbindung der Saamenschnur nicht nur einen starken Blutfluß, sondern auch Nervenzufälle verursache.

Sechs und dreyßigste Beobachtung, eines großen scirrhösen Hoden, der glücklich ausgeschälet wurde.

Ein polnischer Graf, zwey und funfzig Jahr alt, und von schwächlicher Leibesbeschaffenheit, hatte eine Verhärtung des linken Hoden, die nach seiner Meinung venerischen Ursprungs war. Die Geschwulst war wie zwey Fäuste groß, schmerzhaft und hart, nur am vordern Theil etwas weich, so daß ich darin deutlich eine Feuchtigkeit bemerkte. Da diese Geschwulst alt, und seit einem Jahr sehr schmerzhaft war, wünschte der reiche, leidende, und daher abgezehrte Graf sehr, sie los zu werden. Man hatte ihm zwar versprochen, solche durch Salben und Pflaster zu vertreiben, er hatte aber weder Nutzen noch Linderung von denselben bemerkt. Er bat also um ein Consilium. Der Herr Geheimerath Brawn, rc. Selle, Herr Theden und ich wurden dazu gewählt. Nach verschiedenen Raisonnements wurde die Operation beschlossen, und mir übertragen. Herr Theden glaubte, daß ich durch einen Einschnitt erst das Wasser ablassen, und dann, im Fall der Hode verdorben wäre, den Schnitt erweitern, und dann den Hoden wegnehmen sollte. Da mir aber die völlige Verderbung desselben einleuchtete, so verrichtete ich die Operation auf einmal, nach meiner gewöhnlichen Art. Hiebey muß ich gleich bekennen, daß ich diese Operation zwar geschwind endete, aber eben deßwegen einige wesentliche Fehler beging.

Nachdem einige Loth Wasser aus der getrennten Scheidenhaut abgeflossen waren, entdeckten wir den scirrhösen Hoden, deßwegen nun die Nothwendigkeit, ihn wegzunehmen, allgemein einleuchtete. Um dieses so schnell wie möglich nach meiner Methode zu bewürken, entblößte ich nicht völlig alles Zellengewebe von der starken mit Krampfadern versehenen Saamenschnur, sondern durchstach das Uebrige schnell, vermittelst einer mit zwey gewächsten Fäden versehenen krummen Nadel. Meine Eilfertigkeit war so groß, daß ich die Enden zweyer Fäden faßte, und beym Zuziehen beide auszog, folglich dies noch einmal wiederholen mußte. Nunmehro sonderte ich beide Fäden sorgfältiger ab, unterband mit dem unteren, meiner Meinung nach, fest genug, und behielt den oberen zur Reserve. Da aber die Saamenschnur nicht völlig von dem Zellengewebe, obgleich von aller übrigen Verbindung entblößt, und überdem widernatürlich dick und aufgetrieben war; so wurde der Faden nachher locker, und es entstanden Verblutung und heftige Schmerzen, die gleich nach der Unterbindung völlig aufgehört hatten.

Einige Stunden nach der Operation wurde ich gerufen. Ich fand den Operirten an der Erde auf einer Madratze ohne alle Bedeckung liegen, und im Blute schwimmen. Zugleich war er ohnmächtig, kalt, und der Puls kaum fühlbar. Da er zu sterben glaubte, war schon nach allen andern Aerzten geschickt, die auch nach und nach erschienen. Ich ermunterte den Kranken bald, und tröstete ihn mit der Vorstellung, daß dies alles Folgen der Verblutung wären, der ich gleich durch eine zweyte Unterbindung abhelfen wollte. Hierzu wollte sich der ohnedem empfindliche Graf nicht gern bequemen, daher ich, weil itzt die Verblutung stand, nachgab, und auf den Rath des Herrn Theden dessen Schußwasser durchgoß. Es erfolgte zwar kein neuer Blutfluß, aber gegen Abend heftiger Schmerz in der Wunde und im Bauch. Nach den gewöhnlichen Mitteln und zwey Gran Mohnsaft verminderten sich jene Zufälle, und es erfolgte eine leidliche Nacht. Den folgenden Tag empfand er wieder heftige Schmerzen und Spannen im Bauch, und ein beständiges Uebelseyn und unerträgliches Würgen. Da der Graf nach pohlnischer Art die Nacht ganz unbedeckt gelegen, und vorher viel Blut verloren hatte, war er kalt, und sein Puls sehr klein. Dies hatte die Vermuthung erregt, daß ich vielleicht einen Darm mit unterbunden hätte; welches aber Herr Theden schon vor mir kräftiglich bestritten hatte. Da die

Verblutung völlig stand, ich keine Gefahr befürchtete, sondern seine gegenwärtigen Zufälle vom Mohnsaft und der Erkältung herleitete, öffnete ich den Verband nicht, sondern rieth erweichende Klystiere und warme Tücher über den Bauch. Dies hatte solche gute Würkung, daß ich ihn diesen Abend gelinde ausdünstend, ohne alle Schmerzen, und vergnügt fand.

Von nun an hatte er weder Schmerzen, noch Nervenzufälle. Den vierten Tag öffnete ich den Verband, fand viel Jauche in der Wunde, und das abgeschnittene Ende der Saamenschnur unter dem Bande angeschwollen. Ein sicherer Beweis, daß der Band nicht fest genug angelegt, oder vielmehr wieder locker geworden war. Da er aber gegenwärtig weder Schmerz noch Verblutung hatte, legte ich den Verband wie gewöhnlich an.

Den folgenden Tag war die Geschwulst des abgeschnittenen Saamenstranges noch stärker, dagegen die Wunde in gutem Zustande. Diese Geschwulst vergrößerte sich täglich, ward roth und empfindlich, und hatte sich endlich unten und zur Seite mit den übrigen Theilen so fest verbunden, daß ich sie nicht ohne Schmerzen zu erregen trennen konnte. Den achten Tag war sie so groß wie ein Hühnerey, und äußerst empfindlich. Ich sonderte sie rundum von ihrer festen Verbindung durch das Messer, in Gegenwart des Herrn Theden, ab, und legte über den ersten einen

zweyten

zweyten Band fest an, welches nur wenig schmerzte, auch weiter gar keine üblen Zufälle verursachte.

Den folgenden Morgen war die Geschwulst schmerzloser, und etwas misfärbig, deßwegen ich sie nun unter dem Bande abschnitt. Der Schmerz und Blutausfluß war sehr geringe.

Von nun an entstand weiter kein widriger Zufall, sondern die Wunde näherte sich täglich der Heilung, und wurde den vier und dreyßigsten Tag völlig vernarbt. Der Graf reisete den folgenden Morgen gesund und stark nach Leipzig, und kam nach vier Wochen eben so gesund zurück, und trat bald seine Reise nach Polen an. Hier habe ich ihn itzt wieder gesprochen, und ihn völlig gesund und stark angetroffen.

Hier war die Verblutung, der nachherige Schmerz, und der Auswuchs der Saamenschnur, eine offenbare Folge der fehlerhaften Unterbindung. Diese kann der Wundarzt dadurch vollkommen vermeiden, daß er alles Zellengewebe absondert, und besonders bey einer ähnlichen Saamenschnur den Band so fest als möglich anlegt. Ich habe nach der Zeit einen Mann operirt, bey welchem die Saamenschnur noch stärker, und ebenfalls varicös war, aber nach einer sorgfältigen Absonderung des Zellengewebes und einer festen Unterbindung, keinen von jenen Zufällen bemerkt, obgleich der Band erst den funfzehnten Tag weggenommen werden konnte.

Aus allem diesem erhellet, daß der Wundarzt, wenn er nach der Castration die Verblutung sicher stillen, und zugleich allen üblen Zufällen vorbeugen will, vorzüglich auf zwey Stücke zu sehen habe; daß er erstlich die Saamenschnur genau von aller Verbindung und dem Zellengewebe befreye, und zweytens das Band so fest als möglich anlege. Ersteres verhindert die zu niedrige Verwachsung der Schnur, von der Herr Theden und Herr Marschall noch nach der völligen Heilung sehr üble Nervenzufälle und den Tod haben erfolgen sehen; und letzteres verhütet alle üblen Zufälle, und trägt sehr viel zur glücklichen Heilung bey. Wird aber die Saamenschnur nicht von aller Verbindung getrennt, so kann erstens das angelegte Band nicht kräftig genug auf den Nerven würken, und ihn völlig zernichten, folglich behält dieser noch einige Empfindlichkeit, die sich fortpflanzt, und üble Zufälle erregt. Zweytens wird die noch mit andern Theilen verbundene Saamenschnur gehindert, sich zurückzuziehen; sie wird also gezerrt, gespannt, folglich jene Empfindlichkeit im Nerven, so wie alle davon abhängenden üblen Zufälle vermehrt.

Sieben und dreyßigste Beobachtung.

Ein scirrhöser Hode ward durch die gewöhnliche Operation von mir weggenommen, und die Wunde glücklich geheilet. Ein Jahr nachher entstand an dieser Stelle ein neuer Scirrhus, der nach und nach krebshaft ward, und den Tod verursachte.

Ein Schustergeselle, zwanzig Jahr alt, und sehr blaß und mager, entdeckte mir eine große Verhärtung des rechten Hoden. Er hätte sich vor einem Jahr beym Schuhmachen mit einem Hammer gegen den Hoden geschlagen, wäre darauf in Ohnmacht gefallen, und hätte drey Tage lang die heftigsten Schmerzen bis zur Raserei empfunden. Ein Wundarzt hätte ihm nicht nur allerley Umschläge, sondern auch innere Arzeneyen gerathen, und ihm dreymal zur Ader gelassen. Den vierten Tag hätten sich die Schmerzen und das Fieber vermindert, nur wäre eine große, harte, rothe Geschwulst zurückgeblieben. Um diese zu vertreiben, wären nach drey Monaten alle inneren und äußeren Mittel vergeblich angewendet worden. Da er nun keine Besserung gesehen hätte, und die Geschwulst ganz schmerzlos gewesen wäre, hätte er alles bey Seite gesetzt, und wieder seine Geschäfte verrichtet.

Vor zwey Monaten wäre aber diese Geschwulst wieder schmerzhaft geworden, und nun zugleich sichtbar gewachsen. Seit der Zeit hätte er fast Tag und Nacht keine Ruhe gehabt, und alle Geschäfte aufgeben müssen. Besonders klagte er zuweilen über unerträgliche Stiche in der Mitte der Geschwulst. Da er nun schon wieder so viele Mittel vergeblich angewendet hatte, wollte er sich zu keinem weitern Versuch verstehen, sondern bat flehentlich um die Operation.

Da ich außer diesem Uebel weiter keine Krankheit entdeckte, und die blasse Farbe und den magern Körper für die Folge des Schmerzes und der großen Sorge hielt; auch die Saamenschnur nach meiner Beurtheilung unverdorben war: so willigte ich ein, und verrichtete die Operation nach einer gelinden Abführung den dritten Tag.

Ich fand den Hoden scirrhös, und allenthalben mit der Scheidenhaut verwachsen, und diese größtentheils von gleicher Beschaffenheit, dagegen die Saamenschnur ganz natürlich. Ich unterband sie wie gewöhnlich, und schälete dann die ganze verdorbene Masse im Zellengewebe des Hodensacks aus, und verband die Wunde nach der beschriebenen Art. Aller Schmerz hörte bald nach der Unterbindung auf, daher der Operirte für Freude weinte, und durch Danksagung und Entzückung alles um sich herum bewegte.

Ich ordnete ihm die Nacht einen Gran Mohnsaft, und behandelte ihn am folgenden Tage antiphlogistisch. Es war sonderbar, daß dieser Mensch über gar keinen Schmerz klagte, kein Fieber und nicht den geringsten Zufall erlitt.

Den fünften Tag öffnete ich erst den Verband und reinigte die Wunde von einer nicht häufigen, aber höchst übelriechenden misfarbigen Jauche. Ich verband sie wie gewöhnlich, ordnete ihm für den morgenden Tag eine gelinde Abführung, und den folgenden eine Abkochung aus China und der Arnica. Den zwölften Tag fiel der Faden bey einer mäßigen, guten Eyterung von selbst ab, und alles verkündigte den glücklichsten Ausgang. Auch erfolgte die völlige Heilung in der sechsten Woche.

Der Geheilte hatte sich nicht nur völlig erholt, sondern auch eine bessere Farbe bekommen, hatte am Körper zugenommen, und schien ganz gesund zu seyn.

Nach einem Monat nahm er dankbar von mir Abschied, war gesund und stark, und ging auf die Wanderschaft.

Ein Jahr nachher kam er verstellt und ganz abgezehrt zu mir, und klagte mir seine Leiden. Er erzählte mir, daß er sieben Monat nach der Operation völlig gesund gewesen wäre, und an der operirten

Stelle nicht das Geringste bemerkt noch empfunden hätte. Er wäre daher ganz unbesorgt und froh gewesen, hätte sich einmal berauscht, und in diesem Rausch zum erstenmal der Liebe geopfert, und zugleich heftig getanzt. Den folgenden Tag hätte er Schmerzen an der operirten Stelle empfunden, und bey der Untersuchung eine kleine Härte, einer Haselnuß groß, bemerkt. So viel Angst ihm dies auch verursacht, so hätte er sich doch niemand anvertraut, aber auch den Wachsthum dieser Geschwulst täglich bemerkt.

Ich betrachtete die Geschwulst, und fand sie zu meinem Erstaunen größer als vor der Operation, nur weich und nachgebend, äußerst schmerzhaft, und die äußere Haut mißfärbig, an mehreren Stellen bläulicht. Aus diesen Erscheinungen schloß ich, daß die Geschwulst nunmehro krebshaft, und der Ausgang mißlich sey, welches leider auch die Folge bestätigte.

Ich legte ihn in die Charité, und versuchte alle mir bekannte innere und äußere Mittel nicht nur fruchtlos, sondern die Haut platzte endlich, und ein sehr bösartiges Krebsgeschwür vereitelte alle meine Bemühungen; es erfolgte binnen einigen Monaten die Auszehrung und der Tod.

Ich fand den übrigen Theil der Saamenschnur verdorben, oder vielmehr in eine ungeheuer große schwammigte Masse verwandelt, die den ganzen Theil der Hälfte des Hodensacks anfüllte.

Dies ist der einzige unglückliche Fall, wo ich nach der Ausrottung des Hoden eine neue scirrhöse Geschwulst bemerkt habe. Vielmehr haben sich alle meine übrigen Operirten wohl befunden, und mehrere davon nachher Kinder gezeugt, und recht glücklich in der Ehe gelebt. Auch blieb mir die Ursache jener Krebsgeschwulst unergründlich. Der verdorbene Hode war durch eine äußere Quetschung verursacht, und durch die Operation völlig weggeschafft, und die Wunde leicht, und ohne besondere Zufälle geheilet. Vor diesem Hammerschlag war der Mensch von seiner Jugend an immer gesund gewesen, auch von gesunden Eltern geboren. Und ob er gleich nach jenem Beyschlaf, den er bis zum Tode verwünschte, gleich die schmerzende Geschwulst bemerkte, so war doch weder damals noch nachher die geringste Spur einer venerischen Ansteckung sichtbar. Der Fall beweist also, daß durch eine äußere Ursache, auch in einem gesunden Körper, nicht nur ein Theil völlig zerstört, sondern auch krebshaft werden könne; wie dies denn leider sehr viele ähnliche Fälle beweisen. Ich habe viele krebshafte Geschwülste und Geschwüre bemerkt, die durch eine äußere, quetschende Ursache, in einem, dem Anschein nach, völlig gesunden Körper, nach und nach, auch bey guter Behandluug, entstanden waren, allen Mitteln trotzten, endlich durch die Operation zuweilen glücklich geheilet wurden, zuweilen aber auch nach derselben, in kürzerer oder längerer Zeit, ohne alle in die Sinne fallenden, neuen Ursachen gräßlicher wiederkehrten, und dann den elendesten Tod bewürkten.

Ein würkliches Krebsgeschwür habe ich nie, weder durch alle die bekannten und zum Theil so sehr berühmten, noch durch neuerdachte Mittel geheilet. Nur durch die Operation habe ich einigemal Krebsgeschwüre, öfterer Krebsgeschwülste geheilet. Aber auch von diesen haben leider mehrere, wenn die Operation auch recht glücklich verrichtet, und die Heilung vollendet war, ähnliche Geschwülste und Geschwüre bekommen, und sind gestorben. So viel Gelegenheit ich auch gehabt habe, diese so schreckliche Krankheit zu behandeln, so wenig Befriedigendes kann ich zur Zeit noch darüber sagen. Den jungen Wundarzt kann ich blos warnen, und ihm rathen, eine jede harte und besonders scirrhöse Geschwulst, sobald als möglich, durch die Operation auszurotten, und ja nicht durch unnöthige Versuche, auch des gepriesesten Mittels des berühmtesten Arztes, die Zeit zu verschwenden, und den nöthigen Zeitpunkt zur allein heilsamen Operation zu versäumen. Ich habe unter diesen Versuchen die schrecklichsten Uebel entstehen, Verhärtungen, die gewiß glücklich hätten ausgerottet werden können, zur ungeheuren Größe wachsen, endlich krebshaft werden, aber nie einen würklichen Scirrhum, durch irgend ein Mittel, wenn es auch Jahre lang gebraucht wurde, heilen sehen. Wie mancher Mensch ist durch diese unglücklichen Versuche aufs schrecklichste gemartert und dem elendesten Tode zugeführt worden, der anfangs gewiß durch eine leichte Operation hätte gerettet werden können!

Acht und dreyßigste Beobachtung,

der eingeklemmten Brüche; nebst einer Beschreibung der Bruchoperation.

Den Bruchschnitt (Herniotomia) habe ich in Berlin sechs und vierzig mal verrichtet. Von diesen Operirten sind fünf nach der Operation gestorben, alle anderen aber glücklich genesen. Bey jenen war der ausgetretene, eingeklemmte Darm nicht nur brandig, sondern zum Theil zerfressen, und der Tod erfolgte bald nach der Operation. Bey den letztern war der eingeklemmte Darm mehr oder weniger entzündet, einigemal dem Brande sehr nahe, und die Genesung erfolgte doch.

Ich habe sowol Männern als Weibern, doch am öftersten Ersteren, sowol Leisten- als Schenkel- als auch angebohrne Brüche, am häufigsten aber den Leistenbruch operirt. Immer fand ich die Einklemmung des Darms von der Beschaffenheit, daß ich den vorgefallenen Theil, ohne Zerschneidung des Bauchrings nicht zurück bringen konnte, folglich war die Erhaltung des Lebens ohne diesen Schnitt und also ohne die Operation unmöglich. Sie ist folglich in hartnäckigen Darmeinklemmungen das einzige und sicherste Rettungsmittel, und also die wohlthätigste Operation in der ganzen Chirurgie. Sie ist weder schwürig zu verrichten, noch gefährlich, wenn sie nur zur rechten Zeit, das heißt, wenn der Darm noch nicht brandig oder gar zerrissen ist, unternommen wird. Aber diesen rechten Zeitpunkt zur Operation, daß sie nämlich weder zu früh noch zu spät unternommen werde, haben sich noch bisher, auch selbst unsere besten, praktischen Wundärzte nicht zu bestimmen getrauet. Was sie darüber gesagt und gerathen, ist entweder unzureichend oder zu unbeständig, als wie das bekannte Zeichen des Schmuckers. Dies Wanken und diese Unbestimmtheit hat vielen Menschen das Leben gekostet. Der Wundarzt wartet und forscht nach solchem Zeichen; findet es entweder gar nicht oder doch unzureichend, und unterläßt noch die Operation, oder verrichtet sie zu spät, und der Leidende verliert in beiden Fällen das Leben. Ich denke, daß dieser unbestimmte Zeitpunkt zur Oprration nur scheinbar, nur in den Köpfen der zaghaften und unwissenden Wundärzte gegründet ist. Es verhält sich hier, wie bey vielen andern Operationen, dem Steinschnitt, der Ausrottung scirrhöser Geschwülste u. s. w., wo der Wundarzt die Leibesbeschaffenheit des Kranken, dessen Zufälle, den Wachsthum des Uebels, und die dawider gebrauchten Mittel und deren Erfolg, scharfsinnig beurtheilt, und endlich durch Vernunft und Erfahrung geleitet, schließt, daß nur allein die Operation heilsam seyn und wahrscheinlich mit glücklichem Erfolg angewendet werden könne. Diese Wahrscheinlichkeit ist dem Wundarzt hinreichend, um die Operation zu bestimmen, da ihm gar oft die Gewißheit fehlt. Je größer diese Wahrscheinlichkeit ist, desto mehr nähert sie sich der Gewißheit, und um so größer wird die Hoffnuug eines glücklichen Erfolgs. Nirgends ist diese Wahrscheinlichkeit größer, als bey den eingeklemmten Brüchen, folglich hier auch der rechte Zeitpunkt zur Operation am sichersten zu bestimmen. Der Mensch hat oder bekömmt plötzlich einen Darmbruch. Dieser kann durch die gewöhnlichen Mittel nicht nur nicht zurückgebracht werden, sondern er wird eingeklemmt, schmerzhaft und größer; das heißt, es sind zu viele empfindliche Theile durch den Bauchring gefallen, und dieser ist zu wenig erweitert, als daß jene wieder zurückgebracht werden könnten. Wird dies Hinderniß nun nicht bald gehoben, wird nämlich der Bauchring nicht erweitert; so wachsen stündlich alle Zufälle: die vorgefallenen oder eingeklemmten Theile, werden durch den Bauchring immer gequetscht, der Durch- und Rückfluß der Säfte wird gänzlich gehemmt, und die vorliegenden Theile schwellen an, werden schmerzhaft und endlich würklich entzündet, welches leider jene unverantwortlichen, wiederholten, anhaltenden Bemühungen, die Theile zurückzudrücken, gar sehr befördern und vermehren. Das Hinderniß, die Theile zurückzubringen, wird also ganz natürlich alle Augenblick größer und bald unmöglich zu heben: folglich ist nun schon ohne alle weiteren Versuche der Zeitpunkt zur Operation bestimmt. Aber wir wollen die andern Zufälle betrachten, die ihn noch näher bestimmen werden. Ist der Darm wirklich eingeklemmt, und kann diese Einklemmung nicht bald, nach einer großen Aderlaß, kalten Umschlägen, und einer vorsichtigen Bemühung des Wundarztes, die vorgefallenen Theile zurückzuschieben, gehoben werden; so wachsen nicht nur die Zufälle in dem leidenden Theile, sondern auch im ganzen Körper von Stunde zu Stunde. Die Leibesverstopfung bleibt nicht nur unbezwingbar, sondern der Bauch wird dick, schmerzhaft, und der Leidende, der vorher, außer dem örtlichen Fehler, gesund und munter war, wird nun krank, erbricht sich und leidet große Angst. Dies will man nun durch Mittelsalze mit und ohne Mohnsaft, durch Lein- und Ricinusöl, und durch noch viel ärgere Mittel heben, und verschlimmert alles. Der Kranke bricht nun würklich Koth aus, wird immer unruhiger, beängstigter und ringt mit Schmerz und Tod. Man wirft ihn ins warme Bad, darin er ohnmächtig wird und den Todeskampf kämpft; setzt ihm Tabaksklystiere, Blutigel und giebt wohl gar, wie ich mehrmalen gesehen habe, drastische Purgiermittel; hängt ihn endlich bey den Beinen auf, um ihn alle Martern leiden zu lassen; hascht und greift nach jedem gepriesenen Mittel, um nur alles zu versuchen, und verachtet das einzige wahre, sichere Hülfsmittel, die Operation. Wird denn diese endlich gewählt, oder erfleht sie der Sterbende von seinen Aerzten, oder von dem ihn behandelnden Wundarzt, der dabey oft mehr wie sein Leidender zittert; so ist sie fruchtlos, weil schon die Därme brandig sind, und der so sehr gemarterte Kranke dem Tode nahe ist.

Durch diese Beschreibung will ich keinesweges, die Anwendung der durch die Erfahrung bewährten inneren und äußeren Mittel verwerfen, sondern ich will nur den Wundarzt auf die Würkung derselben recht aufmerksam machen. Findet er, daß weder der Bruch noch der Bauch nicht stärker, gespannter und schmerzhafter; der Leidende nicht kränker, unruhiger, beängstigter wird; das Erbrechen nicht zunimmt, sich vielmehr vermindert; der Puls nicht geschwinder oder gespannter wird, noch weniger sinkt oder aussetzt: so ist der Kranke noch nicht in Gefahr und die Operation noch nicht völlig angezeigt, sondern noch gegründete Hoffnung, daß der Bruch durch schickliche Mittel zurückgebracht werden könne. Diese sind eine oder mehrere Aderläße, die kalten Umschläge über den Bruch, und die scharf warmen, nebst Oeleinreibungen über den Bauch; innerlich die Anwendung gelinder Mittelsalze in kleinen aber öftern Gaben, nebst schleimigtem, einhüllendem Getränk; die erweichenden auch krampflindernden Klystiere, und die vorsichtige Taxis. Nur muß diese kunstmäßig, gelinde und doch anhaltend unternommen werden. Geschieht dies Zurückschieben stark oder gar mit Gewalt, so werden die Theile im Bruch gequetscht, und Geschwulst, Schmerz und Entzündung erregt. Von diesen hartnäckigen Bemühungen habe ich die traurigsten Folgen gesehen. Findet der Wundarzt, daß durch die gedachten zweckmäßigen Bemühungen, nicht der kleinste Theil im Bauchring gelöset, weder vor- noch rückwärts gebracht und die Geschwulst in nichts verkleinert werden kann; der im Bauchring eingeklemmte Theil vielmehr wie eingekeilt und völlig unbeweglich ist, und die Geschwulst durch das Schieben und Welgern des Hodensacks immer vor dem Bauchring bleibt, sich nie über oder hinter denselben erstreckt: so stehe er ja von dieser Bemühung ab, und verrichte sogleich die Operation. Unter diesen Umständen wird er von allen andern Mitteln nichts zu hoffen haben, sondern alles verschlimmern. Der Bauchring, der die durchgefallenen Theile so fest eingeschnürt hat, wird durch alle anderen Mittel nicht erweicht noch erweitert, vielmehr durch das beständige Erbrechen und die stärkere Anschwellung des Bauchs noch enger, noch einschnürender werden. Ich habe, wenn jene beschriebenen Mittel und die zweckmäßig angewendete Taxis nichts fruchteten, alle andern Mittel, so wie diese, in der Folge nie fruchtbar, vielmehr schädlich werden sehen. Auch fand ich dann immer bey der Operation, die Theile dergestalt durch den Bauchring eingeschnürt, daß ich sie durch alle Kunst, auch itzt völlig entblößt, nie lösen, noch ohne die Einschneidung des Bauchrings, zurückbringen konnte, folglich die Operation völlig angezeigt, und also nur das einzige Rettungsmittel. Jene gegebene Regel, gilt vorzüglich bey kleinen Brüchen, wo nur wenige Därme, vielleicht nur ein kleiner Theil eines Darms ausgefallen und eingeklemmt ist. Hier wachsen bald alle Zufälle, als Schmerz, Entzündnng u. s. w. Weichen diese jenen Mitteln, besonders einer großen, auch wohl wiederholten Aderlaß und der vorsichtigen Taxis nicht bald, verschlimmern sie sich hingegen; so ist die Operation gleich angezeigt und muß unverzüglich unternommen werden. In diesen Fällen habe ich größtentheils, alle gepriesenen Mittel fruchtlos anwenden und nur die Operation heilsam werden sehen. Oefterer habe ich große Brüche, wo viel Därme allein oder mit dem Netz vorgefallen und eingeklemmt waren, durch jene Mittel zurückgebracht. Dies waren besonders alte Brüche, wo der Bauchring sehr erweitert und das Ausfallen und Zurückbringen des Darms schon mehrmals unternommen war. Aber auch diese habe ich, wenn durch jene treulich angewendeten Mittel in den ersten zwey bis drey Tagen, der Bruch nicht zurückgebracht werden konnte, nunmehro operirt, und immer gefunden, daß auch bey dieser so großen Erweiterung des Bauchrings, die Theile nicht ohne Trennung desselben zurückgebracht werden konnten. Und diese Erfahrungen haben mich früher zur Operation bestimmt, wenn dies mir anders überlassen und ich früh genug gerufen wurde. Ich erinnere mich nur eines Falls, wo der Bruch, nach mancherley vergeblichen Versuchen, den zwölften Tag glücklich durch die Taxis von mir zurückgebracht wurde. Bey einem sechs und siebenzigjährigen Greis, der von Jugend an einen Leistenbruch gehabt, die Därme aber immer durch ein Bruchband zurückhalten konnte, trat nach einer starken Mahlzeit, ein großer Theil des Darms und wahrscheinlich des Netzes, nach einem Fall, durch den Bauchring in den Hodensack. Die Geschwulst war sehr groß aber unschmerzhaft. Demohngeachtet konnte der Bruch nicht zurückgebracht werden. Es erfolgten bald alle Zeichen der Einklemmung. Die zweckmäßigste Anwendung aller bekannten innern und äußern Mittel blieb fruchtlos. Er verbat nicht nur die Operation, sondern zuletzt alle Arzneyen, und aß und trank was ihm gelüstete, das er aber größtentheils wieder wegbrach. Den zwölften Tag fand ich ihn sehr beängstigt, den Puls hart und den Bauch sehr aufgetrieben und schmerzhaft. Ich beredete ihn zur zweyten Aderlaß. Nachdem wol andert-

halb

halb Pfund Blut abgeflossen waren, wurde er ohnmächtig. Ich legte den Körper senkrecht, ließ die Schenkel erheben und stark beugen, versuchte gleich die Taxis, und war so glücklich, alles zurückzubringen. Er genas völlig wieder. Dies war das einzigemal, wo ich so spät den Bruch ohne Operation zurückbringen konnte. Die Ursache war theils das hohe Alter, theils und besonders, der so sehr erweiterte Bauchring. Ich habe freylich mehrere eingeklemmte Brüche ohne Operation zurückgebracht, oder von selbst nach schicklichen Mitteln zurücktreten sehen, aber immer in den ersten Tagen der Einklemmung, nie später, als den vierten Tag. Meine wesentlichsten Hülfsmittel waren immer, eine große Aderlaß bis zur Ohnmacht, kalte Umschläge über den Bruch und warme über den Bauch, nebst erweichenden, auch wohl, wenn keine Entzündung zugegen war, Tabaksklystieren. Wenn diese nebst der Taxis nichts fruchteten, hatte ich von allen andern Mitteln nichts zu hoffen, sondern schlug die Operation vor. Wenn also jene und die andern gepriesenen Mittel fruchtlos bleiben, und die Zufälle zunehmen; so ist die Operation hinreichend angezeigt. Der Tag und die Stunde zur Operation ist nie zu bestimmen, sondern sie hängen von den Zufällen der Einklemmung ab. Sie kann, wie Herr Richter in seinem vortrefflichen, einzigen Buch von den Brüchen sehr weise bemerkt, sechs Stunden nach der Einklemmung nothwendig, und nach dem vierzehnten

Tage heilsam seyn; wie ich denn hievon unten einige Beyspiele anführen werde. Ist die Einklemmung hitziger Art, erfolgen bald Entzündung und heftiger Schmerz, und wachsen schnell alle Zufälle, ohne daß die angewandten Mittel etwas fruchten; so ist die Operation gleich angezeigt. Je früher sie unternommen wird, je heilsamer ist sie. Sie schadet ja nichts und heilet schnell und gewiß; wenn sie auch in einzelnen Fällen, welches doch nie vorher bestimmt werden kann, entbehrlich gewesen wäre. Der Schade ist aber zu groß, unersetzlich, wenn sie unterlassen wird, weil dann keine weitere Hülfe möglich ist, und der Leidende unter entsetzlichen Martern sterben muß, da er doch durch die Kunst höchst wahrscheinlich hätte gerettet werden können. Ich habe mehrere an eingeklemmten Brüchen operirt, die vorher die schrecklichsten Zufälle hatten, selbst Koth ausbrachen und dem Tode nahe zu seyn schienen, und wo nach der Operation alle diese Zufälle verschwanden, auch die Wunde binnen drey oder vier Wochen geheilet wurde. Wer wird also noch anstehen, diese heilsame Operation anzuwenden, ehe noch jene schrecklichen Zufälle erfolgen, da sie so leicht, ohne alle Gefahr ist, und die Schmerzen unbeträchtlich, wenigstens mit denen, die der Leidende schon empfindet, nicht zu vergleichen sind? Es hat mir daher immer sehr wehe gethan, wenn ich hörte, dieser oder jener ist am eingeklemmten Bruch gestorben; oder wenn ich so spät gerufen wurde, daß die Operation schon zu spät oder doch äußerst mißlich war. Bey der Operation selbst habe ich zwar zuweilen Schwierigkeiten gefunden, um sie geschwind zu endigen, aber nie die geringste Gefahr, oder eine schädliche Verblutung bemerkt, sondern immer durch sie den Endzweck erreicht. Ich bin dabey so sicher, daß ich sie immer mit großem Zutrauen verrichte, und jeden Wundarzt nach so vielen Erfahrungen mit Recht aufmuntern kann, sie nur getrost und mit Vorsicht zu unternehmen, und der Erreichung seines Endzwecks versichert zu seyn. Um dies noch anschaulicher zu machen, werde ich nunmehro die Operation, wie ich sie verrichte, beschreiben.

Wenn ich die Operation verrichten will, so lege ich den Kranken auf einen mir bequemen Tisch über eine Madratze oder ein Bett, so daß der Körper senkrecht liegt, der Kopf aber durch Kissen unterstützt erhoben ist, und die Schenkel gebogen und von einander entfernt sind, so daß sich der Operateur bequem dazwischen stellen kann. Alles was zur Operation und zum Verbande gehört, muß natürlich vor dem Schnitt verfertigt, und selbst ein Klystier bereitet seyn. Und ob ich hier gleich nie die Unterbindung eines Gefäßes nöthig gehabt habe; so müssen doch, wie bey jeder beträchtlichen Operation, einige Nadeln mit gewächsten Fäden versehen vorhanden seyn. Nachdem die Haare von der leidenden Stelle völlig abgeschoren sind, wird über der Mitte der Geschwulst eine ähnliche Hauptfalte wie beym Wasser=

bruch gemacht und auf gleiche Art zerschnitten. Der Schnitt muß so lang seyn, daß er über den größten Theil der Geschwulst, besonders aber über den Bauchring reicht. Sollte dies nicht durch die zerschnittene Hautfalte auf einmal gelingen, so muß der Schnitt sogleich nach oben vorsichtig und hinreichend verlängert werden. Denn dieser Schnitt allein schmerzt. Nachher empfindet der Kranke weiter nichts, weil der Bruchsack und Bauchring unempfindlich sind. Daher ich auch nun immer den geängstigten Kranken tröste, und versichere, daß nun das wesentlichste geschehen sey; daß er nun weiter nichts mehr empfinden und bald von aller Marter erlöset seyn und die süße Hoffnung der Genesung bestätigt sehen werde. Dies beruhigt den Leidenden sehr und erleichtert dem Wundarzt seine fernere Arbeit. Daß keine Hautfalte gemacht werden kann, habe ich nur einmal gesehen, welchen Fall ich unten beschreiben werde. Die verfertigte Hautfalte sowol wie deren Zerschneidung erfordert hier eine vorzügliche Aufmerksamkeit, weil der Bruchsack sehr dünne, ja wol gar zerrissen seyn kann. Indessen kann der Wundarzt durch sein eigenes und das Gefühl des Kranken überzeugend wissen, daß er die äußere Haut allein, besonders keinen Darm mit in die Falte gefaßt habe. Nach dem ersten Hautschnitt entferne ich ebenfalls die Wundlefzen einige Zoll weit von einander, um mehr Platz zu gewinnen, und alles genauer betrachten und freyer handeln zu können.

Nunmehro trenne ich das Zellengewebe schichtweise auf einer Hohlsonde. Der Bruchsack fällt nun gewöhnlich unverdorben ins Gesicht. — Ich habe ihn nie zerrissen gefunden, als wenn schon Eiterung oder der Brand zugegen war. — Er ist zuweilen, bey neuen Brüchen, so dünne, daß die in ihm enthaltenen Theile durchscheinen und man vor dessen Trennung den Darm oder das Netz erkennen und dessen Beschaffenheit einigermaßen unterscheiden kann. Anders verhält er sich bey alten, großen Brüchen, wo er zuweilen sehr dick und dann undurchsichtig, und dessen Trennung schwüriger ist. Nach dem weggenommenen Zellengewebe erhebe ich an einer Stelle mit meinen Fingern den Bruchsack gleichsam in eine kleine Falte, und zerschneide diese, die Schneide des Messers nach oben gekehrt, fahre mit dem Zeigefinger in die Oeffnung und trenne den ganzen Bruchsack darauf mit dem Bistouri. Wer hierin nicht so geübt ist, kann auch erst in die kleine Oeffnung eine Hohlsonde bringen, und darauf den Bruchsack stark erhebend trennen. Doch bleibt der Finger immer das vorzüglichste Instrument, sobald er eingeführt werden kann. Ich liebe sehr die wenigsten Instrmente und die kürzesten Handgriffe bey einer Operation, daher ich mich auch hier blos eines Messers und zur Trennung des Bauchrings des Knopfbistouri's bediene. Nach der Trennung des Bruchsacks fällt das darin enthaltene Eingeweide in die Sinne, und kann nun gehörig beurtheilt werden. Sind die vorgefallenen Theile nicht brandig, noch weniger zerrissen, so ist die erste Bemühung des Wundarztes, den Bauchring zu untersuchen, um zu beurtheilen, ob er ohne Einschnitt erweitert und der vorgefallene Theil zurückgeführt werden könne. Man schlägt hier verschiedene Mittel vor, ihn zu erweitern, die ich alle unzulänglich finde, indem ich nie etwas damit ausrichten, oder auf irgend eine Weise den vorgefallenen Theil ohne Einschneidung des Bauchrings habe zurückbringen, nicht einmal lösen können. Mir war es nie möglich, weder durch die Fingerspitze noch durch ein ander Instrument, ja kaum durch eine Sonde, in den Bauchring zu dringen, ihn zu erweitern und den Darm zu lösen, weder an mich zu ziehen noch rückwärts zu bringen. Ich stand also bald von diesem Versuch ab, und trennte den Bauchring. Diese Trennung ist ja auch ganz schmerzlos und unschädlich, dagegen durch jede andere Bemühung, die immer mehr oder weniger entzündeten Theile gedruckt und gequetscht werden. Ueberdem ist der eingeklemmte Theil größtentheils am mehresten entzündet, angeklebt, und nicht selten so fest anhängend, daß man ihn selbst nach der Trennung des Bauchrings nur mit einiger Mühe lösen kann. Ich rathe also einem jeden, nach dem geringsten Hinderniß den Darm zurückzubringen, von allen Versuchen bald abzustehen und den Bauchring ein- oder gänzlich durchzuschneiden. Hiebey hat man immer grosse Schwierigkeiten gefunden, um nämlich diesen Schnitt an der schicklichsten Stelle zu machen, um nicht eine beträchtliche Schlagader und besonders die in dieser Gegend sich befindende Bauchschlagader zu verletzen. Diese Behutsamkeit ist gewiß von grosser Wichtigkeit, weil deren Verletzung leicht tödtliche Folgen haben könnte. Es frägt sich also, wie muß dieser Schnitt, um diese und jede Schlagader zu vermeiden, eigentlich und am sichersten gemacht werden? Wir müssen uns hier allerdings des Laufs der Schlagadern aus der Anatomie erinnern. Diese lehrt, daß die Arteria epigastrica gleich beym Ursprunge der Arteriae cruralis, aus deren innern Seite entspringt, und hinter dem Bauchring zwischen dem Bauchfell und den gradlinigten Bauchmuskeln in die Höhe steigt. Diese Schlagader scheint nun vorzüglich nach ihrem natürlichen Lauf so gelegen zu seyn, daß sie bey der Zerschneidung des Bauchrings verletzt werden kann. Auch sind Erfahrungen vorhanden, die dies bestätigen. Da sie aber immer hinter dem Bauchfell gelegen ist, und die Durchschneidung des Bauchrings innerhalb desselben, nämlich im Bruchsack geschieht; so wird man bey einiger Behutsamkeit nie Gefahr laufen, diese Schlagader zu verletzen. Da meine eigenen anatomischen Untersuchungen ferner lehren, daß die Bauchschlagader, bey den Brüchen immer hinter der äußern Seite des Bauchrings in die Höhe steigt, so muß dieser an der innern

Seite, gegen die weiße Linie zu, zerschnitten werden. Da man aber nie und am wenigsten hier, aufs gerathewohl schneiden muß; so muß der Wundarzt an der Stelle, die er zerschneiden will, mit der Fingerspitze genau forschen, ob er hier etwa ein Klopfen bemerkt, welches gewiß fühlbar seyn würde, wenn hier in der Nähe eine so beträchtliche Schlagader befindlich wäre. Ich setze daher in dem innern Winkel des Bauchrings meinen Zeigefinger der linken Hand dergestalt gegen den so gespannten innern Schenkel des Bauchrings, daß der Nagel nach oben und der fleischigte Theil gegen den Darm gekehrt ist; schiebe und erhebe einigermaßen diesen Schenkel, und setze dann das gewöhnliche Pottsche Knopfbistouri zwischen den Nagel meines Fingers und den Bauchring, und schiebe dies Bistouri hebend eine Linie vorwärts. Nunmehro gewinne ich mehr Raum, um meinen Finger etwas höher unter das eingeschnittene Band zu bringen. Ich forsche damit nun ferner genau, ob ich eine klopfende Bewegung wahrnehme, und erhebe in Ermangelung dieser, das eingeschnittene Band noch mehr, und fahre nun mit dem angefangenen Schnitt mit der größten Sicherheit so lange fort, bis alle Spannung gehoben ist und ich bemerke, daß der Darm gelöset und leicht zurückgeführt werden kann. Größtentheils spalte ich auf die Weise das ganze Band, weil dies nicht schadet und das Zurückbringen der Theile sehr erleichtert. Oft tritt nach diesem Schnitt der nächsgelegene Theil von selbst zurück, zuweilen aber, wenn besonders der Bauch sehr gespannt ist, stürzen mehrere Därme hervor, daher der Wundarzt hier noch besonders aufmerksam und thätig seyn muß Im ersten Fall ziehe ich den zurückgeschlupften Theil immer mit den Fingern der linken Hand, den Bauchring schützend, etwas hervor, betrachte ihn, und führe ihn, wie alles Vorgefallene, wenn nichts Schädliches dies hindert, sogleich kunstmäßig zurück, und lege schnell den Verband an. Im letztern Fall, wo mehrere Därme plötzlich vorgestürzt sind, muß man diese schnell und kunstmäßig wieder zurückführen, die andern betrachten, und sie, wenn sie unverletzt sind, ebenfalls gleich in die Bauchhöhle schieben. Nicht selten ist der eingeklemmte Theil im Bruchsacke mehr oder weniger angeklebt. Dies habe ich größtentheils mit den Fingern lösen, und so die Theile leicht zurückbringen können. Zuweilen aber fand ich den Darm im Bauchringe oder mit dem Bruchsacke so fest verwachsen, daß ich ihn nur mit vieler Mühe, vermittelst des Messers, trennen konnte. Dies waren drey Leisten- und zwey Schenkelbrüche, die vor der Einklemmung nie ganz zurückgebracht werden konnten, sondern von denen immer ein Theil im Bauchringe unbeweglich blieb. Und da sie sich demohngeachtet der Bruchbänder bedienten, so wurde die Verwachsung noch mehr begünstigt. Ich habe sie inzwischen alle gelöset und glücklich zurückgebracht, davon ich zur Erläuterung unten auch einig Fälle beschreiben werde.

Nie habe ich den vorgefallenen Theil natürlich, sondern mehr oder weniger entzündet gefunden. Mehrmalen war der Darm hoch- ja dunkelroth, und dem Brande nahe, und doch brachte ich ihn gleich zurück, und bewürkte die Genesung. Zweymal war der Darm würklich brandig, schwarz, und aashaft riechend, aber noch ganz. Ich brachte ihn zwar zurück, erhielt den brandigen Theil aber, vermittelst eines gewächsten Fadens, den ich um ihn durchs Gekröse brachte, hinter dem Bauchring. Sie starben beide bald nach der Operation. Dreymal waren die Därme nicht nur brandig, sondern zerrissen. Ich behandelte sie wie jene, und der Tod erfolgte ebenfalls in wenigen Stunden.

Die widernatürliche Verengerung des eingeklemmten Darms habe ich nie bemerkt, eben so wenig gesehen, das der Bruchsackhals die Ursache der Einklemmung war, sondern ich fand diese immer allein im Bauchringe. Sobald dieser zerschnitten war, erfolgte der Rücktritt der Gedärme freywillig.

Das Netz fand ich einmal brandig, und zweymal so stark ausgetreten, und so groß zusammengeballt, daß ich es nicht zurückzubringen wagte. Ich schnitt es alle dreymal im gesunden Theil ab, brachte dann die entzündeten Därme leicht zurück, und habe nichts Nachtheiliges davon bemerkt.

Sobald ich die Theile alle zurückgebracht habe, lege ich den Verband an. Ich lasse den Bruchsack ganz unberührt. Ich halte alle die Rathschläge, ihn zu trennen, zu unterbinden, zu ätzen oder einzuschneiden, u. dgl. m. für unnöthig. Ein Bruchband muß der Geheilte doch tragen, und dieser ist hinreichend die Theile zurückzuhalten. Auch wird er ihn nun, durch Schaden klug geworden, mit mehrerer Sorgfalt anlegen und tragen. Ich habe nie den geringsten Nachtheil bey meinen Operirten bemerkt, viele sieben und mehrere Jahre nachher gesprochen, und nie gehört, daß ihnen auch bey der stärksten Arbeit ein Theil ausgetreten wäre. Ich habe einigen den Bruchband abgenommen, sie husten und pressen lassen, aber keinen Theil vordringen sehen, vielmehr den Bauchring enge wie natürlich bemerkt. Demohngeachtet habe ich immer gerathen, den Bruchband bey Tage zu tragen, weil dies ja wenig beschwert, und für allen Schaden sichert. Diese Verengerung und Verwachsung des Bauchrings kann ganz natürlich durch den Verband bewürkt werden. Ich lege gleich einen graduirten Charpiebausch auf den zerschnittenen Bauchring, fülle die Wunde mäßig mit trockener Charpie an; ziehe gleich die Wundlefzen etwas näher zusammen, und bedecke alles mit der Wundsalbe, und befestige dies durch eine starke, der Wunde gemäße Kompresse, und eine breite Tebinde. Dadurch wird besonders der verwundete Bauchring zusammengedrückt, und dessen Vereinigung besser, wie durch alle andere vorgeschlagene Mittel, bewürkt.

Gleich nach angelegtem Verbande setze ich ein in Bereitschaft habendes erweichendes Klystier. Bewürkt dies bald den Abgang einiger Excremente, so ist auf den glücklichen Erfolg sehr zu rechnen, und der Kranke fühlt sich auch sehr erleichtert. Inzwischen erfolgen diese nicht immer gleich, besonders wenn die Einklemmung lange gedauert hat, und die Theile sehr entzündet sind. Ich bringe den Operirten nachher in eine ihm bequeme Rücklingslage, mit etwas erhabenem Kreuz und gebogenen Schenkeln. Ich habe indessen nie den geringsten Rücktritt der Theile bemerkt, und glaube auch, daß dies nach jenem Verband und einem ruhigen Verhalten nicht wohl möglich ist.

Nach der Operation behandele ich die Kranken nach Beschaffenheit der Umstände, größtentheils antiphlogistisch; sorge aber vorzüglich, daß der Darmkanal bald von dem angesammelten Koth befreyet werde. Zu dem Ende lasse ich die ersten Tage öfters erweichende Klystiere setzen, und gebe Mittelsalze in kleinen aber öftern Gaben. Zuweilen ist ein Aderlaß, auch wohl wiederholt, nöthig, so wie der vorsichtige Gebrauch des Mohnsafts. Doch dies wird sich am besten bey den besondern Fällen, die ich nun beschreiben werde, anführen lassen.

Den Verband öffne ich immer den vierten Tag, und erneuere ihn auf die vorige Weise, verbinde nun täglich, und sorge vorzüglich, daß der zerschnittene Bauchring immer durch einen gelinden Druck zusammengedrückt, und die Vereinigung desselben befördert werde. Der aufgelegte graduirte Charpiebausch verhindert die ausfließende Jauche nicht, sondern nimmt sie willig auf, daher ich auch diesen von nun an täglich erneuere. Größtentheils erfolgt die Heilung in der vierten oder fünften Woche. Ich habe einmal vier Personen in der Charité in einer Woche, drey am Leisten- und eine am Schenkelbruch operirt, und sie alle in vier Wochen glücklich geheilet. Einmal operirte ich in Gegenwart des Herrn Professor Sprögel eine Bürgerfrau am Schenkelbruch, die zwey Monat nachher schwanger wurde, und eilf Monat nach der Operation einen Knaben glücklich gebar.

Neun und dreyßigste Beobachtung,

eines eingeklemmten Darm- und Netzbruchs, wo nach der Operation der Darm zurückgebracht, das Netz aber weggeschnitten, und der Operirte glücklich geheilet wurde.

Ein Maurergeselle, vier und zwanzig Jahr alt, von starker Leibesbeschaffenheit, hatte durch einen Fall vom Gebäude gleich nach dem Mittagsessen plötzlich einen grossen schmerzenden Leistenbruch auf der rechten Seite bekommen. Man hatte ihm gleich viel Blut aus der Ader gelassen, und erst kalte, nachher warme Umschläge über den Bruch, und verschiedene Klystiere angewendet, ohne daß sich die Schmerzen verminderten, noch der Bruch zurückgebracht werden konnte. Eben so blieben alle zweckmäßig angewendete innere Arzeneyen, warme Bäder, Tabaksklystiere, und die Taxis fruchtlos. Der Kranke erbrach sich unaufhörlich, erst Schleim und Galle, endlich Koth, war sehr beängstigt, der Puls klein und geschwind, und der kalte Schweiß floß ihm vom Gesicht.

In diesen Umständen fand ich ihn den fünften Tag nach der Einklemmung. Er hatte vor dem Fall nie etwas von Bruch bemerkt, folglich war er da erst entstanden, und gleich eingeklemmt worden. Ich fand den Bruch groß, uneben, bey der geringsten Berührung äußerst schmerzhaft; die Haut des Hodensacks roth, und die Theile im Bauchring wie eingekeilet.

Ich rieth gleich die Operation, und da diese gern bewilligt wurde, verrichtete ich sie, sobald alles dazu verfertigt war, in der nämlichen Stunde.

Nachdem ich die große Hautfalte auf einmal und gehörig zerschnitten, und die Wundlefzen auseinander gezogen hatte, erschien mir der dünne durchsichtige Bruchsack, so daß ich ganz deutlich das darin enthaltene Netz erkennen konnte. Ich trennte ihn seiner ganzen Länge nach, vermittelst des nämlichen Bistouri's, vorbeschriebenermaßen. Es floßen ungefehr einige Unzen einer röthlichen Feuchtigkeit aus. Ich fand nun einen stark zusammengeballten Klumpen vom Netz, einer starken Faust groß. Die Farbe war bräunlich, und der Geruch aashaft. Der Bauchring war um die ganze Masse so fest zugeschnürt, daß ich auch nicht eine Sonde einführen, und den kleinsten Theil lösen konnte. Ich blätterte das faule Netz sorgfältig auseinander, und fand in demselben ein gekrümmtes Stück eines dünnen Darms, eine

Spanne lang. Dies war gleichsam von dem Netz eingeschlossen, so daß ich es nur mühsam entwickeln konnte. Der Darm war stark entzündet, durchweg dunkelroth, sehr aufgetrieben, und schien Luft zu enthalten. Ich entschloß mich gleich, und schnitt die ganze Portion des verdorbenen Netzes, nachdem ich sie genau auseinandergeblättert, und vom Darm, an dem es hin und wieder angeklebt war, getrennt hatte, nahe am Bauchring vorsichtig mit der Scheere weg. Nur mit Mühe vermochte ich das schmale Knopfbistouri über den Nagel meines Fingers unter den Bauchring zu schieben. Sobald nur ein kleiner Einschnitt gemacht war, schob ich den Finger vorwärts, und zerschnitt schiebend und hebend den ganzen Bauchring an seiner inneren Seite über den noch eingeklemmten Theil des Netzes durch. Ich hielt meinen linken Zeigefinger in die Oeffnung, um das Vorfallen der Därme zu hindern. Es erfolgte nicht, vielmehr blieben Darm und Netz im Bauchringe unbeweglich, weil sie allenthalben angeklebt waren. Bey der Durchschneidung stürzte eine Menge röthlicher Feuchtigkeit aus der Bauchhöhle, welches die Umstehenden erschreckte, weil sie die Verletzung des Darms befürchteten. Da ich dies aber schon einigemal beobachtet hatte, beunruhigte es mich nicht. Ich war gleich bemüht, den Darm so wie das Stück Netz im Bauchringe, vermittelst der Finger, von der

Anhäng=

Anhänglichkeit zu trennen, welches mir auch bald gelang. Ich schnitt alsdann den eingeklemmt gewesenen Theil des Netzes noch einen Finger breit weg, schob den übrigen Theil zurück, und so den Darm, nachdem ich ihn erst etwas angezogen, und mich von seiner Unverletzheit überzeugt hatte. Der eingeklemmte Theil des Darms war zwar sehr zusammengedrückt, aber weniger roth, und vergrößerte sich gleich nach seiner Befreyung, wie ich dies immer bemerkt habe. Der folgende Theil hinter der Einklemmung schien mir ziemlich natürlich zu seyn. Der Operirte fand sich gleich erleichtert, und fühlte Drang zum Stuhl, konnte aber doch nichts los werden. Ich verband schnell, wie gewöhnlich, setzte ihm selbst, wie ich dies immer bey diesen Operirten thue, ein Klystier. Es floß bald größtentheils zurück, aber keine Excremente. Die dicken Därme waren vorher durch die häufigen Klystiere völlig ausgeleeret worden. Dies geschieht gewöhnlich, und da schmeichelt sich denn der Kranke, und der Wundarzt mit ihm, und beide hoffen Besserung: dahingegen der Geübtere leicht die Ursache davon einsieht, und die fortdauernde Einklemmung aus den Zufällen beurtheilt.

Zwey Stunden nach der Operation würkte das zweyte Klystier so stark, daß eine große Menge Koth abfloß. Nachher erfolgten bis gegen die Nacht noch einige willkührliche Stühle mit großer Erleichterung.

Ich ließ dem Kranken ein Loth Glaubersalz und zwey Quentchen Salpeter in zwölf Loth Fliederwasser aufgelöst, mit zwey Loth Essigmeth, öfters Löffelweise nehmen, und Haferschleim und Wasser mit Citronensäure trinken, so viel ihm beliebte.

Er hatte die Nacht abwechselnd geschlafen, noch zwey stinkende, starke Stühle gehabt, und befand sich am Morgen ungewöhnlich munter. Der Bauch war schlank, ganz unschmerzhaft, die Haut gelinde ausdünstend, und der Puls weich und wenig fieberhaft. Ich änderte nichts, außer daß ich für diesen Tag noch zwey Klystiere aus einer Abkochung von Camillenblumen und gutem Leinöl rieth. Er hatte noch einige Stühle und noch eine bessere Nacht gehabt. Ich fand ihn den Morgen ohne Fieber, ohne Schmerz, und ohne alle Zufälle, außer daß er über große Mattigkeit klagte. Ich ließ die Auflösung seltener nehmen, und außer dem vorigen Getränk nichts weiter genießen.

Den vierten Tag war alles gleich. Er hatte noch besser geschlafen, merkte Eßlust, und war daher voller Hoffnung. Der Stuhlgang war einigemal ohne Klystier erfolgt, und ich fand den Leib natürlich und überhaupt nichts Widriges.

Ich öffnete den Verband, und fand ihn mit einer großen Menge übelriechender Feuchtigkeit durchdrungen, den Bauchring aber ziemlich vereinigt, und bereits die beginnende Eyterung. Ich verband alles trocken, zog die Wundlefzen etwas näher zusammen, und brachte noch einen erhabeneren Charpiebausch über den Bauchring. Ich erlaubte heute etwas Grießsuppe mit Zucker, die er auch mit Vergnügen verzehrte.

Auch in der Folge hatte dieser Mann nicht die geringsten üblen Zufälle. Die Jauche in der Wunde verminderte sich bald, es erfolgte eine gute Eyterung, und den dreyßigsten Tag die völlige Heilung. Außer der vorigen Auflösung, die er bis zum vierten Tage gebrauchte, hat er gar keine Arzeneyen genommen. Ich ließ ihn nach und nach leicht verdauliche nährende Speisen, nur nach vierzehn Tagen Fleisch, und nun etwas Wein genießen, und so erhielt er in der fünften Woche seine Kräfte und völlige Gesundheit wieder. Ich ließ ihn ein Bruchband tragen, und habe ihn noch einige Jahre nachher, seiner schweren Arbeit ungeachtet, kräftig und gesund gesehen.

Ich habe noch zwey andere Mannspersonen am Leistenbruch operirt, wo neben dem Darm eine große Portion vom Netz vorgefallen, fest zusammengeballt, obgleich weniger verdorben war. Auch hier habe ich beidemal die ganze vorgefallene Netzportion am Bauchringe weggeschnitten, weil das Einbringen derselben so beschwerlich ist, und leicht zu üblen Zufällen Gelegenheit geben könnte. Aber auch bey diesen habe ich nichts Widriges bemerkt, sondern beide eben so glücklich geheilet. Bey der Abschneidung des Netzes empfanden die Kranken nichts, auch floß weder Blut noch eine andere Feuchtigkeit aus. Die Ursache hievon liegt in der so starken Einschnürung des Bauchringes, wodurch der vorliegende Theil gleichsam abgestorben ist.

Vierzigste Beobachtung,

eines eingeklemmten Leistendarmbruchs, wobey die Operation den vierzehnten Tag unternommen, der Darm zurückgebracht, und der Operirte glücklich geheilet wurde.

Ein Schneidermeister in Berlin, sieben und sechszig Jahr alt, sehr schwächlicher Leibesbeschaffenheit, hatte schon seit dreyßig Jahren einen Leistenbruch an der linken Seite gehabt, den er zwar immer durch ein Bruchband zurückgehalteu hatte, der aber doch mehrmalen, nach starker Bewegung, ausgeschlüpft, und stark in den Hodensack ausgetreten, aber auch allemal durch zweckmäßige Bemühungen wieder zurückgebracht worden war. Dieser Bruch trat einesmahls, da er nach einer starken Linsenmahlzeit beym Kegelspiel ausglitschte, dergestallt in den Hodensack, daß er auf der

Stelle ohnmächtig wurde, und zu Hause getragen werden mußte. Unglücklicherweise hatte man ihm auf dem Wege noch den Bruchband angelegt, wodurch die Theile im Bauchringe noch mehr gequetscht wurden.

Ein zugerufener geschickter Wundarzt lösete gleich das Band, versuchte vergeblich die Taxis, und wendete warlich nun und in der Folge die zweckmäßigsten Mittel ohne allen Erfolg an. Es wurde noch ein Arzt und ein Wundarzt zugezogen, die, nachdem die besten angewendeten Mittel fruchtlos blieben, die Operation vorschlugen. Da der alte furchtsame Kranke diese nicht gestatten wollte, wurden bis zum zwölften Tage der Einklemmung noch mancherley Mittel sehr strenge versucht, aber mit gleich schlechtem Erfolg. Da der Kranke nunmehro zu sterben glaubte, willigte er in die Operation, und ich wurde, um dieselbe zu verrichten, gerufen.

Ich fand den Bruch sehr groß, gespannt, und äußerst schmerzhaft; den Bauch außerordentlich aufgetrieben, gespannt, und bey der geringsten Berührung äußerst empfindlich. Er hatte bisher unaufhörlich, und die verwichene Nacht Koth ausgebrochen, und gegenwärtig ein klingendes, fürchterliches Schluchsen. Die Gliedmaßen waren eiskalt, das Gesicht war eingefallen, todtenblaß, und mit kaltem Schweiß bedeckt. Der Puls war geschwind, klein, zitternd, und der Kranke außerordentlich schwach, und zugleich beängstigt.

So schlecht nun auch alle Umstände waren, so blieb doch noch einige Hoffnung, daß die Operation heilsam werden könne, weil die so große Empfindlichkeit des Kranken bewies, daß zwar der höchste Grad der Entzündung der Gedärme, aber der Brand noch nicht vorhanden sey, und weil außer diesem, nun zwar zweifelhaften Mittel, schlechterdings von keinem andern etwas zu hoffen war.

Ich verfertigte daher gleich alles zur Operation, und lagerte den Kranken über ein Bett auf den Tisch, so bequem als möglich, um seine Angst nicht noch zu vergrößern. Schon mein kräftiger Zuspruch, aus dem er Hoffnung zur Befreyung von seiner großen Quaal schöpfte, tröstete ihn, und flößte ihm Muth und Duldsamkeit ein. Nach der durchgeschnittenen Hautfalte entdeckte ich den sehr dicken, undurchsichtigen, gespannten Bruchsack. Ich trennte ihn vorsichtig von oben bis unten Gewiß ein halbes Maaß einer röthlichen Feuchtigkeit floß aus dem getrennten Bruchsack. Ich fand nun den Blinddarm mit seinem Anhange und einen großen Theil des Grimmdarms ausgetreten, dunkelroth, ja hin und wieder violet, folglich den anfangenden Brand. Ueberdem waren die Därme stark von Koth und Luft ausgedehnt, und im Bauchringe unauflösbar eingeschnürt. Ich trennte gleich den ganzen Bauchring auf die mehrerwähnte Art. Ich sonderte nunmehro den im Bauchringe angeklebten Darm leicht, vermittelst der Finger, vorsichtig ab, fand ihn aber auch hier, wie auch etwas von dem, das ich sanft vorzog, sehr entzündet. Ich brachte inzwischen bald die ganze ausgetretene Portion, ohne großen Schmerz, zurück. Hier floß keine Feuchtigkeit aus dem Bauchringe. Ich verband die Wunde wie gewöhnlich, und setzte ein Klystier aus Haferschleim und Oel, das aber gleich ohne alle Würkung zurückstürzte. Ich brachte ihn zur Ruhe, und gab ihm eine Tasse schwachen Thee mit etwas Citronensäure, die ihn erquickte, und die er bey sich behielt. Auch hatte das Schluchsen nachgelassen, und die große Beängstigung schien vermindert, so wie die natürliche Wärme in die Gliedmaßen zurückkehrte. Ich rieth innerlich eine Auflösung von einem Loth Glaubersalz und zwey Quentchen Salpeter in zwölf Loth Fliederwasser mit zwey Loth Mohnsyrup, alle halbe Stunden Löffelweise, und zum Getränk Haferschleim und Wasser mit Zitronensäure und Zucker. Alle zwey Stunden rieth ich ein Klystier aus Camillenblumen mit zwey Quentchen Salpeter und drey Loth Süßmandelöl. Den gespannten Bauch ließ ich mit Oel und Laudanum einschmieren, und öfters eine scharf warme Bähung überschlagen.

Gegen Abend fand ich den Kranken wieder sehr beängstigt, und über brennende Schmerzen im Bauch klagend, ob gleich zwey starke, höchst stinkende Stühle erfolgt waren. Das Schluchzen war wieder so heftig, daß man es draußen hören konnte. Auch hatte er wieder einigemal, aber nicht Koth gebrochen. Der Puls war klein, aber doch hart. Ich ließ gleich acht Unzen Blut aus der Ader. Dies erleichterte ihn, nur hielt das fürchterliche Schluchsen an. Ich ließ ihn diesen Abend auf zweymal einen Gran Mohnsaft mit Zucker, und nachher obige Auflösung fortnehmen. Die Klystiere wurden fortgesetzt.

Nach dem Gran Mohnsaft hatte sich der Singultus völlig verlohren. Der Kranke hatte abwechselnd, seit langer Zeit zum erstenmal, geschlafen, wieder zwey starke, aashaft riechende Stühle gehabt, und gegen Morgen stark ausgedünstet. Ich fand ihn getrost und etwas munter, und den Bauch weniger gespannt, aber doch noch sehr schmerzhaft. Der Puls war sehr geschwind, klein, ungleich, aber im Grunde, wenn man ihn genau und lange anfühlte, hart. Ich ließ noch acht Unzen Blut aus der Ader, und übrigens die innere und äußere Behandlung unverändert.

Zum Mittage fand ich ihn sehr erleichtert. Er hatte weder gebrochen, noch das Schluchsen, aber wieder einen starken Stuhl gehabt. Der Leib war noch schlanker, obgleich noch schmerzhaft; der Puls gleichmäßiger, weich, aber geschwind. Das Blut war stark entzündet. Ich empfahl Ruhe und genaue Aufsicht, und änderte nichts.

Am Abend war alles verschlimmert, und der Kranke wie ein Sterbender, deßfalls er das Abendmahl verlangte, welches ich ihm aber doch ausredete, weil ich auch nicht den geringsten Schluck Wein wagen konnte. Das Schluchsen war wieder fürchterlich, die Angst und die Schmerzen im Bauch unaussprechlich groß, auch war letzterer wieder stärker gespannt. Der Puls war klein, geschwind, auf den dritten und sechsten Schlag aussetzend, aber doch hart. Die Gliedmaßen waren eiskalt, und der Bauch brennend heiß. Der kalte Schweiß triefte aus der ganzen Oberfläche des Körpers, wie bey einem Sterbenden. Der, obgleich höchste Grad der Entzündung in den Gedärmen war noch immer sichtbar, folglich auch noch einige Hoffnung. Ich öffnete ungern die Wunde, fand aber alles in der Bauchhöhle, den Bauchring frey, und die Wunde frisch. Ich ließ wieder Blut, und da ungefehr zehn Unzen mit heftigem Sprunge aus der Ader geflossen war, wurde er ohnmächtig, und nun schrie die Familie, daß er stürbe, und zogen schon auf den Aderlaß los. Aber mein Trost würkte bald Ruhe und Thränen, so wie mich diese guten Menschen nachher fast angebetet haben. Dies führe ich nicht aus Ruhmsucht an, so süß es mir ist, sondern vorzüglich um den jungen Wundarzt zu ermuntern, zu reizen, daß er doch ja alles anwenden, keine Mühe noch Gefahr scheuen möge, um auch einmal solchen süßen Lohn zu ärndten.

Ich verband die Ader, legte den Ohnmächtigen senkrecht, und fühlte den Puls gleichmäßiger und weicher. Der Kranke erholte sich bald, fühlte sich sehr erleichtert, und das Schluchsen war wie abgeschnitten. Während der Ohnmacht waren ihm viele Unreinigkeiten, und mit diesen noch Linsen abgeflossen. Da er sehr großen Durst und gegen alles bisherige Getränk Widerwillen hatte, ließ ich Molken durch Weinsteinrahm und Zitronensäure bereiten, und diese mit und ohne Zucker trinken, welches ihm schmeckte, und ihn erquickte. Außerdem setzte ich die Nacht alle innere Arzeneyen aus, und ließ nur die vorigen Klystiere zu Zeiten anwenden.

Diese Nacht war vorzüglich ruhig vollbracht worden. Er hatte viel von den Molken getrunken, hatte weder geschluchset noch gebrochen, und einige starke Stühle gehabt. Der Bauch war gesunken, weich, und weniger schmerzhaft; der Puls weich, gleichmäßig, aber noch geschwind, und die ganze Oberfläche des Körpers ausdünstend. Ich ordnete noch keine Arzeneyen, zum Mittage etwas Haferschleim mit Zucker, und ließ ihn die so beliebten Molken forttrinken. Ich habe sie in ähnlichen Fällen immer angenehm und heilsam gefunden. Sie müssen nur sehr klar bereitet, und etwas versüßt werden. Auf den Fall nur, wenn keine Leibesöffnung erfolgte, erlaubte ich noch ein Klystier.

Den folgenden Morgen, als den vierten Tag nach der Operation, fand ich den Kranken sehr munter, und den Puls weich und weniger geschwind. Er hatte seit gestern Morgen zwey Klystiere bekommen, und drey starke Stühle von besserer Beschaffenheit gehabt. Der Bauch war fast natürlich, und nur beym stärkern Druck noch etwas empfindlich. Ich änderte nichts, und verband die Wunde. Ich fand zwar viel Jauche, aber die Wunde rein, und den Bauchring ziemlich zusammengedrückt.

Von nun an besserte sich der Kranke täglich. Den sechsten Tag hatte die Wunde eine bessere, doch starke Eyterung. Der Puls war mäßig geschwind, der Schmerz im Bauch äußerst geringe, und der Stuhlgang willkührlich und fast natürlich, dagegen die Entkräftung groß.

Ich ordnete nun innerlich eine Chinaabkochung, und dazwischen täglich einigemal die Magnesia, weil er über saures Aufstoßen klagte.

Ich erlaubte dem hungrigen Kranken nur Grütze und Semmelsuppen, öfters, aber wenig auf einmal. Vom achten Tage an bekam er Hühner- und Kalbsbrühen, und einige Eßlöffel Rheinwein des Morgens und nach der Mahlzeit. Nur nach vierzehn Tagen erlaubte ich erst Fleisch, Braten, auch Caffee mit Milch.

Er erholte sich nach und nach völlig. Die Wunde war in der siebenten Woche geheilet, und der Kranke gesund und stärker wie vorher. Er trägt beständig sein Bruchband, hat nie ein Vordrängen des Bruchs bemerkt, und genießt noch itzt, neun Jahr nach der Operation, einer recht guten Gesundheit.

Ein und vierzigste Beobachtung,

eines Darmbruchs, wo die Operation sechs Stunden nach der Einklemmung nothwendig wurde, und einen glücklichen Erfolg hatte.

Ein hiesiger Ackersmann, fünf und dreyßig Jahr alt, von gesunder und starker Leibesbeschaffenheit, hatte schon seit einem Jahr einen kleinen Leistenbruch auf der rechten Seite bemerkt, solchen aber, da er ihm weder Schmerzen verursachte, noch größer wurde, auch nicht in den Hodensack fiel, wenig geachtet, und kein Bruchband getragen. Dieser Mann hatte sich im July, an einem sehr heißen Tage, auf dem Felde beym Pfluge den ganzen Morgen sehr erhitzt, und war den Mittag um zwölf Uhr, bey einer starken Körperanstrengung, um den Pflug umzuwenden, mit dem rechten Fuß ausgeglitscht, worauf ihm plötzlich eine grosse Portion Därme durch den Bauchring in den Hodensack stürzte. Der Schmerz war so heftig, daß er sich nicht aufrichten konnte, und zu Hause in die Stadt tragen lassen mußte.

Ein sehr geübter Wundarzt, der gleich gerufen wurde, fand ihn mit heftigen Schmerzen, unter lautem Geschrey, den Bruch sehr groß und hart, und jede Berührung unerträglich, und den Puls voll und hart. Er ließ gleich viel Blut aus der Ader, setzte erweichende Klystiere, gab innerlich gelinde Mittelsalze, und legte kalt Wasser über den Bruch. Da dies alles binnen zwey Stunden nichts fruchtete, die Schmerzen vielmehr immer heftiger wurden, frug er mich um Rath. Er wohnte sehr weit von mir, deßfalls ich noch einen Aderlaß bis zur Ohnmacht, und unter die Mittelsalze etwas Mohnsaft, über den Bauch warme Umschläge, und mit den Klystieren, und kalten Umschlägen über den Bruch fortzufahren rieth, und mir gegen Abend Nachricht ausbat.

Er berichtete mir um fünf Uhr, daß sich die Umstände mit jeder Minute so verschlimmerten, daß er die Operation augenblicklich für nöthig hielt, die auch der Leidende bereits eingewilligt hätte. Ich las gerade ein Kollegium, endete dies, und nahm alle meine Zuhörer mit. Ich fand den Leidenden in erbärmlichen Umständen. Er lag an der Erde, und krümmte sich unter dem gräßlichsten Geschrey fürchterlich, und bat, ihn nur gleich zu schneiden. Der Puls war klein, aber hart und geschwind, ob ihm gleich schon zwey Pfund Blut abgezapft waren Der Bruch war außerordentlich groß, hart, und äußerst schmerzhaft. In dem Bauchringe war eine Masse, wie ein Hühnerey groß, eingekeilt, und der Bauch stark zusammengeschnürt, gespannt, und schmerzhaft. Gebrochen hatte er nicht, aber ein fürchterliches Rülpsen und Aufstoßen. Die Gliedmaßen waren eiskalt, das Gesicht dagegen roth, obgleich mit kaltem Schweiß bedeckt. Nur mit vieler Mühe vermochte ich ihn in die gehörige Lage zu bringen, so sehnlich er auch die Operation wünschte. Die leiseste Berührung des Bauchs, besonders aber des Bruchs, war ihm unerträglich, und preßte ihm ein gräßliches Geschrey aus. Unter diesem Geschrey und dieser Todesangst verrichtete ich die Operation. Nur nachdem ich die Haut und den dünnen Bruchsack zerschnitten, und die so stark zusammengedrückten Gedärme sich entwickelt hatten, ward er ruhig. Die Gedärme waren außerordentlich von Luft ausgedehnt, und waren zu plötzlich und zu häufig aus dem Bauchringe gestürzt, als daß die vorher nie ausgedehnte Haut des Hodensacks so stark und geschwind hätte nachgeben können. Daher wurden die Därme so stark gedrückt, gleichsam durch die so gespannte Haut eingeschnürt, und der Schmerz auf solchen hohen Grad vermehrt. Es war der blinde

Darm mit seinem Anhange, ein Theil des Grimm=darms, und ein långerer Theil des dünnen Gedärms durchgefallen. Alle diese Theile waren weniger ent=zündet, als ich es noch je bemerkt hatte, aber so fest im Bauchringe eingeschnürt, daß ich sie nicht lösen, und nur mit großer Mühe das Knopfbistouri gehörig und sicher unter die innere Sehne des Bauchrings führen konnte. Endlich gelang es mir, und so schnitt ich diese Sehne wie gewöhnlich ganz durch. Plötzlich stürzte der ganze Canal der Därme mit starkem Ge=räusch aus der Bauchhöhle. Ich war bey allen meinen Bemühungen nicht im Stande dies zu hemmen, noch etwas zurück zu bringen, und meine Gehülfen waren alle erschrocken und blaß, so daß ich meine ganze Beredsamkeit anwenden mußte, um sie in Thätigkeit zu setzen. Die beständige wurmförmige Bewegung der stark von Luft ausgedehnten Gedärme gewährte ein herrliches, aber auch zugleich ein schreckliches Schauspiel. Ich war nicht im Stande den Gedärmen mit meinen ausgebreiteten Händen zu währen: sie umflossen meine Brust und Schultern; ich ließ sie endlich durch zwey Gehülfen vermittelst einer ausge=breiteten Serviette auffassen und einhüllen. Die bei=den Rössels, von denen der eine itzt Oberchirurgus ist, thaten mir die besten Dienste, weil die mehresten an=dern zu sehr erschrocken waren. Die Bauchmuskeln waren so stark zusammengezogen, und die Bauchhöhle so verkleinert, daß es mir anfangs unmöglich war, etwas, nur den kleinsten Theil, zurückzubringen. Ich ließ den Kranken mit dem Rücken niedriger legen, die gebeugten Schenkel erheben, und durch zwey andere Gehülfen mit beiden Händen gegen die Seiten des Bauchs drücken, um die Bauchhöhle einigermaßen zu erweitern. Und so gelang es mir erst den vorliegenden Theil, und nach und nach alle Därme zurückzubringen. Der Bauchring war so erweitert, daß ich abwechselnd die ganze Hand durchbringen konnte. Indessen dauerte das mühsame Geschäft, alle Därme in die Bauchhöhle zu bringen, über eine Viertelstunde, wobey ich von Schweiß triefte. Die Bauchhöhle schien offenbar für die mit so viel Luft ausgedehnten Gedärme zu enge zu seyn, deßfalls der Leidende auch nach der Zurückbringung der Gedärme ungewöhnlich beängstigt wurde. Ich verband die Wunde, ließ durch einen Gehülfen gegen den Bauchring mit beyden Händen drücken, und setzte ihm gleich ein Klystier. Es würkte bald, und beförderte den Abfluß vieler Excremente, besonders aber der Luft. Hierauf erfolgte große Erleichterung, und nach einem nochmaligen Stuhl völlige Ruhe. Nichtsdestoweniger ließ ich den Druck gegen den Bauchring die Nacht fortsetzen, und öfters Mittelsalze in geringer Menge mit einem Gran Mohnsaft nehmen.

Der

Der Kranke hatte die Nacht noch einige Stühle gehabt, aber abwechselnd ruhig geschlafen. Ich fand ihn am Morgen sehr munter und ohne Fieber, den Bauch schlank, völlig unschmerzhaft, und große Eßlust. Ich ließ ihn inzwischen blos Haferschleim mit Zucker genießen, und behandelte ihn antiphlogistisch. Ich ließ zwar einen Wundarzt bey ihm, aber den Druck gegen den Bauchring aufheben.

Es erfolgten diesen Tag noch mehrere willkührliche Stühle, und nicht der geringste widrige Zufall. Auch während der ganzen Heilung, die in der sechsten Woche erfolgte, hatte er keine Zufälle, und nur den dritten und vierten Tag ein gelindes Fieber. Dies war um so mehr zu bewundern, da die Därme doch so lange der Luft ausgesetzt, auch beym Einbringen ziemlich gedrückt wurden, so daß ich die übelsten Zufälle befürchtete. Der so stark erweiterte Bauchring zog sich wieder zusammen, und vernarbte dergestallt, daß er beym Bruchband nachher alle seine starke Arbeit wieder gehörig verrichten konnte. Es ist nie etwas vorgedrungen, und er befindet sich itzt, fünf Jahr nach der Operation, völlig gesund.

Zwey und vierzigste Beobachtung,

eines angebornen und nachher eingeklemmten Bruchs, der den neunten Tag der Einklemmung mit einem glücklichen Erfolg operirt wurde.

Ein Bäckergeselle, ein und zwanzig Jahr alt, lebhaften Temperaments, und übrigens gesunder Leibesbeschaffenheit, hatte, so lange er denken konnte, auf der linken Seite einen Leistenbruch bemerkt, und deßfalls in der Jugend vielerley Mittel, auch mehrere Bruchbänder gebraucht, ohne diesen Bruch vertreiben, oder auch nur zurückhalten zu können. Er hätte endlich bey zunehmenden Jahren, da ihn der Bruch wenige Beschwerden und gar keine Schmerzen verursachte, alles unterlassen, und eben keine große Verschlimmerung bemerkt. Vor neun Tagen wäre er, nach einer guten Mahlzeit, eine schwere Last tragend, ausgeglitscht und gefallen. Hierauf hätte sich sein Bruch schnell sehr vergrößert, und ihm die ersten Schmerzen verursacht. Demohngeachtet hätte er seine gewöhnlichen Geschäfte noch einige Tage kümmerlich verrichtet. Nunmehro hätte ihm aber die große Entkräftung und das öftere Erbrechen daran gehindert, und ihn zur Annahme eines Wundarztes genöthigt. Dieser hätte ihm zur Ader gelassen, Klystiere gesetzt, u. s. w. ohne etwas auszurichten. Er wäre also nach einer großen Verschlimmerung den achten Tag in die Charité geschafft worden. Auch hier hatte man noch die zweckmäßigsten Mittel ohne allen Erfolg versucht. Ich fand den Bruch sehr groß, schmerzhaft, und schloß aus seiner Erzählung, und weil ich den Hoden an der hintern Fläche des Bruchs gar nicht unterscheiden konnte, daß dies ein angeborner Bruch seyn könnte. Der Bauch war sehr gespannt, stark aufgetrieben, und bey der geringsten Berührung schmerzhaft. Dabey war der Leidende außerordentlich beängstigt, hatte in sechs Nächten keine Minute geschlafen, sondern unaufhörlich geschluchst oder gebrochen; doch waren keine Excremente mit erfolgt.

Da schon alles zur Operation fertig war, verrichtete ich solche gleich unter einer Menge Aerzte und Wundärzte. Nach der durchgeschnittenen Hautfalte erkannte ich bald die glänzende Scheidenhaut des Hoden. Ich erhob sie in eine kleine Falte, zerschnitt diese vorsichtig, und trennte sie nachher von oben bis unten auf meinem Finger. Ich entdeckte nun den dünnen Bruchsack noch ungeöffnet. Er war so zart und durchsichtig, daß die Därme vor seiner Trennung erkannt werden konnten. Ich trennte ihn auf gleiche

Weise, und fand eine beträchtliche Portion vom dünnen Darm mit dem Hoden in einer Höhle. Der Darm war höchst entzündet, dunkelroth, und stark von Luft ausgedehnt. Er war nicht nur an verschiedenen Stellen an der Saamenschnur, sondern auch im Bauchringe, am stärksten aber an dem Hoden befestigt. Die obern Verbindungen schienen nur während der Einklemmung entstanden, die am Hoden aber älterer zu seyn, daher ich jene leicht mit den Fingern trennen konnte, diese aber durchschneiden mußte. Der eine Theil des Darms war an der vordern Fläche des Hoden gleichsam durch kleine sehnigte Bänder verwachsen, die ich zwischen meinen Fingern, vermittelst des Bistouri's, dergestallt zerschnitt, daß etwas davon am Darm, und etwas am Hoden sitzen blieb, und folglich beide Theile nicht verletzt werden konnten. Ich zerschnitt nun den Bauchring ganz, trennte hier den Darm, zog ihn behutsam vor, und brachte dann diesen, so wie den ganzen übrigen vorgefallenen Theil des Darms leicht in die Bauchhöhle. Ich verband die Wunde wie nach der Operation des Wasserbruchs, außer daß ich zugleich durch den angebrachten Druck für die Schließung des Bauchringes sorgte.

Nachdem ich die Scheidenhaut des Hoden durchgeschnitten hatte, fand ich zwischen dieser und dem Bruchsack ungefähr einige Loth helles Wasser, wie beym angehenden Wasserbruch.

Das erste Klystier würkte bald den Abfluß vieler Unreinigkeiten, und bis gegen Abend erfolgte ein so starker Abgang derselben, daß der vorher so fürchterlich gespannte und aufgetriebene Bauch fast natürlich war, daher der Kranke auch eine ungewöhnlich ruhige Nacht hatte. Ich behandelte ihn antiphlogistisch, und ließ ihn nichts als Haferschleim, Wasser mit Zitronensäure und Zucker, und in der Folge die versüßten Molken trinken.

Sein Befinden war bis zum dritten Tage erwünscht. An diesem bekam er gegen Abend heftige Schmerzen in der Wunde, und ein würkliches Entzündungsfieber. Der Hodensack war stark geschwollen, hart, und sehr schmerzhaft. Ich leitete dies alles mehr von der durchschnittenen und nun entzündeten Scheidenhaut des Hoden, als von den entzündeten Därmen her. Auch hatte er Leibesöffnung und wenige Schmerzen im Bauch. Ein starker Aderlaß und ein warmer Breyumschlag mäßigten bald das heftige Fieber und die Schmerzen in der Wunde.

Den fünften Tag war das Fieber sehr mäßig, und die Schmerzen hatten sich samt der Geschwulst vermindert.

Ich verband die Wunde, und konnte der großen Menge stinkender Jauche wegen leicht alle Charpie aus der großen Wunde nehmen. Ich reinigte sie sorgfältig, und füllte sie wieder genau mit Charpie an, so wie ich denn in der Folge größtentheils so verfuhr, wie nach dem operirten Wasserbruch.

Alle Zufälle der Einklemmung waren verschwunden; die Wunde reinigte sich unter einer starken Eyterung täglich, und das Fieber ließ am neunten Tage völlig nach. Er bekam nun die China innerlich, nach und nach leicht verdauliche, nährende Speisen, und die völlige Heilung erfolgte in der neunten Woche. So spät habe ich nie die Heilung bey den andern Operirten der Leistenbrüche erfolgen sehen. Hieran war offenbar die zerschnittene Scheidenhaut schuld, worauf immer erst eine üble Eyterung und eine spätere Heilung erfolgt.

Eine ähnliche Operation verrichtete der itzige Regimentschirurgus, Herr Lohmeyer, unter meiner Aufsicht in der Charité, nur mit dem Unterschiede, daß wir hier keinen angebornen Bruch vermutheten, weil der Kranke vor der Operation den von Jugend an bemerkten Bruch leugnete, daher auch nach dem Hautschnitt der dünne Bruchsack zugleich mit der Scheidenhaut des Hoden getrennt wurde. Nun erst wurde die Art des Bruchs erkannt, und der vorgefallene Darm mit dem Hoden in einer Höhle bemerkt. Auch hier war der entzündete Darm dergestallt mit dem Hoden verwachsen, daß er mit dem Messer getrennt werden mußte. Uebrigens wurde die Operation recht gut verrichtet, der Darm, nachdem der

Bauchring getrennt worden war, zurückgebracht, und der Operirte in der achten Woche völlig und glücklich geheilet.

Drey und vierzigste Beobachtung, eines Schenkelbruchs, der den fünften Tag der Einklemmung mit einem glücklichen Erfolge operirt wurde.

Ein Fleischergeselle, neunzehn Jahr alt, sehr vollblütig und von starker Leibesbeschaffenheit, hatte bey einer starken Körperanstrengung, indem er ein geschlachtetes und am Nagel hängendes Schwein herunternehmen wollte, einen heftigen Schmerz in der Gegend des Schenkels empfunden. Er bemerkte gleich an dieser Stelle eine harte Geschwulst, wie ein Hühnerey groß. Da er nie etwas ähnliches gehabt hatte, und schaamhaft war, verschwieg er solches, und legte warmen Wein darüber. Die Nacht brachte er nicht nur sehr unruhig zu, sondern erbrach sich auch öfters, und fand nun die Geschwulst größer und schmerzender. Er zog nun einen Wundarzt zu Rath, der das Uebel erkannte, zur Ader ließ, und alle bekannten innern und äußern Mittel treulich anwendete. Da dies aber alles nichts fruchtete, wurde der Kranke den dritten Tag in die Charité gebracht. Nachdem man ihm noch einmal zur Ader gelassen, ward er ins warme Bad gebracht, und überhaupt recht kunstmäßig behandelt, und mir der Fall angezeigt. Ich rieth noch einen starken Aderlaß, die vorsichtige Taxis, Tabaksklystiere, und den öftern Gebrauch der Mittelsalze.

Den fünften Tag wurde mir gemeldet, daß sich alles verschlimmere; daß der Kranke die Nacht würklich Koth ausgebrochen hätte, und der Bruch, so wie der Bauch äußerst schmerzhaft, und nach allen Zeichen die Operation nöthig wäre; wozu auch schon alles bereitet, und der Kranke geneigt sey.

Ich fand alles so wie es mir gemeldet worden war; einen würklichen Schenkelbruch, ungefähr von der Größe eines Enteneyes, nur etwas breiter. Die Geschwulst war elastisch, sehr gespannt, und bey der Berührung äuserst schmerzhaft; selbst die Haut über der Geschwulst war entzündet und gespannt. Der Bauch war sehr aufgetrieben und trommelartig gespannt, und auch bey der Berührung schmerzhaft; der Puls klein, ungleich, und geschwind. Alle Theile des Körpers waren kalt, dagegen der Bauch und Bruch heiß.

Das Erbrechen hatte nach einem Gran Mohnsaft, den man ihm gegen Morgen gegeben, völlig aufgehört, und daher wollte der Kranke nicht gleich in die Operation einwilligen, um so weniger, da er eine solche Menge Zuschauer versammelt fand, welches ihn schon vor meiner Ankunft außerordentlich beunruhigt hatte. Dies geschieht freylich oft, und ängstigt solche Leidende zuweilen so sehr, daß sie zittern und wehklagen, und sich nun widersetzen. Indessen ist dies in großen Krankenhäusern nicht nur nicht zu ändern, sondern auch von so großem Nutzen, daß es allerdings gestattet werden muß. Ich besänftigte ihn erst, und stellte ihm dann seine unvermeidliche Lebensgefahr, aber auch zugleich das so leichte, so sichere, einzige Rettungsmittel, mit aller mir möglichen Theilnahme und Beredsamkeit vor, so daß er mir die Hand drückte, einwilligte, und nur den Wunsch äußerte, von mir operirt zu werden.

Ich war nicht im Stande, die gespannte Haut so stark zu falten, daß ich durch deren Zerschneidung die ganze Geschwulst entblößen konnte, sondern ich mußte durch einen zweyten Schnitt den ersten verlängern. Dies ist mir einigemal bey den Schenkelbrüchen begegnet. Und da hier der Bruchsack sehr dünne ist, und größtentheils nur Därme darin enthalten sind; so thut man besser, wenn man die Verlängerung des Schnitts auf der Hohlsonde verrichtet, um jeder andern Verletzung auszuweichen.

Nach dem Hautschnitt entblöße ich die ganze Geschwulst von derselben, um alles genauer betrachten zu können. Und da hier die Wundlefzen ungewöhnlich stark bluteten, ließ ich von denen Gehülfen, die sie von einander zogen, Charpie darauf legen, und die blutenden Gefäße zusammendrücken. Nachdem ich die Wunde, vermittelst eines Schwamms, gänzlich vom Blut gesäubert hatte, war ich vermögend, den dunkelröthen Darm durch den zarten Bruchsack zu erkennen. Ich erhob ihn leicht mit den Fingern in eine kleine Falte, zerschnitt die, und trennte ihn schnell in seiner ganzen Länge. Bey dieser Trennung floß ungefehr ein Löffel voll röthlicher wäßrichter Feuchtigkeit aus. Ich fand nun einen Theil eines dünnen Darms, ungefehr sechs Zoll lang, ausgetreten, und solchen, sammt dem ihm anhangenden Gekröse, höchst entzündet, gleichsam wie stark ausgespritzt, und purpurroth. Die Ausdehnung des Darms war nicht groß, der Durchmesser ohngefehr einen halben Zoll. Der eingeklemmte Theil war so fest eingeschnürt, daß an keine Lösung ohne Schnitt zu denken war; wie ich dies immer, auch bey den Schenkelbrüchen, gefunden habe, und daher nunmehro, nachdem ich die Einklemmung untersucht habe, von allen weitern Versuchen abstehe. Ich brachte nur mit vieler Mühe meinen Zeigefinger an dem innern Winkel unter die äußere Sehne oder das poupartsche Band, und darüber das Knopfbistouri, da ich nichts Klopfendes bemerkte, und schnitt diese Sehne einige Linien weit ein. Ich brachte nun meinen Finger etwas höher unter dies Band, war aber noch nicht im Stande, den eingeklemmten Theil zu lösen, und beurtheilte auch die Oeffnung, zum Zurückbringen des Darms, viel zu klein. Ich war nun sicherer, keine Schlagader verletzen zu können, weil ich nicht nur meinen Finger etwas tiefer einbringen, und die Nachbarschaft genauer wahrnehmen, sondern damit auch das Band erheben, gleichsam von allem entfernen konnte. Ich setzte daher das Messer wieder zwischen meinen Finger und das angespannte Band, und verlängerte den angefangenen Schnitt auf meinem Finger dergestallt, daß die Sehne größtentheils unter merklichem Geräusch durchschnitten wurde. Ich konnte itzt den Finger nicht nur freyer und tiefer einbringen, sondern war auch im Stande den hier anklebenden sehr verengten Darm mit den Fingern zu lösen, und etwas vorzuziehen. Schnell dehnte sich der eingeklemmt gewesene Theil aus, und war so wie der vorgezogene weniger roth, als der ausgefallene, deßfalls ich ihn gleich vorsichtig zurückführte. Indessen wollte der äußere Theil nicht folgen. Ich fand nun die untere Fläche des Darms so fest mit dem untern Blatte des Bruchsacks verbunden, daß ich ihn nicht mit den Fingern zu trennen vermochte. Ich bediente mich des Messers gewiß mit der äußersten Vorsicht, und hatte doch, zu meinem Erstaunen, den so dünnen Bruchsack durchschnitten. Ich brachte nunmehro den Darm leicht zurück und untersuchte die getrennte Stelle. Ich fand den Bruchsack glatt und glänzend, weder Fäden noch Verlängerungen an dieser Stelle, und doch war der Darm daselbst so genau damit verbunden gewesen, daß ich ihn nicht mit den Fingern trennen konnte. Freilich wollte ich nicht Gewalt brauchen, weil ja ein so sehr entzündeter Darm gewiß die größte Schonung verdient. Ich erweiterte den kleinen Schnitt im Bruchsack noch etwas mit dem Finger, und wir konnten die grosse Schenkelblutader sehen, und die darunter gelegene Schlagader stark klopfen fühlen.

Ich verband die Wunde wie gewöhnlich, und behandelte den Kranken nach der von mir beschriebenen Art.

Nach dem dritten Klystier erfolgten die ersten Excremente, und von nun an mehrere willkührliche grosse Stühle, mit Erleichterung aller Zufälle.

Der Kranke hatte nur bis zum dritten Tage ein mäßiges Fieber, und gar keine widrigen Zufälle. Die völlige Heilung erfolgte den sechs und zwanzigsten Tag, worauf er den folgenden völlig gesund die Charité verließ.

Ich habe bey allen Schenkelbrüchen, die ich operirte, den Darm mit der untern Wand des Bruchsacks so fest verbunden gefunden, daß ich die Trennung nie vermittelst der Finger bewürken konnte. In der Folge habe ich den obigen Fehler immer vermieden und nie wieder den Bruchsack verletzt. Ich trennte nachher immer die Verbindung des Darms mit einem Knopfbistouri, zwischen meinen Fingern, mit großer Sicherheit. Da man hier deutlich die Theile sehen kann, so darf man sich nur nicht übereilen, die Theile vermittelst eines weichen Schwamms von der Feuchtigkeit säubern, genau unterscheiden, und allenfalls den untern Theil des Bruchsacks etwas erheben, gleichsam von den Schenkelgefäßen entfernen, und dann die Trennung langsam und sicher unternehmen. Schwüriger ist die Trennung des anhangenden Darms im Bauchringe oder vom ponpartschen Bande. Hier kann der Wundarzt nichts sehen, sondern er muß sich blos dem Gefühl überlassen. Hier habe ich aber die Trennung größtentheils mit meinen Fingern verrichten können. In zweyen Fällen fand ich doch beym Leistenbruch den Darm in und um den Bauchring würklich verwachsen, so daß ich die Trennung zerschneiden muste. Eine Frau, die ich in der Charité operirte, hatte siebenzehn Jahre einen Leistenbruch gehabt, ihn nie ganz zurückbringen können, und sich doch eines Bruchbands bedient. Ich fand bey der Operation einen großen Theil des Darms nicht nur mit dem Bruchsack, sondern auch vorzüglich im Bauchringe vermittelst einer sehnenartigen Masse verwachsen. Ich trennte diese Verwachsungen alle nach und nach mit einem Knopfbistourie zwischen meinen Fingern, und war endlich im Stande, den ganzen Darm zurückzuführen und die Frau recht glücklich zu heilen.

Ein recht hoffnungsvoller junger Wundarzt, der noch im Regiment von Arnim dient, hatte ebenfalls mehrere Jahre einen Leistenbruch gehabt, ihn ebenfalls nie völlig zurückbringen können und sich doch eines Bruchbands bedient. Der Bruch wurde heftig eingeklemmt, und ich den achten Tag gerufen, um die Operation zu verrichten. Ich fand bey der Operation, was ich schon vorher befürchtete, den äußerst entzündeten Darm nicht nur mit dem starken Bruchsack, sondern vorzüglich im Bauchringe noch fester verwachsen. Mit vieler Mühe vermochte ich nur den so sehr entzündeten Darm vom Bruchsack zu trennen. Im Bauchringe schien es mir aber nicht möglich zu seyn, ob ich gleich den Bauchring völlig durchschnitten und viel Platz hatte. Die Verwachsung, besonders innerhalb des Bauchrings, war so vielfach und so kurz, daß ich nicht weiter zu schneiden wagte. Indessen war die Einklemmung gehoben, und ich so glücklich, den Darm durch den Bauchring zu schieben, ob er gleich innerhalb mit demselben verbunden blieb. Dieser junge Mann, ob er gleich heftige Zufälle während der Einklemmung erlitt, und jedermann an seiner Genesung zweifelte, hatte nach der Operation gar keine üblen Zufälle, nicht einmal Fieber. Schon den dritten Tag klagte er über nichts als Hunger, und war den zehnten Tag außer dem Bette. Er wurde in der sechsten Woche glücklich geheilet. Ich habe ihn noch in diesem Feldzuge gesprochen, und mit Vergnügen gehört, daß er gar keine Unbequemlichkeit hat, ob er gleich beym Lösen des Bruchbandes etwas vordringendes bemerkt.

Noch muß ich bemerken, daß ich bey den operirten Schenkelbrüchen, den Bruch immer über den großen Schenkelgefäßen, und die untere Wand des Bruchsacks mit der drunter gelegenen Aponevrose fest verbunden gefunden habe. Daher erfordert diese Operation allerdings noch eine größere Vorsicht und Aufmerksamkeit des Wundarztes, als die der Leistenbrüche. Besonders muß die Trennung des hier gemeinhin verbundenen Darms mit der größten Vorsicht verrichtet werden. Daß diese nöthig und die Trennung doch in allen Fällen möglich und auch ohne Gefahr ist, zeigen meine Erfahrungen. Ich habe bey allen meinen Bruchoperationen, ob ich gleich jedesmal den Bauchring, oder das poupartsche Band durchschnitt, nie eine widrige Verblutung gesehen. Nach der durchgeschnittenen äußern Haut, habe ich, auf alle übrigen Schnitte, um den Darm zu trennen oder den Bauchring zu zerschneiden, nie das geringste Blut bemerkt. Und selbst bey der Durchschneidnng der Haut war der Blutfluß größtentheils sehr unbedeutend.

Ich habe freilich mehr Männer als Weiber oprirt, aber doch den Leistenbruch in beiden Geschlechtern am häufigsten bemerkt. Unter den sieben und dreyßig Männern, die ich operirt habe, hatten sechse einen Schenkelbruch, und von neun Weibern sieben den Leistenbruch. Ueberhaupt aber habe ich die Brüche zwar viel häufiger bey den Männern, aber doch den Leistenbruch in beiden Geschlechtern häufiger als den Schenkelbruch bemerkt.

Eingeklemmte Nabelbrüche habe ich einigemal bemerkt, die Einklemmung aber immer ohne Operation glücklich gehoben. Den Leisten- Darm- und Blasen-Bruch habe ich zweymal bey fetten Männern gesehen. Dieser konnte durch alle meine Bemühung nicht zurückgebracht werden. Der Abfluß des Urins mußte größtentheils durch einen äußern Druck befördert werden. Ein guter Tragebeutel erleichterte sehr. Bey einem Andern war ich so glücklich, nach einer vierwöchentlichen Rückslingslage, Klystieren und mancherley Bemühungen, den Darm und endlich die Harnblase durch den Bauchring zurückzuführen. Ein gutes Bruchband, von dem hiesigen geschickten Künstler Herrn Mann in der Zimmerstraße verfertigt, hielt die Theile völlig zurück.

Vier und vierzigste Beobachtung,
des Mutterscheidebruchs.

Zweymal habe ich den Mutterscheidebruch gesehen. Beidemale waren die Därme an der hintern Fläche der Mutterscheide zwischen dieser und dem Mastdarm heruntergefallen, hatten eine Geschwulst an der hintern Fläche der Scheide und alle Zufälle der Einklemmung verursacht. Bey der einen vermochte ich die Därme bald zurückzuschieben, und die Einklemmung wie alle Folgen zu heben. Bey der andern dauerte die Einklemmung sieben Tage, und war so heftig wie beym Leistenbruch. Ich wurde erst den sechsten Tag von einem Oberchirurgo von der Artillerie gerufen. Man hatte natürlich zu spät auf einen Bruch geschlossen. Den siebenten Tag brachte ich den Bruch zurück. Hier war die Geschwulst so groß wie eine starke Mannsfaust. Ich ließ nach einer starken Aderlaß, bis zur Ohnmacht, die Beine erheben, führte meine fünf zusammengelegten Finger in die weite Mutterscheide gegen die Geschwulst, und drückte solche nach und nach abwärts und nach oben. Erst bemerkte ich ein Kollern und dann den Zurücktritt der Därme. Die Einklemmung war gleich gehoben. Indessen hatte die Kranke doch noch lange sehr üble Zufälle, heftige Schmerzen im Bauch, auch immer wieder neue Leibesverstopfung. Sie muste noch zweymal Ader lassen, viele Klystiere und Abführungen und mancherley Mittel nehmen, ehe sie außer Gefahr war. Ich ließ sie noch vier Wochen in der ruhigen Rücklingslage, und brachte erst einen Schwamm und nachher einen Mutterkranz in die Scheide. Sie ist endlich glücklich genesen und hat nach mehrern Jahren nie einen weitern Vorfall gehabt.

Da die eingeklemmten Brüche, wenn die Operation unterlassen wird, zuweilen in Eyterung oder den Brand übergehen und die Natur den äußern Durchbruch bewürkt; so will ich noch einige Fälle dieser Art anführen. Ich muß aber vorläufig erinnern, daß ich, wenn ich nach der Operation die Därme brandig und zerstört fand, nie einen solchen Operirten erhalten habe, wohl aber wenn in diesen Fällen die Natur zugleich in der äußern Haut eine Oeffnung und dadurch den Abfluß der Unreinigkeiten bewürkt hatte. Zuerst einen Fall, wo ich die Därme nach der Operation zerstört fand, und der Tod erfolgte.

Fünf und vierzigste Beobachtung,

eines eingeklemmten und brandigen Leistenbruchs, wo der angewendeten Operation ungeachtet der Tod erfolgte.

Eine Bauersfrau, dreyßig Jahr alt, wurde den siebenten Tag der Brucheinklemmung in die Charité gebracht. Sie hatte in diesen Tagen sehr heftige Schmerzen im Bruch und Bauch gehabt, auch Koth ausgebrochen. Dies alles hatte sich diese Nacht verlohren, daher sie sich besser glaubte. Man hatte ihr auf dem Lande verschiedene Laxiermittel gegeben, und sich besonders stark bemüht, die Theile zurückzudrücken, worüber sie sich am meisten beklagte. Außerdem waren von dem Dorfbarbier keine andern Mittel angewendet worden.

Ich fand sie sehr entkräftet, den Puls klein, langsam, und die ganze Oberfläche des Körpers kalt; den Bruch klein, wie eine Faust groß, weich und unschmerzhaft, dagegen den Bauch sehr aufgetrieben und gespannt, aber auch unschmerzhaft. Die äußere Haut war überall so fest mit dem Bruch verbunden, daß nicht die kleinste Falte, ohne die Theile des Bruchs mit zu fassen, möglich war. Sie war ganz gleichgültig, wünschte und scheuete nicht die Operation. Aus allem diesem schloß ich, daß die ausgetretenen Theile brandig wären, so wie ich auch durchs Gefühl ganz deutlich eine Flüssigkeit darin bemerkte, und diese für Eyter oder Koth hielt. Da hier aber nichts zu fürchten und vielleicht noch etwas zu gewinnen war; auch dieser Fall der Menge Zuschauer lehrreich seyn konnte, verrichtete ich die Operaeion. Ich spannte mit zwey Fingern der linken Hand die Haut über der Geschwulst an, und machte dazwischen, über der Mitte derselben, mit dem Bistouri einen flachen Schnitt, einige Zoll lang. Da er die dicke Haut nicht gleich durchdrang, schnitt ich vorsichtig etwas tiefer, und bemerkte nun den Ausfluß einer gelben kothähnlichen Feuchtigkeit. Ich führte mit Mühe eine spitze Hohlsonde zwischen den Bruch und die äußere Haut, und trennte solche darauf nach oben mit dem Messer. Es floß noch mehr dergleichen Feuchtigkeit aus. Ich trennte nun die Theile des Bruchs von der Haut größtentheils mit den Fingern, und fand die dünnen Därme bläulicht, an mehrern Stellen zerfressen und nun Koth aus diesen Oeffnungen fließen. Ich trennte nun diese völlig von der Haut und von dem zerstörten Bruchsacke, und untersuchte den Bauchring. Ich war nicht nur im Stande, meinen Finger durchzuführen, sondern auch nach und nach den eingeklemmten Darm zu lösen und etwas vorzuziehen. Nunmehro stürzte eine Menge Exkremente aus den Darmöffnungen hervor, der sich nach dem Druck auf den Bauch dergestalt vermehrte, daß gewiß ein halber Einer voll davon ausgeleert wurde und der Bauch zusammenfiel. Nachdem ich auf diese Weise fast den ganzen Darmkanal ausgeleert hatte, welches wahrlich eine höchst widrige Beschäftigung war, und viele ekele Zuschauer verscheuchte, reinigte ich den vorliegenden Darm samt der Wunde vermittelst eines Schwammes mit Wasser und Essig. Ich fand nun den Darm völlig brandig, an drey Stellen durchlöchert und überhaupt sehr mürbe, aashaft riechend aber noch zusammenhängend. Ich brachte den zwar entzündeten aber unzerstörten Theil des Darms leicht zurück, um den brandigten Theil einen gewächsten Faden durchs Gekröse, und erhielt jenen durch diesen nahe vor dem Bauchringe. Ich bedeckte die brandigten Theile vermittelst Charpie mit Terpentingeist und etwas Myrrhenessenz befeuchtet und bedeckte alles mit Wundsalbe.

Die Operirte äußerte während diesem allen nicht das geringste Gefühl.

Ich setzte ein Klystier, das aber gleich ohne Würkung, und ohne daß etwas aus der Wunde drang, wieder zurückfloß. Nach einigen Stunden ist aber etwas davon aus der Wunde gedrungen.

Sie erhielt keine Leibesöffnung, sondern es flossen nach und nach alle Exkremente aus der Wunde. Sie hatte nun weiter keine Empfindung, und starb in der Nacht um zwölf Uhr.

Nach der Eröffnung des Leibes fand man alle dünne Gedärme entzündet, aber leer; den ausgetretenen Theil, den man für das Ileum hielt, brandig und gänzlich zerstört, alle andere Eingeweide aber gesund.

Wenn man ihr vor der Operation hinreichend die Ader geöffnet, zweckmäßigere Mittel angewendet, und jene gewaltsamen Bemühungen, die Theile zurückzubringen, unterlassen hätte; so wäre wahrscheinlich der Brand noch nicht erfolgt. Die großen Aderlässe während der Einklemmung sind die wesentlichsten Mittel, und vermindern oder verhüten nicht nur vorzüglich die Entzündung und den Brand, sondern auch alle üblen Zufälle nach der Operation.

Sechs und vierzigste Beobachtung,

eines eingeklemmten Leistenbruchs, der in Eyterung gieng, und bey dem der Darm samt dem Hodensack brandig waren, der Kranke aber doch glücklich geheilet wurde.

Ein westphälischer Bauer, acht und dreyßig Jahre alt, groß und von starker Leibesbeschaffenheit, hatte, da er einen großen Sack mit Korn auf den Wagen heben wollte und mit dem rechten Fuß ausglitschte, plötzlich einen Leistenbruch bekommen. Es war ihm rechterseits ein großer Theil eines Darms in den Hodensack gestürzt, so, daß ihm, nach seinem Ausdruck, das Gemächt kopfsdick angeschwollen, und diese Geschwulst äußerst schmerzhaft war. Man brachte ihn ins Bette, legte einen warmen Grützbrey über die Geschwulst und flößte ihm Warmbier ein.

Den folgenden Tag, da die Geschwulst immer schmerzhafter wurde, und er sich heftig erbrach, fand sich ein Hirte, der den Bruch erkannte und ihn zurückdrücken wollte. So heftig ihn dies schmerzte, so tapfer ertrug er dies Drucken fast eine Stunde. Nunmehro wurde er ohnmächtig und war nachher nie wieder zu einem ähnlichen Versuche zu bereden. Da kein Wundarzt im Dorfe war, überließ er sich seinem Schicksal.

Den dritten Tag brach er Koth aus und glaubte zu sterben, und nun ward ich gerufen. Ich war verreiset, fand den Brief erst den folgenden Tag, und reisete diesen Nachmittag mit einem Wundarzt zum Kranken, zwey Meilen von Bielfeld.

Ich fand ihn, meiner Beurtheilung nach, in den letzten Zügen. Er war eiskalt und kein Puls am ganzen Leibe fühlbar. Der kalte Schweiß stand in großen Tropfen auf dem eingefallenen, leichenähnlichen Gesicht; das Auge war gebrochen und unbeweglich, der Mund geöffnet und voll Fliegen, und der Kranke ohne Sprache und Bewustseyn. Ich reinigte den Mund und flößte etwas Wein ein, welcher größtentheils wieder ausfloß. Ein schwaches Athemholen und fast unmerklicher Herzschlag überzeugten mich nur von seinem Leben. Der Bauch war sehr aufgetrieben, aber heiß und nicht gespannt; der Bruch hingegen groß, aber kalt, und die ganze Vorderfläche des Hodensacks brandig, hin und wieder durchlöchert und der Geruch aashaft. Mehr um mich zu belehren als hier zu helfen, durchschnitt ich unter großer Widerstrebung der Leidtragenden, die durchlöcherten Stellen mit einer Scheere. Es floß eine Menge fauler Jauche aus. Da der Hodensack völlig brandig war, verfolgte ich diese Schnitte und trennte den ganzen vordern Theil desselben, nebst dem ihm anhangenden brandigen Bruchsack ab. Ich fand einen großen Theil fest zusammengedrängter und verklebter Gedärme sehr aufgetrieben, kalt, schwarz und völlig brandig, aber nicht zerrissen, obgleich sehr mürbe. Ich faßte einen Theil mit den Fingern meinrr beiden Hände, zog ihn etwas an und er zerriß leicht. Eine Menge fauler Jauche auch Extremente flossen aus. Ich drückte auf den Bauch und nun stürzten eine ungeheure Menge, erst flüssiger, zuletzt harter Extremente aus dem zerrissenen Darm. Ich verfolgte den Druck, und leerte nach und nach fast alle Darmunreinigkeiten aus. Während dieser höchst unangenehmen Beschäftigung hatte sich der gleichsam Sterbende erholt und dergestalt ermuntert, daß er sprach und staunend um sich blickte, und seiner weinenden Frau die kalte Hand reichte. Diese Scene hätte ich mahlen mögen, wenn ich nichts Wichtigeres zu thun gehabt hätte; mir bleibt sie indeß ewig unvergeßlich und höchst interessant. Seine zahlreiche Familie und die halbe Dorfschaft war versammelt, um seinen Geist ausgehen zu sehen und ihn zur Ruhe zu bringen. Itzt sahen sie den Vater, den Gatten, den Freund — es war ein sehr guter Mensch — gleichsam vom Tode erweckt. Alles drängte sich, ihn zu sehen, zu trösten, zu liebkosen; alles schluchste, Greis, Mann und Kind; was nicht weinen konnte, lachte, jauchzte, bis endlich Thränen über die schwarzen Gesichter flossen. Mich staunten sie wie einen Heiland an, hatten aber nicht Muth, mit mir zu reden, obgleich alle ihre Züge und Geberden zeigten, daß sie mich gern angebetet hätten. Ich war zu gerührt, als daß ich diese Scene sogleich zu unterbrechen vermochte. Endlich frug ich ihn, ob er Schmerzen habe? Er antwortete: nein, vielmehr sey ihm ganz wohl, außer daß er großen Durst leide, und einen Schluck Bier wünschte. Ich redete ihm dies leicht als schädlich aus, und gab ihm Wasser mit etwas Rheinwein, das ihn ungemein erquickte.

Ich untersuchte nun wieder den Bruch, reinigte die Därme erst, vermittelst eines Schwammes, und da ich sie bis zum Bauchringe völlig brandig und zerstört fand, schnitt ich sie dergestalt weg, daß ich oben zu beiden Seiten nur etwas vom brandigen, ungefähr einen Finger breit, übrig ließ. Ich untersuchte nun den Bauchring, fand die Einklemmung zwar gehoben, vermochte aber nicht die beiden abgeschnittenen Darmenden, die ich für einen Theil der dünnen Gedärme hielt, zu lösen, noch vorzuziehen, so fest waren sie im Bauchringe und unter sich verbunden. Ich ließ sie ruhig liegen, um abzuwarten, was die Natur beginnen würde.

Während dieser Beschäftigung floß mehrmalen etwas von flüssigen Exkrementen aus beiden Darmenden, daher ich mich noch nicht gewiß vom obern oder untern Ende überzeugen konnte, auch, wie die Folge lehren wird, mich nie davon überzeugt habe. Ich reinigte die Wunde jedesmal sorgfältig.

Ich bedeckte nun die so enge verbundenen Darmenden vermittelst Charpie mit Essig befeuchtet, weil ich nichts anders hatte, untersuchte nun den Hodensack, und fand nicht nur diesen größtentheils, sondern auch die Scheidenhaut beider Hoden, und die ganze Masse, die solche umgiebt, völlig brandig. Ich schnitt daher alles Abgestorbene vorsichtig aber dergestalt weg, daß ich rundum nur einen Strich, einer Linie breit, vom brandigen und dem hintern Theil des Hodensacks übrig ließ. Die Hoden waren gesund und hiengen nun bloß, von allen ihren Umhüllungen getrennt. Ich bedeckte sie mit weicher, trockener Charpie, und die Ränder der ungeheuren Wunde mit Wundsalbe, und legte einen Verband an.

Ich brachte ihm nun ein Klystier bey, das nach einigen Minuten größtentheils mit Koth vermischt abfloß. Indessen war doch etwas davon nach einigen Stunden aus der Wunde geflossen.

Ich hatte eine Salzauflösung bey mir, die ich ihm löffelweise nehmen, und außerdem Haferschleim, auch Wasser mit etwas Rheinwein genießen ließ.

Ich verließ nun, anderer Geschäfte wegen. den Kranken ziemlich munter nnd getrost, und trug dem zurückbleibenden Wundarzt auf, ihm täglich einige Klystiere zu geben, die Wunde öfters zu reinigen und die brandigen Stellen mit dem Terpentingeist zu verbinden. Ich selbst aber hatte wenig Hoffnung zur Genesung, ob ich dies gleich sorgfältig verbarg.

Den folgenden Tag erhielt ich von dem Wundarzt die angenehme Nachricht, daß sich der Kranke recht wohl befände, wenig Fieber hätte und über Hunger klagte, und daß noch viel Unreinigkeiten, theils aus dem After, theils aus der Wunde geflossen wären, und daß sich in letzterer verschiedene kleine Portionen von dem zurückgebliebenen, brandigen Rande absonderten, und alles von einem rothen Strich begränzt würde. Dies bewog mich, ihn den dritten Tag wieder zu besuchen. Ich fand den Kranken, zu meinem größten Erstaunen, sehr munter, und nur über Schwäche und Hunger klagen. Er hatte eine natürliche Wärme, wenig Fieber und recht lebhafte Augen. Den Verband fand ich von Unreinigkeiten durchdrungen, dagegen die Wunde ziemlich rein, und größtentheils alles Brandige abgesondert. Und ob zwar nach dem häufigen Genuß des Haferschleims viele Feuchtigkeiten aus der Wunde geflossen waren; so konnte ich doch nichts davon unterscheiden, auch nicht wahrnehmen, aus welchem Darmende dies eigentlich geflossen war, so nahe hatten sich itzt die beyden Oeffnungen vereinigt, und schienen mir würklich an der innern Seite verbunden zu seyn; waren auch näher gegen den Bauchring gezogen. Ich wagte es nicht, sie anzufassen, sondern reinigte sie sanft mit weicher Charpie, und füllte alles mit ähnlicher, trockener Charpie an, und legte die Wundsalbe darüber.

Ein großer Gedanke stieg in mir auf: die Möglichkeit der Vereinigung; nämlich, daß die Natur wol die beiden Darmenden vereinigen, und einen ganzen Canal wieder herstellen könnte. Ich setzte alle Klystiere, so wie die abführenden Mittel aus, um die Natur nicht zu stören, und ordnete innerlich eine Chinaabkochung mit etwas Rosenhonig, und zum Genuß Hafer- und Graupenschleim, doch alles in kleinen Portionen; bat flehentlich noch eine kurze Zeit zu hungern, um glücklich geheilet zu werden.

Der gute Mensch folgte gern und genau.

Ich erhielt den fünften Tag die erfreuliche Nachricht, daß diese Nacht die Därme unbemerkt in die Bauchhöhle geschlüpft wären; daß er keine Spur davon fände; daß er sich anfangs darüber sehr erschrocken, aber bald nachher mit einiger Beruhigung bemerkt hätte, daß etwas weniges von einer gelben Flüßigkeit aus dem After geflossen sey, und daß er glaube, daß der Darmcanal vereinigt wäre.

Dies schien mir doch zu schnell, war wenigstens wider alle meine Erwartung, daher ich den folgenden Tag den Kranken wieder besuchte. Ich fand ihn in dem erwünschtesten Zustande. Er hatte kein Fieber, keine Schmerzen, guten Schlaf, und große Eßlust.

Es war ihm seit gestern zweymal etwas von flüßigen Excrementen durch den After, aber auch aus der Wunde geflossen; doch war diese Ausleerung geringer und flüßiger als jene gewesen. Ich eröffnete den Verband, und fand abermals etwas weniges von einer gelben kothähnlichen Flüßigkeit durch den Bauchring gedrungen. Ich untersuchte denselben, und konnte meine Fingerspitze ganz frey einbringen. Ich entschloß mich daher, noch alles ruhig abzuwarten, und die Natur zu beobachten, weil ich ja im Nothfall den Bauchring erweitern, und hülfreich werden könnte. Uebrigens war die ganze Wunde rein, und hatte einen heilsamen Eyter. Aus dem ganzen Rande der Wunde quoll gleichsam ein neues Wesen, so wie ich auch einige rothe Punkte an der vordern Fläche der Hoden bemerkte. Ich füllte die Wunde mit weicher, trockener Charpie locker aus, zog die Wundlefzen durch lange Heftpflaster zusammen, um die Vereinigung zu begünstigen, und bedeckte alles mit der Wundsalbe.

Ich ließ nun den Kranken einige Tassen voll Graupenschleim genießen, hielt mich einige Stunden auf, um zu sehen, ob nicht etwa Stuhlgang erfolgen würde. Nach vier Stunden erfolgte nichts, auch seiner Empfindung nach kein Ausfluß aus der Wunde. Ich reisete daher wieder ab, ließ alles beym Alten, empfahl besonders die genaueste Diät, und bat mir täglich Nachricht aus.

Den folgenden Tag berichtete mir der Wundarzt, daß am Abend und am Morgen wieder etwas Koth durch den After, aber auch jedesmal, obgleich weniger, durch den Bauchring ausgeflossen wäre, daß sich aber der Kranke recht wohl befände.

Den neunten Tag fand ich dies alles bestätigt, den Kranken wohl, und den seit drey Tagen gesammelten Abgang aus dem After ziemlich beträchtlich, flüßig, gelb gefärbt, und von guter Beschaffenheit. In der Wunde fand ich seit zwölf Stunden ungefehr einen Theelöffel voll Koth mit Eyter vermischt. Alles Uebrige neigte sich zur Besserung.

Dieser geringe Kothabgang durch den Bauchring dauerte bis zum funfzehnten Tage, von der ersten Durchschneidung des Hodensacks und der Trennung der brandigen Därme an gerechnet. Von dieser Zeit an erfolgte nichts mehr aus dem Bauchringe, dagegen täglich zwey Stühle.

Den siebzehnten Tag fand ich die Wunde völlig rein, und in einem recht bewundrungswürdigen Zustande. Die Wundlefzen waren nicht nur sehr verlängert und zusammengezogen, sondern es hatte sich rundum und in der Tiefe eine neue, röthliche Masse erzeugt. Allenthalben quoll dieser neugebildete Stoff hervor, und verkündigte den Ersatz der verlohrnen sehr beträchtlichen Theile. Diese Masse hatte sich nicht nur an beiden Seiten der Hoden angelegt, sondern es quoll auch aus deren Oberfläche eine ähnliche röthliche Masse hervor, so daß sie schön roth und völlig bedeckt erschienen. Ich suchte diese Verlängerung und Vereinigung der Haut durch Heftpflaster zu begünstigen, und verband wie vorher.

Dem hungrigen Kranken erlaubte ich nun Hühner- und Kalbsbrühe, auch Grütze und Graupen in Milch gekocht, aber weder Brod noch andere feste Speisen.

Den zwanzigsten Tag fand ich die Haut des Hodensacks wieder verlängert, die Wunde kleiner, und darin allenthalben jene neuerzeugte Masse vermehrt und verlängert; selbst um den Bauchring herum hatten sich solche rothe Hügelchen erzeugt, daher ich den Finger nicht mehr einbringen konnte. Die Saamenschnüre waren ganz mit dergleichen rothen Masse bedeckt, so wie die Hoden; doch konnte ich beide noch getrennt unterscheiden. Ich verband trocken, und suchte die Haut rundum noch mehr durch Heftpflaster zu verlängern, und ließ dies täglich erneuern. Die Excremente waren etwas dicker, aber noch nicht gebunden, und erfolgten täglich zweymal durch den After, aber nichts davon durch den Bauchring.

Das Befinden des Kranken war sehr gut, und ob er zwar härtere Kost verlangte, so wagte ich solche doch noch nicht, sondern empfahl ihm noch die vorige Lebensart nachdrücklich.

Den fünf und zwanzigsten Tag fand ich die Haut

abermals sehr verlängert, und die Wunde beträchtlich verkleinert. Die neuerzeugte Masse aus der Tiefe und allen Punkten der Wunde hatte sich dergestallt verlängert, daß nicht nur die Hoden unkennbar waren, sondern es hatten sich daran auch hin und wieder beträchtliche Hügel gebildet. Diese, so wie die ganze innere Wunde ließ ich von nun an täglich mit einer Auflösung des Höllensteins in Wasser bepinseln, und trocken verbinden. Doch wurden die Wundlefzen noch immer mit der Wundsalbe bedeckt, um die gelinde, heilsame Eyterung zu erhalten, und die Verlängerung der Haut zu befördern.

Dem nun schon in der Stube herumwandelnden Kranken erlaubte ich täglich ein Glas Wein mit etwas Semmel und ein halbes Maaß Bier, aber weder Fleisch noch andere feste Speisen.

Da er schon ziemlich bey Kräften war, ließ ich nun die bisher gebrauchte China aussetzen, und gar keine Arzneyen nehmen.

Den dreyßigsten Tag war die ganze Wunde ungefähr wie eine flache Hand groß. Die zu stark angeschossenen Hügel ließ ich mit dem Höllenstein stark betupfen, und die Furchen locker mit Charpie anfüllen, und sorgte für die Verlängerung der Haut.

Von nun an erlaubte ich etwas Hühner- und Kalbfleisch, auch Waizenbrod, und fünf Tage später Gemüse und etwas Braten.

Die Wunde hatte sich nun schon beträchtlich verkleinert, doch erfolgte die Verlängerung der Haut langsam.

Den neun und dreyßigsten Tag erhielt ich die Nachricht, daß sich der Kranke höchst übel befände, und heftiges Fieber hätte.

Ich fand ihn mit starken Uebelkeiten, einer unreinen Zunge, und einem sehr geschwinden, aber weichen Pulse. Auch hatte er schon vor meiner Ankunft gebrochen. Die Verderbung des Magens war sichtbar; ich fand daher kein Bedenken, ihm zwey Gran Brechweinstein zu geben. Er erbrach sich bald viermal, und es erfolgten unverdauete Speisen und viel Galle.

Er wurde bald sehr erleichtert, und selbst das Fieber mäßiger. Ich ordnete ihm eine Auflösung aus einem Loth Glaubersalz mit zwey Loth Tamarindenmark auf zweymal, und erhielt den folgenden Tag die Nachricht, daß er drey große Stühle gehabt hätte, und itzt völlig ohne Fieber und wohl wäre.

Den vier und sechszigsten Tag erfolgte die völlige Vernarbung der Wunde, und drey Tage später besuchte er mich völlig gesund. Ich hatte ihm schon ein Bruchband gegeben, das ich ihm immer zu tragen rieth.

Die Haut des Hodensacks hatte sich sichtbar verlängert, und war von da an, wo sie verloren gegangen war, glatt, glänzend, ohne Furchen, und sehr gespannt, deßfalls ich ihm anfangs einen Tragebeutel rieth. Auch in der Folge, einige Jahre nachher, habe ich sie nicht verändert, und keine Haare darauf gesehen. Uebrigens genoß er die beste Gesundheit, wurde sehr stark, und verrichtete alle seine schwere Arbeit.

Einen solchen wunderbaren glücklichen Ausgang konnte ich gewiß bey meinem ersten Besuch nicht hoffen. Kaum erwartete ich die Erhaltung des Lebens, und dies wenigstens nicht ohne einen künstlichen After. Aber schon den dritten Tag, da ich die schon vorher zusammengeklebten Darmenden noch näher gerückt, und nicht nur an den Seitentheilen, sondern auch mit dem innern Rande verbunden fand, stieg der Gedanke in mir auf, daß die Natur vielleicht die völlige Vereinigung der Därme bewürken könnte. Um dies nicht zu stören, sondern die Natur einige Tage zu beobachten, setzte ich alle Klystiere und Arzeneyen aus. Wunderbar bleibt diese Vereinigung und völlige Heilung mit Erhaltung des Darmganges immer, wie auch, daß dadurch nicht der geringste Nachtheil entstanden ist, da doch gewiß eine halbe Elle lang von den Gedärmen verloren gegangen war, und da doch sonst die mehresten Menschen sterben, bey denen die Därme nur brandig oder zerrissen sind.

Aus dieser wichtigen Beobachtung fließt die große Lehre für den praktischen Wundarzt, daß er auch bey der größten Verletzung der edelsten Theile nicht verzweifeln, und den Verletzten verlassen, sondern dabey noch immer die mögliche Hülfe anwenden, und die Natur beobachten soll, die zuweilen im Stande ist, den wesentlichen Verlust auf eine uns noch unbegreifliche Weise zu ersetzen; auch, und dies ganz insbesondere, daß es in ähnlichen Fällen vorzüglicher sey, die brandigen, zerrissenen, oder abgeschnittenen Gedärme, nach allen beschriebenen Methoden, nicht zusammen zu nähen, sondern nur näher zu bringen, so zu erhalten, allen Druck und Reiz abzuwenden, und die Vereinigung der Natur zu überlassen. Freylich muß das Verdorbene abgesondert, und dem Brande widerstanden, und die getrennten Theile müssen nahe zusammengebracht werden, damit die Natur unterstützt wird, und im Stande ist, die Vereinigung zu bewürken. In dem eben erzählten Fall war dies nicht nöthig; die Därme waren schon nicht nur an die Theile herum, sondern auch unter sich fest zusammengeklebt, so daß sie nur einer Unterstützung bedurften. Im entgegengesetzten Fall mußten sie freylich näher gebracht, und durch einen, durchs Gekröse oder den übrigen Theil des Bruchsacks oder des Zellengewebes, durchgeführten Faden, nahe beysammen, außer dem Bauchringe in einer unzuverrückenden Lage erhalten werden.

Sieben und vierzigste Beobachtung, zweyer eingeklemmten Brüche, die brandig, und dennoch endlich glücklich geheilet wurden.

Außer diesem habe ich noch zwey andere Fälle gesehen, wo nach eingeklemmten Brüchen die Därme brandig wurden, die äußern, fleischigten Theile in Eyterung geriethen, und wo beyde Kranke endlich glücklich geheilet wurden.

Zwey arme Weiber, das eine in Berlin, das andere in Charlottenburg, hatten lange an eingeklemmten Leistenbrüchen gelitten, ohne die Krankheit zu kennen, und ohne Mittel dawider anzuwenden; außer allerley warme Umschläge, nach dem Rath anderer Weiber. Bey beiden war endlich die Geschwulst zerplatzt, und Eyter, auch Koth ausgeflossen. Es wurden nun Wundärzte angenommen, die, weil sie die Därme brandig und zerrissen fanden, den Tod verkündigten, und sie daher palliativ behandelten.

Nach einigen Tagen hatte die Natur nicht nur verschiedene brandige Stücke von den Därmen abgesondert, sondern diese waren auch nach und nach durch den Bauchring geschlupft. Der Koth floß nun beständig aus der Wunde, und nichts davon durch den After. Inzwischen erholten sich die Weiber allmählig, und ich wurde bey der in Berlin acht Tage nach dem Aufplatzen der Geschwulst, bey der andern aber erst vier Wochen nachher gerufen.

Ich fand jene sehr entkräftet, abgezehrt, und den Puls sehr geschwind und klein, den Bauch noch etwas gespannt und schmerzhaft. Die große Wunde fand ich noch mit einer faulen, brandigen Masse, welche ich für den Bruchsack und das Zellengewebe hielt, angefüllt, und die Ränder derselben ebenfalls brandig und ausgezackt. Ich schnitt gleich alles Brandige bis nahe am Rande der Haut weg, und verband die Wunde mit Charpie in Terpentingeist getränkt. Ich rieth nun Klystiere, und innerlich gelinde Abführungen.

Den folgenden Tag fand ich die Frau munterer, und das Fieber mäßiger. Es war eine große Menge Jauche und Koth aus dem Bauchringe, aber auch etwas von letzterm durch den After geflossen.

Ich ordnete innerlich die Chinaabkochung mit Rosenhonig, und ließ davon öfters etwas durch den Bauchring einspritzen. Die Klystiere setzte ich aus, und ließ blos Hafer- und Graupenschleim und Wasser genießen.

Die Wunde reinigte sich bald, und das Fieber wurde mäßiger, und die Frau munterer. Der Kothabfluß durch den Bauchring verminderte sich nach und nach, und vermehrte sich durch den After. Um den Abgang der Unreinigkeiteu zu befördern, waren zuweilen Klystiere und gelinde Abführungen nothwendig.

Der Kothabgang durch den Bauchriug dauerte gegen fünf Wochen, erfolgte zuletzt aber selten und unbedeutend. Nach dieser Zeit ging der Koth durch den natürlichen Weg ab, und die Frau wnrde vier Wochen später glücklich geheilet.

Die andere in Charlottenburg, die einen geschickten Wundarzt hatte, fand ich munter, aufsitzend, und ohne Fieber. Der Koth war schon seit zehn Tagen durch den After abgegangen, indessen erfolgte noch immer etwas davon durch den Bauchring. Die Wunde war rein und näherte sich der Heilung. Die Frau hatte alle ihre häuslichen Geschäfte versehen, und daher wohl zu viele und grobe Kost genossen. Ich ließ sie nunmehro zu Bette liegen, und blos Hafer- und Graupenschleim genießen, auch innerlich das Chinadekokt mit Rosenhonig nehmen, und etwas davon in den Bauchring einspritzen. Indessen hatte sie dies wohl, weil ich sie seltener sehen konnte, überschritten, weil nicht nur der Kothabgang durch den Bauchring fortdauerte, sondern sich auch öfters Leibschmerzen, Uebelkeiten, und Fieber einstellten.

Sie wurde denn immer durch Brech- und abführende Mittel bald davon befreyet, nur konnte der mehr oder wenigere Abfluß des Koths durch den Bauchring nicht gehemmt werden. Ich wagte es, eine schwache Auflösung des Höllensteins in Wasser, vermittelst eines feinen Pinsels, durch den Bauchring zu bringen. Und da dies nach einigen Tagen keinen Nachtheil verursachte, setzte ich dies täglich, abwechselnd mit Rosenhonig und etwas Myrrhengeist, auf gleiche Weise fort.

Es verminderte sich nun zwar nach und nach der Kothabgang durch den Bauchring, nur konnte er nicht ganz gehemmt werden, welches ich vorzüglich der fehlerhaften Diät zuschrieb, weil die Frau weder zu Bette bleiben, noch sich mit der einfachen Kost begnügen wollte, daher ich auch alle Hoffnung zur gründlichen Heilung aufgab.

Indessen meldete mir der itzige Pensionairchirurgus, Herr Riesenbeck, endlich, daß höchstwahrscheinlich der Darm vereinigt sey, weil schon seit einigen Tagen kein Kothabgang durch den Bauchring bemerkt würde, und die Wunde sich der Heilung näherte. Auch erfolgte würklich, drey Monat nach der aufgebrochenen Bruchgeschwulst, die völlige Heilung der Wunde, und die glückliche Genesung der Frau.

Acht und vierzigste Beobachtung, eines eingeklemmten, angebornen Darmbruchs, der durch die Operation glücklich gehoben wurde.

Einige Tage vor meiner Abreise aus Posen wurde ich zu einem hiesigen Königlichen Bedienten gerufen, der schon seit vier Tagen an einer heftigen Darmeinklemmung gelitten hatte.

Ich fand ihn in den heftigsten Krämpfen. Nicht nur seine Gliedmaßen wurden heftig zusammengezogen, sondern auch sein Körper hoch und fürchterlich in die Höhe geworfen. Dabey war er seiner ganz unbewußt, schrie oder brüllte vielmehr fürchterlich, und wurde durch sechs Soldaten nur mit Mühe im Bette erhalten. Der Puls war klein, aber sehr geschwind, die Haut heiß und ausdünstend. Ich erfuhr nun, daß er schon seit vier Tagen eine heftige Einklemmung des Bruchs erlitten, beständig gebrochen, und überhaupt gar böse Zufälle gehabt hätte. Der Herr Oberchirurgus Volsburg hatte schon zweymal viel Blut aus der Ader gelassen, häufige Klystiere geordnet, und den Kranken in der That recht rühmlich behandelt, auch mehrmalen die Taxis versucht. Er hatte ihm auch bereits bey gedachtem Krampfsanfall einen Gran Mohnsaft gegeben, und glaubte, daß sich die Krämpfe darauf schon vermindert hätten. Ich rieth damit so lange fortzufahren, bis solche nachließen. Dies erfolgte denn auch die Nacht, nach dem dritten Gran, völlig.

Ich fand den Kranken am Morgen ganz bey Verstande, sehr schwach, und wie zerschlagen; die Haut stark ausdünstend, den Puls geschwind und weich, und die Schmerzen im Bruch groß. Dieser war stark und unbeweglich im Bauchringe eingeklemmt, und bey der geringsten Berührung äusserst schmerzhaft, daher ich gleich die Operation rieth, die auch recht dankbar gestattet wurde. Ich erfuhr nun zugleich, daß er von der frühsten Jugend an einen Bruch gehabt, ihn nie völlig hätte zurückbringen, und daher kein Bruchband ertragen können. Das Erbrechen hatte ganz aufgehört. Er erzählte mir nun ferner, daß sich der Bruch schon mehrmalen eingeklemmt hätte, daß die Einklemmung aber immer nach vier und zwanzig Stunden gehoben worden wäre; auch, daß er vordem nie ähnliche Krämpfe, auch überhaupt keine Krankheiten erlitten hätte. Ich fand daher um so weniger Bedenken, die Operation zu unternehmen, und bestimmte sie, weil die Feld-Staabs- und Oberchirurgen zugegen seyn wollten, nach zwey Stunden.

Der Kranke war dreyßig Jahr alt, melancholisch=cholerischen Temperaments, und vom schönem und starkem Körperbau. Gleich bey der durchgeschnittenen Hautfalte spritzte eine kleine zerschnittene Schlagader stark, und eine andere noch stärker bey der Wegnahme des Zellengewebes über der Scheidenhaut, die aber auch bald nach einem Druck des Fingers, und nachdem diese Stellen einigemal mit kaltem Wasser befeuchtet waren, zu bluten aufhörten. Ich faßte nun die starke, sehr gespannte Scheidenhaut des Hoden, vermittelst einer feinen Zange, vorsichtig, hob sie in eine kleine Falte, und durchstach sie mit dem Messer, die Schneide nach oben gekehrt. In diese kleine Oeffnung, aus der etwas röthliche Feuchtigkeit ausfloß, brachte ich die Hohlsonde, erweiterte sie, und trennte dann auf meinem Finger die ganze Scheidenhaut nach oben und unten. Da ich — welches auch selten vermieden werden kann — den äußerst dünnen Bruchsack gleich mit gespalten hatte, so fiel mir gleich das vor dem Darm ganz einfach ausgebreitete Netz ins Gesicht. Nach dessen Erhebung fand ich ein gekrümmtes Ende eines dünnen Darms, ungefehr eine Spanne lang, stark von Luft ausgedehnt, äußerst entzündet, und fast violetfarbig; das Netz hingegen war größtentheils von natürlicher Beschaffenheit. Ich untersuchte nun den Bauchring, und fand denselben so fest um die vorgefallenen Theile zusammengezogen, daß ich davon unmöglich etwas vorziehen oder zurückbringen konnte. Ich schnitt den Bauchring sogleich auf die gewöhnliche Weise durch. Nunmehro konnte ich zwey Finger bequem durchbringen, und vermochte doch nicht, weder das Netz noch den Darm, zurückzubringen. Ersteres war im Bauchringe, besonders aber in der Scheidenhaut angeklebt, und letzterer durch den Bruchsack, hinter dem Bauchringe, wie durch einen Bindfaden, so fest eingeschnürt, daß ich nicht die feinste Sonde durchbringen konnte, und dieserwegen habe ich auch nur diesen Fall angeführt. Ich bemühte mich lange vergebens, diesen schmalen Band um den Darm mit den Fingern zu lösen. Endlich gelang es mir, ein feines Knopfbistouri zwischen dies sehnigte Band und den Darm zu bringen, und ersteres zu spalten. Nunmehro entwickelte ich den Darm leicht, und führte alles Ausgetretene zurück.

Die Leibesöffnung erfolgte einige Stunden nachher, unter brennenden Schmerzen im Mastdarm. Auch klagte er die ersten zwey Tage nach der Operation über Brennen im Bauch, hatte sich auch noch mehrmalen gebrochen.

Den dritten Tag verminderten sich nach größern Darmausleerungen jene Zufälle. Den vierten verband ich die Wunde, fand sie schon eyternd, sehr zusammengezogen, ohne Schmerzen, und den Hoden schon verhüllt. Der Kranke hatte weder Fieber noch andere üble Zufälle, vielmehr Schlaf und Eßlust. Ich verließ ihn daher ruhiger, und übergab ihn dem Herrn Staabschirurgus Geithner, der mir nach drey Wochen berichtete, daß er völlig und glücklich geheilet wäre.

Dies wäre nun das Wesentlichste, was ich bey den vielen Verwundeten in diesem Feldzuge bemerkt, und was ich aus meiner Behandlung derselben abgezogen und treulich dargestellt habe.

Die übrigen chirurgischen Fälle, welche ich in einer ruhigern Zeit zu sammeln Gelegenheit hatte, habe ich der Ordnung und einer bessern Uebersicht wegen, theils mit eingeschoben, theils unten angeführt.

Neun und vierzigste Beobachtung,

der vorzüglichsten innern Krankheiten der Armee in Südpreußen, deren Ursachen, Kennzeichen, und Folgen, nebst der Beschreibung der dabey angewendeten Heilart.

So wie die Behandlung der äußern, wurde mir auch die der innern Kranken beym ambulirenden Lazareth ganz allein überlassen. Alle Kranken der Armee wurden in dies Lazareth gebracht. Und da darin höchstens nur für fünfhundert Mann hinlänglicher Raum war, so wurden alle leichte oder langwierige Kranke täglich zum Hanptfeldlazareth geschickt, daher natürlich immer die schlechtesten Kranken hier bleiben mußten. Diese hatten im July und anfangs August vier und neunzig, größtentheils gallichte Ruhren, oder hitzige Gallen- und wenigere Faulfieber. Alle diese konnten vor ihrer Genesung nicht transportirt werden, folglich blieben sie meiner Aufsicht allein überlassen. Die Ursachen dieser Krankheiten waren zum Theil in der Witterung, zum Theil in der Lebensart gegründet.

In den Sommermonaten hatten wir anhaltend sehr warme und trockene Witterung, besonders im Juny und July, in welchen Monaten sich die Truppen am mehresten bewegten, und zuweilen forcirte Märsche machen mußten, wodurch sie sich stark erhitzten, und des Nachts erkälteten. Ueberdem fehlte es oft an gutem, reinem Wasser, selbst an dem, dem Soldaten so beliebten und gesunden Bier, und besonders größtentheils an allem Gemüse. Dagegen hatte er einen Ueberfluß an Rindfleisch, das er auch täglich in großer Menge, frisch geschlachtet, mit seinem Commisbrod, das oft nicht ausgebacken, oder wohl gar schimmlich war, verzehrte. Hiedurch wurde natürlich ein Ueberfluß von scharfen Säften in den zweyten Wegen erzeugt, die Verdauung gestört, und endlich die Galle und die Säfte überhaupt verdorben. Die Natur wählte auch daher den sichersten und nächsten Weg — wie sie immer thut, wenn man sie nur nicht stört — um den Körper von dieser überflüßigen Schärfe zu reinigen: sie bewürkte einen Durchfall. Ward dieser gleich gehörig behandelt, das heißt, wurden diese überflüßigen scharfen Säfte bald durch die schicklichsten Mittel ausgeführt, die neue Erzeugung derselben verhüthet, und der Körper gestärkt: so wurde die Krankheit bald und dauerhaft geheilet. Geschah dies nicht, oder doch nicht hinreichend, oder entstanden auch mehrere Rückfälle: so nahm die

Schärfe überhand, vermischte sich mit den Säften der ersten Wege, dabey natürlich alle feste Theile, und selbst die Nerven geschwächt, und nun Faulfieber und fauligte Ruhren erzeugt wurden, die leider dem Feldarzt unter allen Krankheiten am meisten zu schaffen machen, und auch mit der möglichsten Kenntniß und Sorgfalt am schwersten nnd seltesten geheilet werden. Diese Kranken sind im Felde deßwegen so lästig, und so schwer und selten zu heilen, weil sie eine ganz vorzügliche Aufsicht, Wartung, und Reinigung bedürfen. Fehlt es nun noch an den gehörigen Aufwärtern, an Raum und den diätetischen Hülfsmitteln, so hilft auch alle Vorsicht und der größte Fleiß des Arztes wenig, sondern er muß Menschen sterben sehen, die in einer andern Lage und unter andern Umständen gewiß geheilet worden wären.

Die Gallenfieber wurden größtentheils durch die gewöhnlichen Mittel leicht und glücklich geheilet.

Ein oder zwey Brechmittel aus dem Brechweinstein; gelinde, auflösende, und abführende Mittel, aus Mittelsalzen, besonders dem Weinsteinrahm mit der Pflanzensäure und Essigmeth; gutes Wasser mit jener Sänre, auch mit Brod und Weinsteinrahm zum Getränk, waren größtentheils hinreichend, diese Krankheiten zu heben. Nach dem Fieber wurde eine Auflösung von bittern Extrakten mit der Wermuthessenz gegeben, und die Diät, so viel es möglich war, zweck-

mäßig

mäßig eingerichtet. Vorzüglich mußten sie die ersten Tage kein Fleisch und kein schlechtes Brod genießen, weil sie sonst leicht Rück- und Durchfälle bekamen. Auch die gallichten Durchfälle und Ruhren waren, wenn man sie nicht schon übel behandelt, oder sich die Menschen nicht selbst verdorben hatten, größtentheils, obgleich mühsamer, zu heilen.

Ich unterschied die Durchfälle von den Ruhren dadurch, daß bey letztern der Abgang mehr farbig, öfterer, obgleich nicht so häufig, und mit mehr oder weniger Blut vermischt, auch der Zwang im Mastdarm stärker, und die Entkräftung größer war. Außerdem hatten sie alle bittern Geschmack, Ekel, Neigung zum Brechen, etwas gelbliches im Gesicht, ja auf der ganzen Oberfläche des Körpers, öftere Stuhlgänge, die stark gelb gefärbt waren, außer daß bey der Ruhr damit noch Blut und Schleim vermischt war; Bauchgrimmen, Poltern in den Gedärmen, ein Drücken in der Herzgrube und den Afterzwang. Alle hatten am Anfange mehr oder weniger Fieber, das sich aber größtentheils nach den Brech- und abführenden Mitteln verlor. In den Durchfällen ordnete ich nach dem Brechmittel größtentheils nun Pulver, aus gleichen Theilen Rhabarber, Weinsteinrahm und Austerschaalen in kleinen Gaben, täglich dreymal, und häufiges Getränk aus Hafer- oder Gerstenschleim. Kaltes Wasser, das sie des großen Durstes wegen sehnlich verlangten, erregte fast immer Bauchgrimmen, und nicht selten heftige Schmerzen, die dann nach einem warmen Klystier und jenem schleimichten Getränk immer gehoben wurden. Bey diesen würkten auch nasse, warme Umschläge über den Bauch oft wiederholt fürtreflich, verursachten Ausdünstung, und bald darauf eine Verminderung aller Zufälle. Die Säure konnten sie unter keiner Gestalt ertragen; sie erregte oder vermehrte das Bauchgrimmen und den Stuhlzwang. Bier und Wein war sowol hier als bey den Ruhrkranken sehr schädlich. Alle Zufälle verschlimmerten sich unmittelbar auf dessen Genuß, besonders vermehrten sie das Bauchgrimmen, verursachten eine schmerzhafte Spannung des Leibes, und nicht selten Fieber mit Beängstigung. Ein Klystier nebst warmen Umschlägen über den Bauch, und eine antiphlogistische Aufführung hob bald alle Zufälle, und nicht selten die ganze Krankheit. Aber itzt war eine strenge zweckmäßige Diät äußerst nothwendig. Ihre ganze Nahrung bestand in Graupen- oder Grützsuppen, mit etwas gut ausgebackenem Brod, und Reißwasser zum Getränk. Dabey bekamen sie täglich einigemal eine Auflösung von bittern Extrakten, und bey verschlossenem Leibe jene Rhabarberpulver mitunter. Wenn dies genau beobachtet wurde, genasen sie bald und dauerhaft. Wurde dies aber überschritten, oder gar Fleisch oder andere Speisen genossen, und Bier getrunken, so entstanden wieder Ueblichkeiten, erneuerte

Durchfälle, und man mußte wieder von vorne anfangen. Geschahen diese Rückfälle öfterer, so ward der Körper äußerst entkräftet, und die Genesung erfolgte sehr langsam.

Hier sowol als in allen Krankheiten, die itzt und das ganze Jahr hindurch in der Armee herrschten, war sowol während, als besonders nach diesen Krankheiten, eine strenge, zweckmäßige Diät, das wesentlichste Beförderungsmittel zur Genesung. Wer diese überschritt, mußte viel und lange büßen, und wurde nicht selten ein Opfer des Todes. Daher entstanden auch hier, und besonders später im Jahr, so häufige fast nie erhörte Rückfälle, wie ich noch unten mit mehrerem Gelegenheit haben werde anzuführen. Die Ursache lag in der verdorbenen Galle, und in der äußerst gestörten Verdauungskraft. Ward diese nach den Krankheiten nicht wieder hergestellt, und die strengste Diät beobachtet, so erzeugten oder vermehrten sich jene Ursachen wieder, und es erfolgten Rückfälle, oder neue, bösere Krankheiten, die am Ende allen Mitteln trotzten, und den Untergang der Maschiene bewürkten. Diese den Körper nährende und stärkende Diät war in diesem Lande deßwegen so schwer zu beobachten, weil es nicht nur, wie ich schon mehrmalen gesagt habe, an allem Gemüse, sondern auch an den mehresten gesunden Nahrungs- und andern Hülfsmitteln fehlte.

Die Ruhr, die vom July bis zum Oktober häufig unter den Truppen dieser Armee herrschte, war anfangs und unverdorben nicht faul, noch weniger bösartig, sondern größtentheils gallichter Natur, und daher bey guter Behandlung und einem gehoeigen Verhalten größtentheils in kurzer Zeit heilbar.

Bey allen leerte ein Brechmittel aus zwey Gran Brechweinstein, und zehn Gran Ipecacuanha eine Menge Galle mit großer Erleichterung aus. Dies wurde nur dann, wann Bitterkeit des Mundes, Ekel, Aufstoßen, mit einer Beklemmung der Brust, oder auch nur Schmerzen oder Drücken in der Herzgrube verbunden, noch einen vorräthigen Gallenstof anzeigte, und zwar allemal mit Nutzen wiederholt. Ward dies übersehen, oder waren gar keine Brechmittel am Anfange gegeben, so wurde die Krankheit hartnäckiger, und nicht selten bösartig.

Nach dem ersten Brechmittel ließ ich Glaubersalz und Tamarindenmark, von jedem zwey Loth, in sechszehn Loth Wasser aufgelößt, in einem Tage nach und nach nehmen. Dies erregte größtentheils häufigere, größere Stuhlgänge, mit Erleichterung aller Zufälle. Bey einigen würkte das Brechmittel zugleich stark nach unten, und verursachte einen großen, häufigen Stuhlabgang. Diesen gab ich gleich statt jener Abführung eine Auflösung aus zwey Loth arabischem Gummi mit zwey Quentchen Salmiak in sechszehn

Loth Wasser aufgelöst, alle zwey Stunden zur halben Theetasse voll. Diese Auflösung bekamen auch jene nach der Abführung. Dies verminderte die häufigern Stühle, ohne sie zu hemmen, und linderte das lästige Bauchgrimmen und den Stuhlzwang.

Alles Getränk war Haferschleim und Reißwasser, beym großen Durst auch Wasser mit etwas Weinessig. Man durfte nur wenig von dieser Säure unter das Wasser mischen, nur bis zum geringsten säuerlichen Grade, weil es sonst widerstand, auch Schmerzen erregte. Einigen schmeckte die Mineralsäure unter dem Wasser besser, und war dann auch heilsamer. Bey erneuertem Bauchgrimmen, vermehrtem Stuhlzwang, und der Neigung zum öftern Stuhlgehen, ohne großen Erfolg und ohne Erleichterung, ließ ich Klystiere aus Camillenblumen mit Leinöl setzen, warme Umschläge über den Bauch legen, und wieder einigemal jene Auflösung aus Glaubersalz und Tamarindenmark, bis häufiger Stuhlgang erfolgte, nehmen. Größtentheils wurden nun jene Zufälle gehoben, oder doch sehr vermindert. Im ersten Fall ordnete ich blos die Auflösung aus arabischem Gummi mit Salmiak, im letzten noch Klystiere, auch wohl von der gelinden Abführung mitunter.

Während dieser Zeit durften sie nichts als Hafer- und Graupenschleim genießen, und Thee, Brodwasser, mit und ohne vegetabilische oder Mineralsäure trinken.

Der Vorzug dieser Säuren war nie voraus zu bestimmen, sondern mußte bey jedem Kranken aus dem Behagen und der Würkung beurtheilt werden. Am Ende der Krankheit widerstand ihnen jede Säure, daher sie sich dann, weil sie itzt ohnedem wenig Durst hatten, mit Brodwasser und Thee begnügten. Nach Bier sehneten sie sich sowol während als nach der Krankheit alle. Weil ich es aber bey allen meinen häufigen Versuchen schädlich fand, so wurde es endlich ganz verboten. Indessen wurde dawider leider häufig gesündigt, aber immer zum Nachtheil und oft zur größten Verschlimmerung dieser Kranken. Die Ursache lag zum Theil in dem schlechten Bier, welches dick, auch zuweilen sauer war. Indessen muß ich doch gestehen, daß auch das beste abgezogene Bier, das ich endlich verschaffte, und besonders bey den Officieren sorgfältig versuchte, immer eine üble Würkung hatte, und also ganz vermieden werden mußte. Frisches Obst war hier gar nicht zu haben, folglich auch nicht zu versuchen. Späterhin hatte ich Gelegenheit die Weintrauben in der Ruhr zu versuchen, die ich abermals sehr erquickend und heilsam fand.

Wurde jene Behandlung bey diesen Ruhrkranken gehörig angewendet, und die beschriebene Diät beobachtet, so bedurfte ich selten anderer Mittel, als einer Auflösung eines bittern Extrakts, und sie genasen alle in kürzerer oder längerer Zeit.

Diätfehler wurden nie ungestraft gemacht, sondern sie verschlimmerten und veränderten die Krankheit allemal. Besonders war diese strenge Diät noch lange nach der Besserung nothwendig. Es entstand nun bey allen eine grosse Eßlust, die bloß durch Grütze und Mehlspeisen, Brodsuppen und gutes ausgebackenes Brod mit Butter, und zwar in öftern aber kleinen Gaben befriedigt werden mußte. Wurde die ersten acht Tage Rind= oder gar Schweinsfleisch, oder auch nur eine andere Speise bis zur völligen Sättigung genossen, so entstanden Rückfälle, die oft fürchterlicher als die erste Krankheit waren. Dies Loos hatten die Officiere und Gemeinen. Weil aber erstere vernünftiger, und daher folgsamer sind, sich auch größtentheils eine bessere Pflege verschaffen können; so genasen diese auch verhältnißmäßig leichter, und starben äußerst selten. Mir ist bey der Armee in zwey Monaten nur ein Offizier an der Ruhr gestorben, der aber schon zehn Tage vor meiner Ankunft an einer faulen Ruhr gelitten, und bald nachher äußerst abgezehrt starb.

Bey einigen dieser Ruhrkranken wurden nach den vorgeschriebenen Mitteln zwar alle Zufälle größtentheils gehoben; sie hatten fast gar keine üble Empfindung, auch Eßlust und grosse Munterkeit, nur mußten sie noch öfters laufen, ohne viel los werden zu können. Diese schmerzlosen Stühle erfolgten zuweilen zehnmal in einer Stunde, und störten sie besonders im Schlaf, erfolgten auch oft ohne Wissen. Der Abgang war geringe, mit einem vielfarbigen Schleim und Blutstriemen vermischt. Bey jedem Genuß, auch der unschuldigsten Speisen, selbst nach Thee oder Wasser, entstand ein gelinder Reiz im Darm, und unmittelbar nachher dieser geringe Schleimabgang mit etwas Blut. Sowol die abführenden, als einhüllenden und zusammenziehenden Mittel fruchteten nichts. Letztere, besonders die China, beförderte diesen Ausfluß. Ich ordnete endlich Klystiere aus kaltem Wasser, und innerlich täglich drey bis viermal Pulver aus Salmiak und Wolferleyblumen, jedes fünf, und Ipecacuanha drey Gran. Hierauf verminderten sich jene Stühle nach und nach, und die Kranken genasen, bey einer strengen Diät, völlig. Bey allen erregte es, und bey einigen eine unausstehliche Uebelkeit, aber höchst selten Erbrechen. Die Wasserklystiere müssen öfters, aber nur in kleiner Menge, höchstens zu zehn Loth, beygebracht werden, weil, wenn man mehr Wasser auf einmal einspritzt, dies gleich wieder ausgeleert wird, und dann weniger fruchtet.

Schon im August, besonders aber im September, entstanden fauligte Ruhren, seltener Faulfieber. Die Ursache hievon war leicht einzusehen. Die Tage waren sehr heiß, dagegen die Nächte kalt. Die Armee stand zwey Monate vor dem Feinde unbeweglich, daher es sowol an gutem Wasser, als auch an hinreichenden Lebensmitteln mangelte. Ueberdem mußten die Soldaten Tag und Nacht in den Schanzen liegen; bey Tage in der Hitze viel arbeiten, und des Nachts unter freyem Himmel ruhig liegen. Dadurch erhitzten sie sich beständig am Tage, und erkälteten sich des Nachts. Letzteres wurde durch den starken Regen, der einigemal mehrere Tage anhielt, so daß die Menschen im Wasser oder Schmutz in den Schanzen liegen mußten, sehr vermehrt, und der Körper zur Fäulniß geneigt. Diese Ursachen bewürkten nicht nur gegenwärtig die faulartigen Krankheiten, sondern ich bin sehr geneigt, ihnen vorzüglich die späten Wirkungen zuzuschreiben, die in den Wintermonaten in der ganzen Armee so häufige faulartige Krankheiten verursachten, wie man in neuern Zeiten kaum Beyspiele aufzuweisen hat, und wie ich unten mit mehrerem aufführen werde.

Die fauligten Ruhren waren von den vorhinbeschriebenen bey einiger Aufmerksamkeit leicht zu unterscheiden. Die Kranken hatten weniger Uebelkeiten, höchst selten Neigung zum Erbrechen; selten eine beschmutzte Zunge, und noch weniger jene gelbgefärbte Haut. Diese war trocken, anfangs brennend heiß, ohne alle Ausdünstung; bald nachher kalt, besonders äußerte sich diese Kälte in der Folge an den Gliedmaßen, daher man auch nie eine Ausdünstung bewürken konnte. Sie hatten alle gleich beym Anfange eine große Mattigkeit des Körpers und Niedergeschlagenheit des Geistes. Einige waren völlig gleichgültig; begehrten und klagten nichts, und ließen daher, zum größten Verdruß ihrer Nebenkranken, beständig den Stuhlgang und Harn unter sich fließen. Diese Stühle erfolgten beym beständigen Zwang sehr oft, fast alle Viertelstunden, waren vielfarbig, nur weniger gelb, mit mehr Blut untermischt, und höchst übelriechend, größtentheils aashaft. Fieber hatten die wenigsten, dagegen war der Puls klein, größtentheils langsam, und in der Folge ungleich, zuweilen intermittirend. Schmerzen im Bauch klagten die wenigsten, ob er gleich bey einigen aufgetrieben, bey den mehresten aber zusammengezogen war. Alle hatten Herzensangst, so daß sie oft tief seufzen mußten, und nirgends Ruhe fanden.

Meine Behandlung war im Ganzen größtentheils wie bey den Faulfiebern, nur daß ich meine besondere Aufmerksamkeit auf die Ausleerungen richtete, um diese entweder zu befördern, oder zu vermindern, oder doch zu verändern.

Ich fand auch hiezu die Brechmittel gleich am Anfange am vorzüglichsten.

Ich wählte dazu anfangs den Brechweinstein. Da dieser aber oft zu stark nach unten, und weniger nach oben würkte, setzte ich in der Folge auch zu zwey Gran Brechweinstein zehn Gran Ipecacuanha. Erregte dies starkes Erbrechen, so erfolgte hierauf immer einige Erleichterung, selbst bey den Gleichgültigen mehrere Munterkeit, und eine verminderte Darmausleerung. Den folgenden Tag gab ich die Auflösung aus Glaubersalz und Tamarindenmark, jedes zwey Loth in sechszehn Loth Wasser aufgelöst, alle zwey Stunden eine halbe Theetasse voll, und ließ häufig Hafer- oder Gerstenschleim, auch Brodwasser trinken. Erfolgten nach jener Auflösung zu starke Stühle, so ward sie ausgesetzt, und ein Trank aus zwey Quentchen Salappe in zwey Pfund Wasser gekocht, und zwey Quentchen Salmiak vermischt, alle zwey Stunden zur ganzen Tasse gegeben.

Auch diejenigen, bey denen das erste Brechmittel zu stark nach unten gewürkt hatte, bekamen diesen Trank, und die Pulver aus Salmiak und Wolferleyblumen, jedes zu fünf, und Ipecacuanha zu drey Granen, täglich zwey bis dreymal. Auch ließ ich jenen, die hinlänglich gebrochen, und nachher die Abführung genommen hatten, diese Pulver auf gleiche Art nehmen. Sie erregten bey allen Uebelkeiten, aber höchst selten Erbrechen, und verminderten immer die Stühle. Wurden die Uebelkeiten unerträglich, oder hatten sie gar Neigung zum Erbrechen, und bittern Mund, oder ward auch nur die Zunge schmutzig, so gab ich diesen itzt zwanzig Gran Ipecacuanha mit fünf Gran Rhabarber auf einmal. Hierauf erfolgte größtentheils starkes Erbrechen. Das Ausgebrochene war mehrentheils grün, scharf, daß es die Zähne stumpfte, übelriechend, und mit mehr oder weniger Schleim vermischt. Dies Brechen würkte immer eine gelinde Ausdünstung, und große Erleichterung; hob die Herzensangst, und verminderte und verbesserte die Stühle, worauf bald größere Munterkeit und vermehrte Lebenskraft erfolgte. Diesen ordnete ich nun folgenden Trank, alle zwey oder drey Stunden zu einer halben auch ganzen Tasse voll. Zwey Loth China und zwey Quentchen Wolferleyblumen wurden in vier und zwanzig Loth aufgekocht, durchgeseigt, und zwey Quentchen Vitriolsäure und zwey Loth Essigmeth zugesetzt. Auch ließ ich diesen nun Vitriolsäure unter Wasser trinken. Da aber dieses Getränk vielen widerstand, so ließ ich sie lieber abgekochtes Brod- oder Reißwasser trinken. Den Wein fand ich immer, sowol allein, als unter Wasser oder Thee, schädlich. Er erhitzte und vermehrte die Stühle und den Afterzwang. Wir hatten nur weißen und leider schlechten Franzwein. Den Rheinwein, den man in Polen kaum kennt, versuchte ich nachhero bey einigen Officiren in dieser Krankheit, und fand ihn am Ende in geringer Gabe sehr erquickend und heilsam. Den Ungerwein wagte ich nicht zu versuchen.

Bewirkte der Chinatrank mehr körperliche Wärme, lebhaftern Puls, und verminderte Stühle; so erfolgte die Besserung gewiß. Zuweilen mußte ich doch Klystiere von kaltem Wasser mit zu Hülfe nehmen. Diese verminderten offenbar den Reiz im Mastdarm, und endlich die Stühle. Am Ende gab ich ihnen eine Auflösung aus Cascarillenextrakt mit großem Nutzen. Auch das Pulver der Cascarille mit der Magnesia, jedes zu funfzehn Gran, alle drey Stunden gegeben, hatte bey einigen am Ende der Krankheit die trefliche Würkung, daß sich die Stühle verminderten und verbesserten.

Bey einigen bewürkte der Chinatrank Beängstigung, trockne Zunge, und Auftreibung des Bauchs. Dies wurde bald durch einige Gaben von der Auflösung aus Salz und Tamarindenmark, oder Pulver von Weinsteinrahm, Rhabarber und Magnesia gehoben. Nur war es dann wieder schwer die Stühle zu hemmen. Zuweilen bewürkte dies der einhüllende Trank aus der Salapp oder dem arabischen Gummi, mit Salmiak allein, oder ich wählte auch Pulver aus Salmiak, Ipecacuanha, und Cascarille.

Zog sich die Krankheit in die Länge, erfolgte keine Verminderung der Stühle, oder doch nicht dauerhaft, so zehrte der Kranke sehr ab, und starb in der dritten, vierten Woche, oder wol auch noch später. Ich versuchte dann auch das Doversche Pulver, oder den Mohnsaft unter mancherley Gestalt, Stärke, und unter andern Mitteln, aber immer zum offenbaren Verderben des Kranken. Der Stuhlgang wurde zwar größtentheils gehemmt, aber es erfolgte große Beängstigung, aufgetriebener Leib, und die Wassersucht, oder es erfolgte der Brand in den Gedärmen, und allemal, entweder in kurzer oder längerer Zeit, der Tod gewiß. So oft ich, sowol hier bey der Armee, als nachher im Winter bey allen Arten der Ruhr, das Opium versucht, und so viel ich diesen Versuch, besonders von andern Aerzten und Wundärzten, zu beobachten Gelegenheit gehabt habe; so oft habe ich jene üble Würkungen bemerkt, und warlich nie einen dadurch heilen sehen: welches mir auch alle Wahrheitliebenden Aerzte freymüthig gestanden. Bey einigen, wo nicht nur häufig ausgeleert war, sondern auch die Krankheit größtentheils gehoben zu seyn schien; die kein Fieber, keine Schmerzen, dagegen Eßlust und große Munterkeit, aber noch nach vier Wochen öftere flüßige schleimigt-röthliche Stühle hatten, welche durch keine von den vorangeführten Mitteln gehemmt werden konnten, wählte ich endlich den Gebrauch des Mohnsafts. Ich gab des Morgens und Abends ein halbes Gran Mohnsaft mit Zucker. Die Stühle verminderten sich bald, und hörten nach drey Tagen, folglich nach drey Gran Mohnsaft, völlig auf, so daß nur täglich eine natürliche Leibesöffnung erfolgte. Ich und meine Kranken waren sehr zufrieden, von dieser häufigen, lästigen Ausleerung befreyet zu seyn. Auch erfolgten darauf die ersten Tage keine üblen Würkungen, vielmehr schienen sie völlig gesund zu seyn, und an Kräften zuzunehmen. Nach drey, vier, ja bey dem einen erst nach sechs Tagen, erfolgten plötzlich heftige Schmerzen in den Gliedmaßen, besonders im Knie und dem Schultergelenk, mit Fieber und Schlaflosigkeit. Ich erkannte nun bald meinen Irrthum, und die üble Würkung des Mohnsafts. Ich verordnete erst Brech- und dann abführende Mittel, war aber nicht im Stande, weder den vorigen Bauchfluß herzustellen, noch die Schmerzen zu lindern. Die Gelenke schwollen auf, wurden äußerst schmerzhaft und steif, so daß sich diese Kranken nicht im Bette umdrehen konnten. Es währete lange, ehe ich im Stande war, diese Geschwülste zu zertheilen, und die Herstellung zu bewürken. Bey dem einen ging die Kniegeschwulst in Eyterung, die ihn dergestallt abzehrte, daß ich den Tod befürchtete. Nur nach dreymonatlichen großen Leiden und vieler Bemühung, vermochte ich die Genesung so weit wieder herzustellen, daß nur eine geringe Steifigkeit des Kniees zurückblieb. Das Resultat dieser und aller meiner bisherigen Erfahrungen ist nun, daß das Opium in den mehresten Arten der Ruhr ein Gift, und folglich sorgfältig zu vermeiden ist; wie auch schon aus meiner

Beschreibung von der Würkung des Opiums erhellt. S. meine Abhandlung von den Krankheiten der Schwangern rc. B. 1. S. 107.

Aus diesem Grunde scheuete ich nachher jeden ähnlichen Versuch, und begnügte mich mit den vorhin angegebenen Mitteln. Auch muß ich gestehen, daß ich dadurch sehr viele geheilet habe, und noch mehrere geheilet haben würde, wenn sie nicht theils schon zu spät ins Lazareth geschickt worden wären, oder sich nicht selbst geschadet und verdorben hätten. Dies kann ich besonders dadurch beweisen, daß nur ein Officier an dieser Krankheit gestorben ist, die andern aber alle, obgleich zuweilen langsam und sehr mühsam genesen sind. Der gemeine Mann ist aber nur gar zu oft zu unfolgsam, trotzt jeder Ermahnung, und widersetzt sich und widerstrebt der vorgeschriebenen Diät. Daher auch mehr an Rückfällen und deren Folgen, als an der Krankheit selbst gestorben sind.

Bey jenen, wo weder das erste noch zweyte Brechmittel gehörig nach oben, vielmehr heftig nach unten würkte, war höchst selten eine Genesung zu hoffen.

Es entstand bald eine außerordentliche Entkräftung, Kälte, und Erstarrung des ganzen Körpers; aussetzender Puls, der Brand und der Tod. Alle einhüllende, zusammenziehende, stärkende, der Fäulniß widerstehende Mittel fruchteten nichts, sondern beförderten

gerade

gerade den Abgang noch mehr; daher ich diesen auch selten andere Arzneyen, als jene einhüllende Tränke und Pulver aus Salmiak zu fünf, Ipecacuanha zu drey, und Campher zu zwey Gran gab. Bey einigen wenigen habe ich diese Mittel noch am vorzüglichsten, und einigemal selbst heilsam gefunden, um so mehr, wenn diese Kranken allein unter einen Schuppen, den die Luft durchstrich, gelegt wurden. Sie sehnten sich selbst aus den Stuben in die Luft; krochen, oft fast dem Tode nahe, des Nachts von selbst in die freye Luft, und fanden sich hier weniger beängstigt, und zuweilen würklich besser. Diese Absonderung der schlechten Kranken von den leichtern, war ohnedem äusserst nothwendig, weil ihre Unreinigkeit und der sie umgebende gräßliche Gestank die Luft verdirbt, und die andern Kranken ängstet, und ihnen schadet. Beides bewirkt endlich ansteckende, oder doch bösartige Krankheiten, wenn sie auch an und für sich nicht ansteckend sind; wie ich denn auch diese fauligten Ruhren eigentlich nicht für ansteckend halten konnte, ob sie hier gleich allgemein dafür ausgeschrien wurden. Freylich wurden die mehresten Aufwärter und auch Lazarethchirurgen, die sich viel in den Krankenstuben aufhalten mußten, krank, selten aber mit dergleichen Ruhren befallen. Diese erlitten besonders die Aufwärter, welches Soldaten von der Armee waren, die größtentheils eine ähnliche Disposition zu diesen Krankheiten hatten. Da sie nun mit jenen Kranken Tag und Nacht umgehen, auch ebenfalls, wegen des allgemeinen Mangels, schlecht leben mußten; so konnte es nicht fehlen, daß sie auch in ähnliche oder andere Krankheiten verfielen. Aber auch von diesen blieben einige, die mäßig und ordentlich lebten, und sich besser verpflegen konnten, gesund, wie dies auch bey allen höhern Lazarethofficianten, so wie bey den hiesigen Einwohnern, der Fall war.

Man hat nur selten einen richtigen Begriff von dem Wort Ansteckung, und schließt daher falsch: weil viele Menschen, an einem gewissen Ort, zu gleicher Zeit, von einer ähnlichen Krankheit befallen werden; so ist diese ansteckend. Man unterscheidet nicht, daß nur alle die Menschen, die eine gleiche Lebensart geführt, und die durch gleiche Ursachen diese Neigung zu schlechten Säften u. s. w. entfernt, oder gegenwärtig erhalten haben, eine ähnliche Krankheit bekommen, und daß andere Menschen, bey denen jene Ursachen nicht statt finden, an dem nämlichen Ort, und in derselben Jahreszeit, gesund bleiben. Letzteres würde nicht geschehen, wenn die Krankheit würklich ansteckend wäre. Dies war aber sowol im Sommer als auch im Winter der Fall, wo die Krankheiten in der Armee auch im Lande so allgemein herrschten. Nur diejenigen Menschen unter den Preußen und Polen, die in der nämlichen Lage gewesen waren, und gleichen Mangel erlitten hatten, oder noch litten, wurden größtentheils mit einer ähnlichen Krankheit befallen, dagegen alle die Menschen, die weniger gelitten, und besser gelebt hatten, gar nicht krankten. Dies erstreckte sich sogar auf ganze Regimenter, in der nämlichen Gegend, die weniger gelitten, weitläuftiger gelegen, und besser gelebt hatten; diese hatten gar keine, oder doch nur die gewöhnlichen Krankheiten, und daher auch sehr wenig Todte. Alle Officiere, und alle diejenigen bey der Armee und im Lande überhaupt, die besser gewohnt und besser gelebt, folglich nicht jene Neigung zu diesen Krankheiten hatten, würden auch mitten unter den gefährlichsten Krankheiten der Soldaten gar nicht, oder doch höchst selten krank, verhältnißmäßig nicht mehrere, als wol zu allen Jahreszeiten unter ähnlichen Umständen krank zu werden pflegen. In Posen, wo die Faulfieber unter dem Regiment von Kunheim aufs gräßlichste wütheten, und über fünfhundert Mann starben, daher diese Krankheit hier auch anfangs für die Pest gehalten wnrde, sind wenige Officiere, die doch täglich mit den Soldaten umgehen mußten, krank geworden, und keiner in dieser Zeit gestorben, wie denn auch nur wenige Bürger krankten, und starben, ob gleich das Hauptlazareth die ersten Monate auf eine unverantwortliche Weise mitten in der Stadt befindlich war. Ja, ich selbst habe, nebst mehreren Menschen, nachher in diesem sogenannten Pesthause, in dem fast alles am Faulfieber gestorben war, und woraus man den fürchterlichsten Gestank lange nachher noch nicht vertreiben konnte, aus Noth gewohnt, und nichts empfunden, so wie denn auch keiner von allen Einwohnern dieses Hauses krank geworden ist. Dies, denke ich, wäre wohl der größte Beweis, daß auch diese so fürchterliche Krankheit eigentlich nicht ansteckend gewesen ist. Sie wurde aus mancherley Ursachen, die ich unten noch näher bestimmen werde, so bösartig, und über alle Vorstellung, und wider alle meine bisherige Erfahrung, so unbezwingbar und tödtend. Die nächste Ursache dieser so großen Sterblichkeit war das Zusammenpressen der Kranken in elende kleine Häuser, und der gänzliche Mangel einer zweckmäßigen Verpflegung, und dann Mißkenntniß und unrechte Behandlung. Da war es wohl nicht anders möglich, als daß diese so enge eingekerkerten, schlecht verpflegten Kranken, die schon durch die entferntern Ursachen fehlerhafte Säfte hatten, nicht genesen konnten, sondern leider größtentheils, alt und jung, ein Raub des Todes werden mußten.

So viel von der Ansteckung in der Armee, und besonders in Posen. Und nun wende ich mich wieder zur Geschichte.

Den sechsten September zog sich die Armee, aus mancherley Ursachen, von Warschau zurück, und bezog zum Theil ein Lager, zum Theil die Kantonirungsquartiere in Südpreußen. Es wurden daher alle Kranke und Verwundete in das Hauptfeldlazareth zu Lowicz gebracht. Da alle Truppen, sowol die im Lager, als auch die kantonirenden, beständig von den wüthenden Feinden umringt waren; so blieben sie auch bis spät in den Winter Tag und Nacht beunruhigt, und wurden äusserst fatiguiret. Dabey mußten sie, wegen der großen Entfernung von Teutschland, und weil ihnen die Insurgenten größtentheils alle Zufuhre abschnitten, beständig jenen Mangel an Gemüse und guten Nahrungsmitteln erleiden, und mehrentheils von Brod und schlechtem Fleisch leben. Es war also wohl nicht zu verwundern, daß sich die Kranken täglich vermehrten, und die Lazarether anfüllten. Da es aber in dieser Gegend gerade an der Gelegenheit fehlte, die Kranken gehörig unterzubringen, so wurden sie größtentheils sehr enge zusammengepreßt. In Lowicz, wo eigentlich nur für fünfhundert Mann Platz war, befanden sich im Oktober und November achtzehn hundert Kranke, unter welchen sieben hundert, größtentheils schwer Verwundete, befindlich waren. Kirchen, Klöster, Scheunen und Schuppen wurden enge genug belegt. So unbequem, lästig, und nachtheilig diese Lage schon im Herbst für die Kranken war, so grausam und gefährlich wurde sie in dem harten Winter. Da sie nun nicht in den

Kirchen und Scheunen verbleiben, und durchaus nicht transportirt, oder anderwärts untergebracht werden konnten; so mußte Rath geschafft werden. Unsere Noth und das Elend der Kranken war größer, als ich zu beschreiben fähig bin. Alle Klostergänge und geräumigen Wohnungen dieser elenden Stadt wurden abgeschlagen, mit Oefen versehen, und so viel wie möglich zu Winterwohnungen gebauet und umgeschaffen. Indessen war es doch bey dieser außerordentlichen Kälte, auch bey aller Sorgfalt, und mit den größten Kosten, nicht möglich, den Menschen eine gehörige Wärme zu verschaffen. Alles was der Verstand, der Fleiß, und die Kunst nur vermögen, wurde aufgeboten, um sie vor Frost, ja vor dem Erfrieren zu bewahren; aber das war nur zum Theil möglich. Einige, die in diesen den Kirchen ähnlichen Gängen und Sälen näher an den Tag und Nacht glühenden Oefen lagen, litten von der Hitze, und die entfernten von der Kälte. Ob wir dies gleich einigermaßen durch dreyfache Decken verbesserten; so konnten wir sie doch nicht ganz, besonders des Nachts, vor Kälte schützen, sondern mußten leider sehen, daß einigen die Füße erfroren, und andere, aus Mangel der Ausdünstung, schlechter wurden, und viele unsäglich litten. Dazu kam noch die eingeschlossene Luft, das Zusammenpressen so vieler Verwundeten, und der daher unvermeidliche Gestank; der, weil keine Fenster geöffnet werden konnten, nur durch das Räuchern mit Essig einigermaßen getilgt werden konnte. So wie hier, und noch schlechter, war es in Petrikau, Wolborcz, und in Posen.

Aus dieser treuen Darstellung wird jeder leicht einsehen, daß auch die beste Behandlungsart nicht den gehörigen Nutzen gewähren konnte, und daß man oft selbst Menschen, die schon größtentheils genesen waren, so wie Leichtverwundete, sterben sehen mußte. Die mehresten Wunden eyterten in dieser großen Kälte wenig; oder die Eyterung mußte doch durch viel Kunst befördert werden. War man hierauf nicht besonders aufmerksam, so entstanden Faulfieber, und faulartige Durchfälle, oder es erfolgte fast durchgängig Fäulniß und Brand an den Wunden. Ich schreibe dieses Letztere größtentheils der heftigen Kälte zu, durch welche entweder die gehörige Eyterung gehindert, oder der Uebergang des Eyters ins Blut befördert wurde. Zuweilen geschah dies plötzlich, in einer Nacht, so daß ich die Wunde, welche am vorigen Tage rein, und mit gutem Eyter bedeckt war, nun trocken, schwarz, und den Verwundeten tödtlich krank, wo nicht schon röchelnd fand. Die mehresten Wunden mußten daher fast beständig cataplasirt, und mit Eyter befördernden, vorzüglich aus Terpentin bestehenden Mitteln, verbunden werden.

Nach dieser höchst nöthigen Vorerinnerung, werde ich noch von denjenigen Krankheiten, die diesen Winter, sowol in den Feldlazarethen, als unter den Regimentern dieser Armee, vorzüglich herrschten, reden, und mich bemühen, einen deutlichen Begriff davon zu geben.

Dies waren fauligte Gallen- oder fauligte Schleimfieber. Erstere befielen die Menschen häufiger, in den letzten Sommermonaten, bis spät in den Herbst; letztere dagegen in den Wintermonaten: obgleich beide Arten, sowol im Herbst, als den ganzen Winter hindurch, unter den Truppen mehr oder weniger herrschten; doch so, daß im Herbst und Frühjahr häufigere fauligte Gallen- und im Winter mehr fauligte Schleimfieber bemerkt wurden.

Die Ursachen dieser Krankheiten habe ich schon oben größtentheils angegeben; sie gehen aber noch besonders aus der eben angegebenen Vorerinnerung ganz ungezwungen hervor. Es hatten nämlich die mehresten Soldaten eine verdorbene Galle, fehlerhafte, schlechte Säfte, und eine Schwäche der festen Theile: sie waren folglich zu diesen Krankheiten, und selbst zur Fäulniß geneigt, gleichsam vorbereitet, und daher entstanden die so häufigen fauligten Gallen- und Schleimfieber. Ich nenne sie so, weil sie mit den unter diesen Namen allgemein bekannten Krankheiten die größte Aehnlichkeit hatten. Das Besondere wird aus meiner Beschreibung erhellen.

Das Wort Fäulniß hat viele verführt, und wird

itzt fast zu allgemein angenommen und nicht selten gemisbraucht, daher so mancherley Widersprüche und verschiedene Mittel der Heilart der Faulfieber. Wahre Fäulniß, so wie man sie in der todten Natur kennt, ist wol selten oder gar nicht in den Säften der lebenden Menschen anzutreffen; und ist sie darin, so hilft wahrscheinlich kein Mittel, sondern es erfolgt gar bald der Tod. Dies beweiset schon die Fäulniß eines einzigen äußern Theils des menschlichen Körpers, z. B. der kalte Brand; wird dieser nicht bald abgesondert, so erfolgt das weitere Verderben und der Tod. Aber es giebt Schärfen im Körper, die alle Säfte verderben, folglich auch den Magen- Nahrungs- und Nervensaft. Daher entsteht eine große Unordnung in der ganzen thierischen Oeconomie. Kein Saft wird gehörig bereitet, folglich werden alle Verrichtungen der Eingeweide gestört, so wie auch alle festen Theile nach und nach leiden, und also auch die Muskeln und Nerven. Daher bey solchen Krankheiten Sinnesschwäche oder gar Sinnlosigkeit; mangelhafte oder gar zu häufige Absonderungen dieses oder jenes Safts, und endlich die Schwäche aller festen Theile. Wird nun jene Schärfe nicht ausgeführt oder getilgt, der Körper wieder gestärkt, und darin die verlohrne Reizbarkeit wieder hergestellt, so erfolgt eine völlige Zerstörung der flüssigen und endlich der festen Theile; die künstliche Maschine hört auf zu würken, und es erfolgt der Tod.

Folglich ist das vorzüglichste Geschäft des Arztes, die Schärfe zu erforschen, solche so schnell wie möglich aus dem Körper zu schaffen und diesen zu stärken. Dadurch wird bald die natürliche, bisher unterdrückte Empfindlichkeit in den Nerven und Muskeln wieder hergestellt, und die Fortdauer der Maschine bewürkt werden.

Die Kennzeichen dieser Krankheiten waren so deutlich und bestimmt, daß sie, bey einiger Aufmerksamkeit, nicht verkannt, sondern leicht unterschieden werden konnten.

In der ersten Gattung, dem fauligten Gallenfieber nämlich, bekamen die Menschen größtentheils plötzlich, einige wenige auch, nachdem sie schon mehrere Tage gekränkelt hatten, einen Fieberanfall. Der Frost war selten stark, und kurz vorübergehend, die Hitze dagegen groß und anhaltend. Bey einigen erfolgte gegen Morgen ein starker, bey andern ein geringerer Schweiß; größtentheils ohne alle Erleichterung. Die wenigsten behielten den ersten Tag eine trockene Hitze, redeten auch bald irre, und wurden schlecht krank. Dabey hatten sie alle Kopfweh, ja die mehresten heftige Schmerzen im Kopf, auch wohl im Genick, und ein Drücken in der Brust und unter den kurzen Ribben, welches zuweilen so stark wurde, daß sie über heftige Stiche klagten, und ihnen jeder Athemzug schmerzte. Alle hatten, wenn man sie genau betrachtete, etwas Gelbliches im Auge, ja die ganze Oberfläche des Körpers war mehr oder weniger gelb gefärbt, oder doch hin und wieder mit gelben Flecken bezeichnet, vorzüglich auf der Brust, oder am Halse. Ueber andere Schmerzen des Körpers oder der Gliedmaßen klagten diese Kranken nicht, oder doch nur höchst selten. Der Puls war bey allen geschwind, und mäßig voll, zuweilen groß, äußerst selten hart. Der Urin war bey allen gelblicht, trübe, und die ersten Tage ohne Bodensatz. In der Folge, besonders bey der Besserung, senkte sich viel gallichter Stoff zu Boden. Alle diese Kranken hatten, gleich beym Anfall, oder doch den folgenden Tag, Uebelkeiten, bittern Geschmack, und viele Neigung zum Erbrechen; und erbrachen sich sogar freywillig. Bey einigen war die Zunge etwas gelb, bey andern aber nur weiß, und bey den wenigsten gleich vom Anfange an schmutzig.

Die Natur zeigte gleichsam bey allen das erste Hülfsmittel an, nämlich ein Brechmittel. Doch war es vorzüglicher, den ersten Fieberanfall abzuwarten, und durch warmes und säuerliches Getränk, nebst einer gelinden Auflösung von Mittelsalzen mit Essigmeth, zu schwächen, und den Schweiß zu befördern. Alsdann gab ich zwey bis drey Gran Brechweinstein, in Wasser aufgelöst, wodurch größtentheils der Endzweck erreicht, und hinreichendes Erbrechen bewürkt wurde. Das Weggebrochene war immer gelb oder grün gefärbt, und sehr bittern Geschmacks. Erfolgte dies in einigen seltenen Fällen nicht hinreichend, so wurde noch etwas Ipecacuanha mit Rhabarber nachgegeben, und die Würkung durch lauwarmes Wasser befördert.

Es war durchaus nothwendig, hinreichendes Erbrechen zu erregen, weil hiedurch nicht nur am leichtesten die Galle ausgeleert, sondern auch der Schweiß erregt, und das in dieser Krankheit immer leidende Nervensystem erschüttert, und dadurch in der Folge gleichsam weniger mitleidend wurde; auch erfolgte darauf immer große Erleichterung. Auch muß ich gestehen, daß in diesen Krankheiten der Brechweinstein selten seine Würkung verfehlte, wenn er anders von gehöriger Beschaffenheit war, und nach der Vorschrift gegeben wurde.

War das Ausgebrochene sehr bitter, grün, oder gelb, oder erfolgte auch nur nicht vorerwehnte merkliche Erleichterung, so wurde das Brechmittel den folgenden Tag wiederholt.

Dazwischen, wie überhaupt nach den Brechmitteln, wurde eine auflösende, gelinde, abführende Mixtur, aus Glaubersalz und Tamarindenmark, jedes zwey Loth, in zwanzig Loth Wasser aufgelöst, mit Essigmeth, oder auch zwey Loth Weinsteinrahm mit eben so viel Manna, oder mit Essigmeth und Wasser, dergestallt gegeben, daß es gelinde Ausleerungen durch den Stuhl bewürkte. Auf diese Würkung muß besonders gesehen werden. Erfolgt sie zu stark, so muß die angeführte Mixtur schwächer gegeben, oder gar ausgesetzt werden. Zuweilen erfolgten hierauf aber starke Ausleerungen mit offenbarer Erleichterung, und dann wurden diese, ohne daß der Kranke dadurch zu sehr geschwächt ward, verhältnißmäßig fortgesetzt. Zum Getränk erhielten sie Wasser mit Essig, auch Essigmeth, oder Letzteres auch wohl Löffelweise. Einigen, die nicht gern einnahmen, ließ ich auch blos Wasser auf hinreichenden Weinsteinrahm gegossen, mit viel Essigmeth trinken, und erreichte ebenfalls jenen Endzweck.

So oft auch die Brechmittel alle Zufälle erleichterten, so selten bewürkten sie eine würkliche Exacerbation. Je größer die Erleichterung war, desto mehr Hoffnung hatte man zur Genesung. Wenn sich aber der Kranke den nämlichen Abend, oder auch nur den folgenden Tag sehr verschlimmerte, so wurde die Krankheit hartnäckiger, und erforderte die größte Aufmerksamkeit. Vermehrte sich der Kopfschmerz wieder sehr, und mit ihm das Drücken in der Herzgrube, oder der Stich unter den kurzen Ribben, so war wieder ein Brechmittel erforderlich, und nun zuweilen von heilsamerer Würkung. In diesem Zeitpunkt verordnete ich öfters ein Klystier aus der Abkochung von Camillenblumen mit Salz und Oel, um den Darmkanal völlig zu reinigen. Hier sowol, als gleich nach dem ersten Anfall, hatte der Kranke zuweilen harten Puls, Stiche in der Brust, und einen blut'gen Auswurf. Dies entstand offenbar vom Reize der scharfen Galle; wurde diese hinreichend ausgeführt, so verschwanden alle erwehnten Zufälle, oder verminderten sich doch wenigstens. Ein Aderlaß hätte hier gewiß geschadet, wo nicht getödtet; wie ich dies leider einigemal, außer meinem Gebiet, zu bemerken Gelegenheit gehabt habe.

Ich kann aber versichern, daß auch in diesen Fällen der harte Puls selten, und höchstens nur beym ersten, oder erneuerten Anfall, und doch von der Beschaffenheit war, daß er, in Rücksicht auf die übrigen Zufälle, auch weniger Geübtere zum Aderlassen bestimmte. Meines Wissens ist im Feldlazareth von allen diesen Kranken keiner, und von allen übrigen sind diesen Winter äußerst wenige zur Ader gelassen worden.

Wenn den dritten oder vierten Tag die Hitze groß und trocken, und der Puls dabey geschwinder, und der Kranke sehr unruhig war, ließ ich Salpeter, drey Quentchen, sechszehn Loth Wasser, vier Loth Mindersgeist, und eben so viel Essigmeth, alle zwey Stunden zur halben Tasse voll nehmen. In diesem Zeitraum mußte der Kranke täglich mehrmal einige Tassen Camillenthee mit Zitronensäure, und überhaupt viel

Wasser mit der vegetabilischen Säure trinken. Hierauf erfolgte größtentheils eine stärkere Ausdünstung, mit großer Erleichterung aller Zufälle, und nicht selten der bisher geflohene Schlaf. Unterließ man dies, und erregte oder beförderte jene Ausdünstung nicht, so erfolgten bald Sehnenhüpfen und Phantasiren. Erfolgten diese demohngeachtet, oder weil der rechte Zeitpunkt versäumt worden war, so setzte ich zwey Spanische Fliegen an die Waden, und verordnete meine antiseptische Mixtur, alle zwey Stunden zur halben Tasse. Diese bestand aus einem Loth Weinsteinrahm, sechszehn Loth Wasser, zwey Quentchen Vitriolsäure, und vier Loth Essigmeth. Diese antiseptische Mixtur brauchte ich in allen Faulfiebern, nach den gehörigen Ausleerungen, mit großem Nutzen, wie ich sie denn schon seit zwanzig Jahren gebraucht, und im Jahr neun und siebenzig beschrieben habe.

Klagte der Kranke aber den vierten oder fünften Tag u. s. w. aufs neue über Drücken oder Stiche in der Brust, oder unter den kurzen Ribben; so legte ich ein Blasenpflaster mit Campher über diese Stelle; hatte er aber dabey wieder Uebelkeiten, oder faules Aufstoßen, auch wohl Neigung zum Erbrechen: so bekam er abermals ein Brechmittel, bis zur gehörigen Würkung. Dies verminderte größtentheils die letzterwehnten Zufälle, und hob sie zuweilen ganz. Im erstern Fall ordnete ich noch die antiseptische Mixtur, im letztern die China mit der Valeriana oder Arnica, auch wohl letztere allein in einer Abkochung. Meine gewöhnlichste Verordnung in diesen Fällen bestand aus zwey Loth China, einem Quentchen Pulver der Wolferleyblumen in Wasser aufgekocht, und zu zwanzig Loth dieser Durchseigung, zwey Quentchen Vitriolgeist, und vier Loth Essigmeth gemischt. Dies wurde alle zwey Stunden zur halben, auch ganzen Tasse gegeben. Hierbey verordnete ich, wenn das Fieber nachgelassen hatte, und die Entkräftung groß war, auch den mäßigen Gebrauch des Weins. Rheinwein ist in diesen Krankheiten freylich der beste. Da dieser aber hier nicht zu bekommen war, so wurde weißer Franzwein gegeben. Der Wein wurde nach seiner Würkung vermehrt oder vermindert. Bey einigen that er, alle zwey Stunden zu einem bis zwey Eßlöffel voll, eine herrliche Würkung, sowol auf das Gemüth, als auf den Körper; erregte größere Lebhaftigkeit, vermehrte körperliche Wärme bis zur gelinden Ausdünstung, stärkte den Körper, und erquickte und ermunterte den niedergeschlagenen Geist. Bey einigen durfte er nur täglich einigemal gegeben werden, weil er sonst erhitzte und beängstigte.

Bey einigen bewürkte der Gebrauch der China, so wie des Weins, einen geschwinden Puls, größere Hitze, trockene Zunge, und aufs neue Beängstigung. In diesem Fall wurden sie ausgesetzt, oder bey großer

Entkräf-

Entkräftung doch nur des Vor- und die antiseptische Mixtur des Nachmittags, oder auch eine Abkochung aus der Valeriana und Arnica, gegeben. Letztere habe ich nach den Ausleerungen besonders heilsam gefunden. In einigen Fällen gab ich sie gleich nach dem Brechmittel und einer starken darauf folgenden Entkräftung mit Weinsteinrahm in einer Abkochung mit großem Nutzen. Sie bewürkte hinlängliche Leibesöffnung, und jene Entkräftung erfolgte in einem mindern Grade.

Wurden gleich am Anfange die Brechmittel gehörig angewendet, und die Kranken überhaupt nach dieser Vorschrift behandelt; so erfolgte diese große Entkräftung selten, und noch weniger die heftigen Rasereien und Nervenzufälle, die ich bey einer entgegengesetzten Behandlung bemerkte, so daß man auch diese Krankheiten nach den gehörigen Ausleerungen größtentheils ohne China, blos durch die antiseptische Behandlung, Wein, und am Ende durch bittere Extrakte völlig heilen konnte. Wurden aber jene Brechmittel nicht, oder doch nicht hinreichend angewendet, und die Krankheiten nicht nach dieser Vorschrift behandelt; so erfolgten heftige Rasereien, mehrere Nervenzufälle, eine trockene schwarze Zunge, ein geschwinder, ungleicher Puls, auch wohl Friesel und Petechien, und bald darauf der Tod. In den letztbeschriebenen Zufällen räth man denn fast allgemein den Gebrauch des Camphers. Ich muß gestehen, daß ich ihn in diesen Fällen, wenn ich zu spät gerufen wurde, anfangs auch versucht, aber immer schädlich gefunden habe. In diesen Umständen wird viel Scharfsinn und große Urtheilskraft nebst einer ächten Erfahrung erfordert, um zu wissen, ob man ausleeren oder stärken, kühlen oder die Nerven beruhigen soll. Ich weiß zwar wohl, und habe es noch in diesem Feldzuge häufig gesehen, daß man in diesen Fällen China und Serpentaria, Valeriana oder Campher und Moschus giebt, und die Zunge fleißig bepinselt; ich weiß aber auch, daß man wenig ausrichtet. Der Kranke wird immer betäubter und sinnloser, und stirbt mit oder ohne Flekken, unter Zuckungen, oder still am innern Brande.

Da hier offenbar anfangs nicht gehörig ausgeleert ist, so sind die Unreinigkeiten noch mehr in die zweyten Wege übergegangen. Man thut also auch hier noch gut, wenn man eine Auflösung von Tamarindenmark mit Weinsteinrahm, oder Glaubersalz mit Manna oder dergleichen öfters giebt. Da hiebey gewöhnlich der Bauch gespannt, auch wohl aufgetrieben ist, so sind Klystiere angezeigt. Erfolgen Ausleerungen, mit Verminderung der Zufälle, so ist noch Hoffnung zur Genesung. Nicht selten erfolgt nun aber große Entkräftung, daher man itzt die China mit den Wolferleiblumen und der Vitriolsäure, auch Wein anwenden, und an den Gliedmaßen Zugpflaster mit

Campher setzen muß. Diese Methode habe ich noch am besten gefunden, und dadurch zuweilen noch die Genesung bewürkt.

Selten erreichte diese Krankheit, wenn sie anfangs gehörig behandelt war, einen so hohen Grad, und daher konnten auch die mehresten dieser Kranken geheilt werden.

Die Crisis erfolgte größtentheils durch den Schweiß und den Harn, seltener durch den Stuhlgang. Zuweilen erfolgte sie unmerklich, und die Kranken genasen nach und nach.

Die ganze Krankheit über wurden blos Graupen=Hafer= und Obstsuppen erlaubt. Das Getränk war größtentheils Wasser, das auch abgekocht, und anfangs mit vegetabilischer, und am Ende mit Mineralsäure angenehm gemacht wurde.

Bey der Besserung und dem nachlassenden Fieber, ließ ich bittere Extrakte in Wasser aufgelöst, mit etwas Spiritus oder einer bittern Essenz nebst Wein nehmen, und noch lange alle Fleischspeisen und schlechtes Brod vermeiden, weil sonst die Genesenen gewiß recidivirten. Doch hiervon werde ich unten ausführlicher reden.

Einige von den an dieser Krankheit Gestorbenen, die, ehe sie ins Lazareth geschickt wurden, Blut gelassen, und gar nicht ausgeleert hatten, habe ich geöffnet. Ich fand bey diesen die Gallenblase leer, die

Leber widernatürlich groß, entzündet, und hin und wieder brandig.

Die Kennzeichen des fauligten Schleimfiebers waren ebenfalls so bestimmt, daß man sie bey einiger Aufmerksamkeit leicht erkennen, und von dem vorigen Fieber unterscheiden konnte.

Diese Krankheit entstand selten plötzlich, und mit einem merklichen Fieberanfall, sondern die Menschen hatten schon seit mehreren Tagen eine Trägheit des Körpers und Hinfälligkeit, mit Ziehen oder Schmerzen in den Beinen, im Rücken, und andern Gliedern empfunden. Meldeten sie sich endlich, so klagten sie alle über Reißen in den Gliedern, vorzüglich in den Beinen, Schmerzen im Kopf, und eine Beängstigung in der Brust. Bey einigen war der Kopfschmerz außerordentlich heftig, und diese fielen bald in Rasereien; bey andern war er nur stumpf, und machte sie dämisch, und zuweilen für alles gleichgültig. Bey allen diesen war das Weiße des Auges mehr oder weniger röthlich, der Puls klein und geschwind, selten die ersten Tage groß. Bey einigen fand ich zwar alle die vorigen Erscheinungen, aber der Puls war weniger geschwind, in einzelnen Fällen langsam und klein. Diese wurden bald sehr entkräftet, und verfielen in das sogenannte Febris lenta nervosa. Obgleich alle diese Kranken über Frost klagten, so hatten sie dennoch eine innere trockene Hitze, die der Geübte aber dennoch durchs Gefühl entdeckte, indem die Haut, wenn man sie lange berührte, immer wärmer, gleichsam brennend, erschien. Die Zunge, so wie das Zahnfleisch war bey allen weiß, und mit Schleim bedeckt. Bey einigen war sie gleich Anfangs trocken. Da dieser Schleim häufig im Rachen abgesetzt wurde, so hatten die Kranken immer den Mund davon voll, und mußten solchen öfters auswerfen. Auch ging ihnen dieser Schleim häufig mit dem Stuhl ab, daher sie selten verstopft waren, sondern größtentheils flüßige Stühle, und gräulichen, zuweilen auch weißlichen Kothabgang hatten. Selbst der Harn war weißlich und sehr heiß. Einige hatten röthlichen Harn, und dergleichen Durchfälle. Diese harnten in der Folge Blut, so wie dies denn auch aus der Nase, dem Munde, und dem After floß. Diese letzten waren die gefährlichsten, und genasen selten.

Schweiß erfolgte in den ersten Tagen äußerst selten, vielmehr war die Hitze groß, trocken, und brennend, ob sie gleich immer nur über Frost klagten.

Sie hatten zwar gegen alles, außer der Säure, Ekel; oft faules Aufstoßen, aber äußerst selten bittern Geschmack oder Uebelkeiten, noch weniger Neigung zum Erbrechen; demohngeachtet aber fand ich auch hier fast bey allen die Brechmittel gleich am Anfange am vorzüglichsten.

Der ganze Darmkanal war mit Unreinigkeiten, und besonders mit einem scharfen Schleim angefüllt, der höchst wahrscheinlich selbst in den zweyten Wegen befindlich war. Wurde dieser nicht bald gehörig ausgeleert, und die Kräfte unterstützt, so erfolgte die völlige Auflösung des Bluts, wie dies jene blutigen Ausleerungen aus der Nase, dem Munde, und After beweisen.

Auch in diesen Krankheiten bediente ich mich fast allgemein des Brechweinsteins zu zwey bis drey Gran. Dies bewürkte größtentheils hinlängliches Erbrechen. Den wenigen, bey denen dieses Mittel auf den Stuhl würkte, gab ich nachher die Ipecacuanha mit Rhabarber. Das Ausgebrochene war selten bitter oder gelb, vielmehr mit Schleimklumpen angefüllt, der nicht selten einen fauligten Geruch hatte.

Mehrentheils erleichterte dies Erbrechen auch, nur nicht dauerhaft.

Denen die keinen geschwinden Puls, und doch heftige Kopfschmerzen, und noch nicht abgeführt hatten, gab ich nun Pulver aus gleichen Theilen Weinsteinrahm, Salmiak, und Rhabarber. Diese führten oft viele Unreinigkeiten mit Schleim vermischt, und mit offenbarer Erleichterung ab, und schwächten die Kranken nie.

Den stärker Fiebernden gab ich ein Loth Weinsteinrahm, oder Glaubersalz mit zwey Quentchen Salmiak und zwey Gran Brechweinstein mit zwanzig

Loth Wasser und vier Loth Essigmeth, alle zwey Stunden zur halben Tasse voll. Erregte dies zu häufiges Erbrechen oder Laxiren, so wurde es schwächer, aber öfterer gegeben. Dazwischen ließ ich öfters den Meerzwiebelhonig nehmen, weil dieser den Schleim auflösete, und dessen Auswurf beförderte.

Alle diese Kranken mußten abgekochtes Brodwasser mit der Pflanzensäure, und dazwischen Camillenthee, auch säuerlich gemacht, trinken, und nichts als etwas Graupenschleim, Reißwasser, und Obstsuppen die ganze Krankheit hindurch genießen.

Verminderte sich den zweyten Tag der Kopfschmerz nicht, so ließ ich schon ein Blasenpflaster mit etwas Campher um den Nacken legen, das immer den Kopfschmerz verminderte, und die heftigen Rasereien verhüthete, oder doch entfernte.

Ich mischte unter das Spanische Pfliegenpflaster, das ich diesen Kranken legte, immer etwas Campher, weil ohne diesen die Wunden oft brandig wurden.

Wenn die Brech- und abführenden Mittel gehörig gewürkt hatten, gab ich den dritten oder vierten Tag meine antiseptische Mixtur; der ich hier noch zwey Loth Meerzwiebelhonig zusetzte.

Nach dem Gebrauch dieser Mittel ward die Zunge zuweilen beschmieret, sehr unrein, nnd aufgeschwollen. Auch erfolgten nun wohl Uebelkeiten, Drücken in der Brust, und vermehrte Herzensangst,

Ein Beweis, denke ich, daß durch die Ausleerung der ersten Wege nunmehro ein Absatz von Unreinigkeiten aus dem Blute in den Darmkanal bewürkt worden ist. Hier muß das Brechmittel wieder gegeben, ja zuweilen auch wohl wiederholt werden. Wenn man hierauf recht aufmerksam war, und dies gehörig befolgte; so entstanden selten Hautausschläge, und heftige Nervenzufälle, sondern die Kranken genasen nach und nach ohne viel Kunst, außer daß man die Kräfte unterstützen, und die Rückfälle verhüthen mußte. Entstanden sie aber, weil dies übersehen und versäumt worden, oder weil auch wohl zu viel Krankheitsstof vorhanden war, demohngeachtet, als Sehnenhüpfen, Zuckungen der Muskeln, oder sank auch nur der Puls, so wurden zwey große Blasenpflaster an die Waden gesetzt. Nicht selten verminderten diese die Nervenzufälle, erregten zuweilen starken Harnabsatz und vermehrte Ausdünstung. Aber auch in dem Fall, da die Kranken still lagen, wenig klagten, vielmehr gleichgültig waren; wenig Fieber, eine reine, obgleich trockene Zunge hatten, waren die Blasenpflaster sehr heilsam, daher diesen auch mehrere, drey bis vier, an die Waden und Aerme gelegt, und solche in Eyterung erhalten wurden. Diesen Kranken war auch der Wein, die China mit der Angelica, Arnica, oder Valeriana zuweilen sehr heilsam. Erfolgte aber hierauf größere Beängstigung, vermehrte Unruhe, und eine trockene Zunge, so mußten diese Mittel ausgesetzt, und wieder die antiseptische Mixtur nebst etwas Wein dazwischen gegeben werden. Wann nach jenen Ausleerungen die Kräfte plötzlich abnahmen, der Puls klein, gleichsam krampfhaft wurde, und die Haut doch brennend heiß und trocken blieb, gab ich einigemal zwey Gran Campher mit der Valeriana, und ließ von letzterer eine Abkochung mit Weinessig nehmen, und Camillenthee trinken. Hierauf erfolgte zuweilen eine Ausdünstung, mit Erleichterung aller Zufälle, und dann bald die Genesung. Unter diesen Umständen waren die Alexipharmaca überhaupt heilsamer als die Baldrianessenz mit Hirschhorngeist u. s. w. mit Wein öfters gegeben; vorzüglich aber eine etwas stärkere Abkochung aus der Wolferley mit viel Essigmeth, und dazwischen Wein.

Bey einigen wurde die Zunge in der Folge der Krankheit sehr trocken, hart, schwarz, und gefurcht. Das öftere Bestreichen mit Essigmeth, oder Rosenhonig mit etwas Süßmandelöl und Campher, erleichterte sehr, und beförderte die Absonderung der Borke. Besonders muß hier dem Kranken, der größtentheils sinnlos liegt, beständig säuerlich Getränk eingeflößt, auch Wein, und dazwischen der Meerzwiebelhonig mit einigen Tropfen Salmiakgeist gegeben werden, weil dies die Säfte verbessert, und den Auswurf befördert. Auch ist nun die stärkere Abkochung der Wolferley vorzuglich heilsam, und daher zwischen jenen Mitteln zu geben.

Ein Zeichen der Besserung war es, wenn sich die Borke von der Zunge lösete und absonderte, und die Kranken harthörig und zugleich munterer wurden.

Die Crisis erfolgte theils durch einen schleimigten Auswurf, theils durch einen ähnlichen Abgang durch den After, theils auch durch den Harn und Schweiß. Bisweilen erfolgte dies alles so gelinde, daß es nur der aufmerksame Arzt bemerkte.

Bey denen, die gleich nach dem ersten Brech- und nach den abführenden Mitteln eine große Entkräftung erlitten, ordnete ich blos die China mit der Arnica und Vitriolsäure, und Meerzwiebelhonig mit Salmiakgeist, wie auch den Wein, und äußerlich Blasenpflaster, mit sichtbarem Nutzen. Vorzüglich heilsam war diesen der Wein, daher er auch öfterer gegeben wurde, und zugleich die Wolferleyblumen in einer Abkochung.

Denen die in der Folge aus der Nase, dem Munde, oder dem After Blutflüsse hatten, leistete die China mit Vitriolgeist und Wein noch die besten Dienste. Indessen waren auch diese Blutflüße zuweilen durch alle mir bekannten Mittel nicht zu stillen, sondern es erfolgte der Tod. Bey einigen wenigen würkte das Nasenbluten am Anfange große Erleichterung, und diese genasen alle.

Andere erlitten in der Folge der Krankheit fauligte Durchfälle. Ein fauler stinkender Schleim von allerley Farben floß größtentheils wider Willen ab, und war leider oft durch nichts zu hemmmen. Ward er auch endlich gestopft, so schwollen die Kranken schnell und fürchterlich, bekamen Brandflecke auf der ganzen Oberfläche, besonders an den Füßen, verbreiteten den abscheuligsten Gestank, und waren schon vor dem Tode halb verweset. Diese wurden sorgfältig von den andern entfernt, weil sie die Luft außerordentlich verdarben, Ekel und Angst verbreiteten, und daher auch für ansteckend gehalten wurden. Dies kann in so fern gelten, als sie auf die eben erwähnte Art die andern Krankheiten verschlimmern, verbreiten, auch wohl durch Ekel und Verderbung der Luft die sie umgebenden Gesunden krank machen können. Und doch waren sie eigentlich nicht ansteckend. Weder ich noch die andern sie besuchenden Wundärzte, wenn sie nur mäßig und vernünftig lebten, wurden krank. Aber diejenigen, die viel Fleisch und schlechtes Brod, aber kein Gemüse genossen, bekamen freylich gastrische, auch wohl Faulfieber. Daher wurden auch alle die unmäßigen oder unachtsamen, die sich überfraßen, oder blos von Fleisch und dergleichen Suppen lebten, krank, dagegen die mäßigen Menschen, und die vernünftig und vorsichtig lebten, für Reinlichkeit und eine zweckmäßige Nahrung sorgten, und nur nicht beständig unter den Kranken lebten, gesund blieben; diejenigen aber, die im Lazareth lagen, wurden von ähnlichen Krankheiten befallen, daher auch alle, selbst die Leichtverwundeten, dergleichen Krankheiten erlitten.

In jenen fauligten Durchfällen habe ich freylich mancherley Arzeneyen versucht, und endlich folgende Pulver nebst den öftern Klystieren von kaltem Wasser noch am vorzüglichsten, und bey mehrern heilsam gefunden. Salmiak, fünf Gran, Ipecacuanha drey, und Campher zwey Gran mit Zucker, täglich zwey bis dreymal gegeben. Hiebey wurde ihnen ein die Schärfe einhüllendes Getränk aus zwey Quentchen Salep in zwey Pfund Wasser zerkocht, alle zwey Stunden zu einer Tasse voll gegeben.

Die Diät mußte hiebey äußerst strenge seyn, wenn auch dies fruchten sollte. Sie durften nichts als Reißwasser und Haferschleim genießen. Fleischsuppen aller Art, das beste Brod, jede Säure, und besonders der Wein, den ich so oft versucht habe, waren ihnen schädlich. Die strengste Enthaltsamkeit, bis zum Hungern, würkte am vorzüglichsten. Denjenigen, bey denen der Stuhlgang übelriechend und mißfarbig, und wo nur eine Atonie der Gedärme die Ursache des Durchfalls war, wurde ein starkes Dekokt von der China und Cascarille, nebst kalten Klystieren, mit großem Nutzen gegeben.

Bey einigen habe ich auch den Gebrauch des rohen Alauns heilsam gefunden. Dies Mittel hatte Herr Jasse zuerst versucht, und erzählte Herrn Selle und mir, bey unserer Bereisung der Lazarethe, von dessen guten Würkung. Er lösete zwey bis drey Quentchen in zehn Loth Wasser auf, setzte zwey Loth Essigmeth zu, und ließ davon alle zwey bis drey Stunden einen Eßlöffel voll nehmen. Dies schmeckt nicht übel, verursacht niemalen Ueblichkeiten, und vermindert die Stühle zuweilen binnen vier und zwanzig Stunden. Ich gab es nun täglich nur einigemal, und dazwischen bis zur Genesung die Abkochung aus der China und Cascarille. Verminderte es aber die Stühle nicht in den ersten Tägen, so war an keine Besserung zu denken, sondern die Menschen zehrten ab, und starben langsam.

Auch in diesen Durchfällen habe ich den Mohnsaft innerlich und in Klystieren, auf mancherley Weise, und mit verschiedenen Mitteln vermischt, versucht, aber ihn immer schädlich gefunden. Er verursachte entweder eine Geschwulst des Bauchs, ja des ganzen Körpers, oder den Brand der Gedärme, und die Kranken starben mehrentheils schnell. Auch sind die mehresten Menschen in dieser Armee diesen Winter an dergleichen Durchfällen gestorben.

Aber auch hier muß ich aus Liebe zur Wahrheit bezeugen, und ich glaube daß jeder denkende Arzt und

Wundarzt dieser Armee mein Zeugniß bestätigen wird, daß auch diese Durchfälle, wenn die Krankheiten anfangs gehörig behandelt, Brech- und abführende Mittel angewendet wurden, fast nie, oder doch nur erst nach mehreren Rückfällen entstanden. Die mehresten Krankheiten wurden unter meiner Leitung glücklich geheilet, wenigstens bemerkte ich keine solche Durchfälle. Nur wann die Wiederhergestellten keine strenge Diät hielten, vielmehr Fleisch und andere unverdauliche Speisen genossen, oder wenn sie auch zu spät oder zu stark abgeführt wurden, erlitten sie Rückfälle. Diese Rückfälle erfolgten außerordentlich häufig, schon im Feldlazareth, besonders aber in den Regimentslazarethen, so daß nicht nur die mehresten einmal Genesenen zurückfielen, sondern mancher mehrere, ja zuweilen zehn Rückfälle erlitt. Hiedurch wurden die Menschen natürlich äußerst entkräftet, und die Säfte scharf und aufgelöst; es erfolgte entweder schleichende Fieber, oder die Wassersucht, oder jene Durchfälle, an denen die mehresten starben.

Da über diese unerhörten Rückfälle unter den Kranken der Armee überall so viel geschrieen wurde, und kein Mensch die Ursachen ergründen, folglich auch keine Mittel zu deren Verhüthung angeben konnte; so schrieb ich eine Abhandlung über die in der Armee herrschenden Krankheiten, und bemühte mich nicht nur den Charakter derselben zu bestimmen, sondern auch deren Ursachen, Kennzeichen, Folgen, und die Heilmittel dawider, nach meiner häufigen und glücklichen Erfahrung in diesen Krankheiten, treulich anzugeben; besonders aber die Ursachen jener Rückfälle überzeugend darzustellen, und Mittel vorzuschlagen, wodurch diese Rückfälle verhüthet werden konnten. Diese Abhandlung schickte ich mehrfach an die commandirenden Herrn Generale, und bat, daß man sie schleunig an alle Regimentschirurgen schicken, und in der ganzen Südpreußischen Armee circuliren lassen möchte. Dies wurde auch befolgt, so wie solche auch denen noch stehenden entfernten Feldlazarethen mitgetheilt wurde.

Ich hielt mich hiezu um so mehr verpflichtet, da ich nicht nur alle Krankheiten der Armee vom Anfang an sorgfältig beobachtet, und sehr viele in den Feldlazarethen behandelt, sondern auch auf hohen Befehl verschiedene Regimentslazarethe bereiset, und alles darin genau untersucht hatte. Ich muß gestehen, daß ich die Behandlung der Krankheiten größtentheils zweckmäßig, aber die allgemeine Klage fand, daß man die Rückfälle nicht verhüthen könne, und daß an diesen die mehresten Menschen stürben.

Die Ursachen und Kennzeichen dieser Krankheiten, und die Mittel dagegen, erhellen aus dieser Beschreibung, meiner Meinung nach, hinreichend; auch gehört wohl wenig Scharfsinn dazu, um daraus die

Ursachen jener Rückfälle herzuleiten, und Mittel dawider zu bestimmen, wenn diese Mittel anders zu erhalten und anwendbar waren.

Ich kann vorzüglich dreyerley Ursachen angeben, wodurch jene Rückfälle so allgemein bewürkt wurden. Der gänzliche Mangel an Gemüse, und selbst an guten gesunden Nahrungsmitteln; die außerordentliche Kälte dieses Winters, und endlich das Zusammenpressen der Kranken, ja selbst der Gesunden.

Die erste Ursache war allein schon hinreichend, Rückfälle zu bewürken. Die Genesenden waren durch die Krankheit und die Arzeneyen sehr entkräftet, und ihre Verdauungswerkzeuge äußerst geschwächt. Indessen hatten sie große Eßlust, die sie mit vieler Begierde zu befriedigen suchten. Hätte dies durch gute leicht zu verdauende Nahrungsmittel geschehen können, so wären sie nach und nach gestärkt, und dauerhafter hergestellt, und jene Rückfälle vermieden worden. Da aber alle Nahrungsmittel fast allgemein in Commisbrod, das oft nicht ausgebacken war, Rindfleisch, und höchstens Reiß oder Graupen bestand, so konnten diese geschwächten Menschen solche Nahrungsmittel, zumal wenn sie übermäßig genossen worden, wie nur gar zu oft, trotz aller Aufsicht, geschah, nicht verdauen, sondern es entstand wieder Uebelkeit, Fieber, Kopfschmerz, u. s. w. Nun mußten sie wieder ausgeleert, und aufs neue gestärkt werden. Da aber

immer

immer jene Ursachen obwalteten, so erfolgte auch bald wieder eine neue Ueberladung mit allen ihren Folgen. Geschah dies noch öfter, so wurden alle Kräfte erschöpft, und die Eingeweide, so wie das Nervensystem, äusserst geschwächt, und zu den natürlichen Verrichtungen unfähig, oder widrig gestimmt. Daher erfolgten nun nicht nur leichter, sondern auch öfter, Rückfälle, und endlich Auszehrung oder Wassersucht, schleichende Nervenfieber, oder die noch ärgern Durchfälle.

Hiezu trug die außerordentliche Kälte nicht wenig bey. Diese war so groß, daß sich die schwachen, in der Besserung begriffenen Menschen nicht ohne Gefahr in die Luft wagen durften. Vielen erfroren die Glieder, im Dienst, im Quartier, ja im Lazareth. Sie waren also gezwungen, immer in den kleinen, sehr enge belegten Stuben zu bleiben. Den Genuß der frischen Luft mußten sie folglich größtentheils entbehren. Die Fenster waren so eingefroren, daß man sie nicht öffnen konnte, und die Kälte so groß, daß sie auch jede Oeffnung und Lufterneuerung scheueten und abwendeten. Es konnten aber auch die mehresten Stuben, und besonders die Lazarethe, wegen der, über alle Beschreibung üblen Bauart in diesem wilden Lande, nicht gehörig warm erhalten werden. Daher würkte die widernatürliche Kälte schon in und auch nach der Krankheit verschiedentlich auf die

Körper. Sie erschwerte oder verhinderte die Crisis, unterdrückte oder verhinderte die Ausdünstung, und bewürkte einen Absatz der Schärfe auf die Eingeweide, und an öftersten auf die vorzüglich leidenden Gedärme. Nun entstand ein Durchfall, der bey dieser immer fortdauernden Erkältung so schwer, oft unmöglich zu heilen war. Wegen der Erkältung scheueten diese Unglücklichen das öftere Aufstehen, ließen die Unreinigkeiten unter sich fließen, verbreiteten nun Gestank, Abscheu, und Fäulniß um sich her, und waren dann auch gewiß verloren. Alle schrieen unaufhörlich über Kälte, so viel und so außerordentlich auch für die Erheitzung der Stuben gesorgt wurde.

Einigen erfroren in den Quartieren, ja sogar in den Lazarethen, die Füße, und wurden brandig. Die mehresten Kranken und Genesenden klagten über heftiges Reißen in den Gliedern, besonders in den Beinen, so daß sie laut schreyen mußten, und nicht schlafen noch ruhen konnten. Dies Reißen in den Beinen war in der größten Kälte, im Januar und anfangs Februar, bey den Kranken, Verwundeten, und Genesenden so allgemein, daß es mir die größte Sorge verursachte, und ich es anfangs weder heben noch mir erklären konnte. Erfolgte dies Reißen bald die ersten Tage in den fauligten Schleimfiebern, so war die größte Aufmerksamkeit nöthig, oder es entstand eine Entzündung an den Füßen, die in einigen

Stunden brandig wurde. Dieser Brand würkte so schnell auf alle fleischigten Theile, bis auf die Knochen, daß die Absonderung der Füße binnen zwey, höchstens drey Tagen erfolgte. Durch nichts, weder durch Mittel, noch durch Einschnitte, konnte dieser Brand, wenn er einmal entstanden war, gehemmt werden. Größtentheils erfolgte die Absonderung im untern Fußgelenk, seltener unterm Knie, oder unter der Wade. Es entstand jedesmal, wo die Natur die Absonderung bewürken wollte, eine Grenzlinie. Unter dieser war alles faul, und bis auf die Knochen brandig, und über derselben die Haut natürlich. Da keine Erhaltung möglich war, so wurden die Glieder unter dieser Linie bald durch die Kunst abgesetzt *), weil der

---

*) Bey dieser Gelegenheit finde ich für nöthig, noch etwas wegen der Absetzung der Glieder zu erinnern.

Da bey der Absetzung des Oberschenkels nach dem Cirkelschnitt durch die Muskeln, ohnerachtet diese drey Querfinger breit höher durchschnitten werden wie die Haut, sich die Beugemuskeln des Unterschenkels, nicht selten mehr wie die vordern, ausstreckenden zurückziehen, und dadurch zuweilen ein unförmlicher Stumpf entsteht, der beym Tragen eines hölzernen Fußes einige Unbequemlichkeit verursacht; so könnte dies dadurch gehoben werden, wenn die vordern Muskeln (Extensores cruris) — der Rectus, cruralis und die Vasti — in einer mäßigen Beugung des Knies, die Flexores cruris hingegen – der biceps, semitendi semimembranosus und popliteus — in der Ausstrekkung des Knies, durchschnitten würden. Der Schnitt bliebe demohngeachtet gerade und cirkelförmig, würde aber, wenn

Gestank sonst unerträglich war. Demohngeachtet wurden die wenigsten beym Leben erhalten, sondern starben nach und nach an der Entkräftung, theils wegen der ausgestandenen Krankheit, theils wegen der starken Eyterung.

---

man ihn in der vorher beschriebenen Richtung des Gliedes verrichtete, alle Unförmlichkeit des Stumpfs vermeiden. Denn nach meiner Erfahrung ziehen sich die Beugemuskeln des Unterschenkels nach dem Schnitt weit stärker zurück, als die Ausstreckmuskeln, daher jene, um dies zu vermeiden, in ihrer größten Verlängerung, folglich in der Ausdehnung und diese in der Beugung, zerschnitten werden müssen.

Dadurch wird weder ein grösserer Schmerz noch Zeitverlust, und beydes, die Heilung, so wie eine gute Rundung des Stumpfs, bewürkt.

Die andern itzt zum Theil aufgewärmten Operationsarten, sind zu künstlich und zu schmerzhaft, als daß sie des Erwähnens und noch weniger des Nachahmens werth wären. Wenn ich lese, daß eine solche Operation eine Stunde lang gedauert hat, so schaudert mir die Haut, und ich könnte mich warlich nicht entschließen, sie zu verrichten, sondern würde viel lieber auf diese Operation Verzicht thun und solche einem härtern Manne überlassen. Einen Menschen eine Stunde lang zu martern, ist grausam, mir ganz unbegreiflich; ich könnte es nicht mit ansehen, vielweniger selbst ausüben. Und wozu ist diese künstliche, schmerzende Operation nöthig? zu nichts als um eine besondere Methode zu haben. Meine vorhin beschriebene Operation dauert zwey, höchstens drey, Minuten, und geräth so gut, ist wenigstens nie misgerathen, ob ich sie gleich einige dreyßig Mahl, nach meiner Methode, verrichtet und die Heilung größtentheils unter sechs Wochen vollkommen und nach Wunsch habe erfolgen sehen.

Sobald dieser Brand entstand, verminderte sich das Fieber, ja hörte größtentheils ganz auf, und der Kranke ward munter, hatte Eßlust, und glaubte sich gesund. Er konnte also als eine völlige, obgleich unglückliche Crisis angesehen werden.

Die ersten Fälle dieser Art ereigneten sich so schnell, so ohne alle Vermuthung, daß ich den Brand zu spät bemerkte, und nun die Absetzung der Füße nicht verhindern konnte. Ich war äußerst bestürzt über dies Unglück, und strengte daher alle meine Aufmerksamkeit an, um die Ursache dieses schnell um sich greifenden Brandes zu erforschen, und demselben Mittel entgegen zu setzen. Und ich war nach den vier ersten Unglücksfällen so glücklich, keinen ähnlichen mehr zu haben, obgleich jene Schmerzen in den Beinen allgemein wütheten, und bey mehreren eine Geschwulst nebst der vorerwähnten Entzündung der Füße erfolgte, und bey einigen selbst Blasen und Brandflecke hie und da in der Haut entstanden.

Ich bemerkte, daß diejenigen Kranken, die am weitesten vom Ofen entfernt, und nahe dem Fenster oder der Thüre gelegt, folglich am mehresten der Kälte ausgesetzt waren, auch die heftigsten Schmerzen in den Füßen klagten, und auch zum öftern dem Aufschwellen und Entzünden derselben unterworfen waren. Dies bestätigte besonders jene unglückliche Erfahrung, die mir zu eben dieser Zeit von Lentschütz gemeldet wurde. Die pohlnischen Kriegsgefangenen mußten daselbst Schanzen und Graben um die Stadt machen, Diese kleine Stadt war theils abgebrannt, theils geplündert, und nun, weil es ein Grenzort war, stark besetzt, folglich waren alle Lebensmittel äußerst kostbar, und die elenden Hütten sehr stark belegt. Die Kriegsgefangenen litten dabey am meisten, weil sie ohne alle Bedeckung liegen, und die größte Kälte ausstehen mußten, und daher wurden sie auch, so hart dieses Volk sonst ist, bald alle krank! Ich schickte gleich einige tüchtige Chirurgen mit Arzeneyen versehen hin, und sorgte so viel wie möglich für ihre Verpflegung, vorzüglich für Bedeckung und Wärme. Die Krankheit hatte aber schon zu weit um sich gegriffen. Die Wundärzte fanden dreyßig Mann mit jenem Brande an den Füßen. Bey einigen hatte die Natur schon die Füße abgesetzt; den andern mußten sie abgenommen werden, und von diesen wurden nur einige beym Leben erhalten. Die übrigen fünf und siebenzig Mann behielten sämmtlich ihre Füße, und selbst die mehresten wurden beym Leben erhalten und geheilet.

Ich ließ allen die über Schmerzen in den Füßen klagten, eine Abkochung aus Wolferlei- und Camillenblumen in Wasser und Essig, vermittelst flanellner Tücher, stündlich scharf warm darüber schlagen, und täglich zweymal das Terpentinöl mit Salmiakgeist und Campher, scharf und lange in die Füße, von den Zehen bis an das Knie einreiben. Dies linderte bald die Schmerzen, erwärmte die Füße, und verhinderte den Brand. So erfreulich dies für mich war, so große Unbequemlichkeit und Mühe verursachte es, bey so vielen Kranken, und wurde auch zuweilen, besonders des Nachts, unterlassen, da denn der Umschlag erkaltete, und wieder die fürchterlichsten Schmerzen entstanden. Ich sann also auf ein sicherers und weniger beschwerliches Mittel. Ich ließ kleine Säcke von grober Leinewand verfertigen, oder nahm die gewöhnlichen Strohkissen, füllte sie mit Hechsel, und ließ die Füße darin stecken, nachdem sie mit jenem Oel scharf eingerieben waren. Dies that Wunder, die Füße blieben nicht nur immer warm, sondern dünsteten auch aus, und die Schmerzen ließen nach, und bey allen erfolgte weder Entzündung noch Brand. Selbst diejenigen, bey denen schon Blasen oder schwarze Flecke in der Haut entstanden waren, wurden alle gerettet. Ich schnitt die Blasen auf, scarificirte die Flecken flach, und blos im Brande, rieb das Oel ein, und bedeckte diese Stellen mit der Wundsalbe, ließ die Füße in jene Kissen stecken, und solche über dem Knie zubinden. Das Abgestorbene sonderte sich ab, es entstand eine gute Eyterung, und die Wunden wurden leicht und glücklich geheilet. Ein Wundarzt, der in der heftigen Raserey dies immer abgerissen hatte, auch mehrmalen davon gelaufen war, verlor an einem Fuße alle Zehen. Die übrigen Theile wurden auf diese Art alle erhalten, obgleich schon mehrere Brandflecken zugegen waren. Auch wurde er übrigens wieder hergestellt.

Daß die Kälte den größten Antheil an diesem Brande der Füße hatte, beweisen nicht nur jene glücklich geheilten, sondern auch die andern Menschen, die eine ähnliche Krankheit, aber Betten hatten. Sie erlitten zwar auch heftige Schmerzen in den Füßen, bekamen aber nie den Brand. Auch bey diesen linderte das starke Einreiben des Terpentinöls u. s. w, die Schmerzen, so wie auch jenen dies Oel, der vermehrten Wärme unerachtet, höchst nöthig, lindernd und heilsam war.

Das Zusammenpressen der Kranken und Gesunden in kleine elende Stuben, war endlich die dritte Ursache der allgemeinen Krankheiten und auch der Rückfälle. Die Menschen genossen nie frische, sondern stets unreine, verdorbene Luft. Sie lagen des Nachts wie eingepökelt, und konnten sich am Tage fast gar nicht bewegen. Die äußere Luft scheueten sie wegen der großen Kälte. Es fehlten ihnen also die zwei Hauptmittel zur Genesung: Bewegung und frische Luft. Daher wurden die gehörigen Absonderungen verhindert, und bey einiger Unmäßigkeit die Verdauung gestört, und es erfolgten Rückfälle.

Mein Vorschlag, zur Verminderung der Krankheiten und der Rückfälle, war also natürlich der: bessere Lebensmittel, und den Kranken so wie den Genesenden eine reinere Luft zu verschaffen; die Genesenden von den Kranken abzusondern, und alle geräumiger zu legen und sie für Erkältung und Erhitzung zu sichern, und ihre Wohnungen zu lüften und zu reinigen.

Dies wurde auch nach und nach, so viel es nur möglich war, bewürkt. Die Regimentslazarethe wurden erweitert, die Garnisonen geräumiger gelegt, die Stuben gelüftet, und oft mit Essig geräuchert. Für die Kranken wurde fein Brod gebacken, trockenes Obst, mehrere Grützarten, Weinessig und Wein, ja selbst für die Genesenden und Gesunden etwas Gemüse, besonders Mährrettig und Sauerkohl angeschaft Auch wurde für gutes Bier hinlänglich gesorgt. Der König bewies sich hiebey außerordentlich gnädig und hülfreich. Er gab, auf meine unterthänigste Vorstellung, den Regimentschirurgen nicht nur monatlich bis zu hundert Thaler Zulage zu Medicin, sondern schenkte so viel Wein und Weinessig für alle Kranken der Armee, als nur erforderlich war. Ueberdem wurde allen Genesenden eine ansehnliche Zulage bewilligt, damit sie bessere, gesundere Kost genießen könnten, die ihnen allgemein, nach der Vorschrift des Regimentschirurgus, bereitet und ausgetheilet wurde. Ueberdem wurden allen Regimentern so viel Wundärzte auf Königl. Kosten gegeben, als sie nur bedurften, weil die Anzahl der Kranken groß, und die der Compagniechirurgen, die häufig erkrankten, zu klein war. Ohne diese Königliche Gnade und Fürsorge wäre diesen häufigen Krankheiten und der so großen Sterblichkeit noch lange nicht Einhalt geschehen.

Hiezu kam denn noch das glückliche Frühjahr. Der April war hier trocken und sehr warm, und nun erst verminderten sich jene Krankheiten täglich. Am heftigsten und häufigsten waren sie in der größten Kälte, im Januar und Februar. Selbst damals würkten einige gelinde Tage vorzüglich auf die Kranken. Ich fand dann alles munterer, und manche würklich besser. Bey vermehrter Kälte verschlimmerten sich auch die Kranken wieder; besonders nachtheilig würkte sie auf die Verwundeten und Genesenden, aus Gründen die ich eben schon angegeben habe; sie vermehrte die Leiden der Menschen und verhinderte alle Absonderung durch die Haut und durch die Eyterung.

Ich habe schon gesagt, daß im Januar und Februar die Krankheiten am häufigsten waren. Auch starben viele in diesem Monate. Doch fand man die Sterblichkeit bei der Armee im März am größten. Die Ursache lag darin, daß in den vorigen Monaten sehr viele, beinahe die mehresten Geheilten Rückfälle erlitten hatten. Diese wnrden oft wieder hergestellt, bis sie endlich ausgemergelt waren, in Schwind = und Wassersucht, oder in abzehrende Fieber verfielen, oder jene

Durchfälle erlitten, und endlich größtentheils im März langsam starben. Dies bewog den König anfangs April den itzigen Geheimenrath, Herrn Professor Selle, nach Südpreußen zu schicken, mit dem Befehl, alle Regimentslazarethe zu bereisen, — die Feldlazarethe waren schon eingegangen — um zu untersuchen, ob noch Wissenschaft, Fleiß und Unterstützung etwas besonders fruchten und den Krankheiten Grenzen setzen könnte.

Herr Selle ging, von mir begleitet, den neunten April von Posen ab, und bereisete die mehresten Regimentslazarethe in Südpreußen. Er fand meine Abhandlung der Krankheiten gegründet, und die Krankheiten, nach meiner Bestimmung, an und für sich nicht ansteckend. Auch fand er die Heilmethode fast allgemein zweckmäßig, und selbst die Lazarethe wohl und rühmlich eingerichtet. Die allgemeine Klage war nur über gänzlichen Mangel an Gemüse und andern guten Nahrungsmitteln. Auch hatten die hitzigeu Krankheiteu größtentheils nachgelassen, und nur die üblen Folgen zurückgelassen, als Nervenfieber, Abzehrung, Wassersucht und Durchfälle. In einigen Lazarethen herrschte der Skorbut. Herr Selle rieth dagegen, nebst zweckmäßigen Arzeneien, den Mährrettig, Senf, frische Kräuter u. s w., welches auch alles, so wie dessen Vorschläge überhaupt, getreulich befolgt wurde. Auch Herr Selle war über die öftern Rückfälle erstaunt, aber auch bald überzeugt, daß meine angegebenen Ursachen gegründet wären; daß nämlich nur bessere Nahrungsmittel dem Uebel steuern könnten. Er that daher den großen Vorschlag, daß den Genesenden bessere Nahrungsmittel gegeben und diese durch einen außerordentlichen Zuschuß angeschafft werden sollten, welches der König allergnädigst genehmigte.

Dies alles hatte ich einige Monate früher der Armee schon bekannt gemacht, und hinreichend bewiesen, daß die Rückfälle nur durch Mäßigkeit, durch bessere Nahrungsmittel, und besonders durch Enthaltung von allen festen Speisen, zu verhüten wären. Ich hatte vorgeschrieben, daß die Genesenden die ersten acht Tage kein Fleisch und nichts als Reiß- Graupen- und Grützsuppen, öfters, aber in kleinen Portionen, und etwas feines Brod mit Butter und Wein haben sollten. Dabey sollten sie sich täglich unter Aufsicht mäßig bewegen, und allmählig anfangen ein wenig Fleisch zu essen. Alle die dies befolgt haben, sind unter allen Umständen, im Feld- und Regimentslazareth, in Städten und Dörfern, einzeln und zusammengelegt, dauerhaft genesen. Einige vernünftige Menschen, denen ich dies recht ans Herz legte, aßen so wenig im Lazareth, daß sie immer hungerten, und genasen unter der Menge von Kranken dauerhaft. Aus dem Grunde hatten alle die vernünftigern Menschen, Officiere und andere Königl. Bedienten, die mäßiger lebten und sich besser verpflegten, jene Rückfälle nicht, wie denn auch von diesen wenig gestorben sind. Ich habe viele dergleichen Kranke, als Offiziere, Feldärzte, Regiments= und Oberchirurgen, Apotheker und andere Königl. Bediente, auch Bürger und Bauern an dieser Krankheit, viele darunter mit Flecken und bösartigen Zufällen gehabt, aber es ist mir nicht Einer gestorben.

Noch habe ich die seltene Erfahrung gemacht, daß mehrere Menschen diese Krankheit in einem halben Jahre zwey bis dreymal hatten. Ich habe einen meiner besten Oberchirurgen in der Zeit zweymal am Faulfieber, und einen andern Wundarzt dreymal am Fleckfieber geheilet, außer daß er das zweytemal durch eine Metastasis das rechte Auge verlohr.

Auch habe ich die im einjährigen Kriege im Jahr neun und siebenzig gemachte Erfahrung, daß der Wein das vorzüglichste Bewahrungsmittel gegen Krankheiten ist, bestätigt gefunden. Alle die Menschen, die gerne Wein tranken, sind nicht, oder doch nicht schlecht krank geworden. Die Vielfresser hingegen, wenn sie besonders keinen oder doch zu wenig Wein tranken, wurden mehrmalen krank. Hieraus folgt natürlich, daß der Mensch, wenn er lange und gesund leben will, sich nicht überfressen, vielmehr mäßig, einfach essen und dabey Wein trinken muß. Besonders ist der Wein denen Menschen, die mit den Kranken umgehen, viel in den Lazarethen seyn, wie auch denen, die viel Strapazen ausstehen, oder die sehr gut oder schlecht essen müssen, vorzüglich heilsam. Wer viel oder schlecht ißt, und keinen oder nur wenig Wein trinkt, verdirbt leicht die Verdauung und ist zur Krankheit geneigt. Wer mäßig ißt und Wein trinkt, wird gewiß äußerst selten krank. Auch würkt der Wein nicht nur auf den Magen und die Gedärme, sondern vorzüglich aufs Nervensystem, und befördert daher nicht nur die Verdauung und alle natürlichen Absonderungen, sondern erwärmt das Herz und ermuntert den Geist. Im Felde, wo der Mensch so oft schlecht leben, gutes Wasser und gesunde Nahrungsmittel entbehren muß, und jeder schlechten Witterung, auch mancherley Gefahr ausgesetzt wird, da ist der Wein vorzüglich nützlich; er erquickt Seele und Leib. Es versteht sich von selbst, daß auch der Wein mäßig genossen werden muß, wenn er heilsam seyn soll. Dies muß ein jeder nach seinen Kräften und nach seiner Gewohnheit bestimmen. Dem Einen bekömmt viel, dem Andern wenig. Nur ein oder zwey Glas, wie viele glauben, sind bei gesunden Menschen nicht hinreichend, jene heilsamen Würkungen hervorzubringen. Ein Mann müßte in den angeführten Fällen täglich ein halbes Maaß genießen. Und dies bekömmt am besten bey oder nach dem Mittagsessen. Wer mehr gewohnt ist, und vertragen kann, kann auch mehr genießen, um sich zu erquicken und zu erfreuen.

Im Monat November, da ich in Lowicz die mehresten und schlechtesten Kranken und Verwundeten hatte, empfand ich einstmals acht Tage hinter einander einen heftigen Kopfschmerz. Ich stand jeden Morgen frisch und gesund auf. Mit leichtem Kopf und frohem Herzen besuchte ich um sieben Uhr das Lazareth. Nach einigen Stunden ward mein Kopf schwer, und nach und nach entstand ein Schmerz darin, der gegen zwölf Uhr, da ich erst meine Arbeit vollendet hatte, unerträglich war, und mich ganz muthlos machte. Dabey empfand ich nun eine Niedergeschlagenheit des Gemüths und eine Trägheit des Körpers, so daß ich meinen leichten Körper nur mit Mühe und Angst zu Hause schleppen konnte. Ich aß dann mäßig aber mit Appetit und trank ein halbes Maaß Wein, und der Kopfschmerz war weg, nur blieb eine gewisse Müdigkeit des Körpers zurück. Der Generalchirurgus Jasse wohnte gerade bei mir und aß mit mir. Dieser machte mir täglich Vorwürfe, daß ich mich zu viel bemühte, daß ich unterliegen würde, wenn ich nicht einbliebe und medizinirte. Ich verschrieb mir den neunten Tag ein Brechmittel, um solches am folgenden Morgen zu nehmen.

Ich erwachte wie gewöhnlich gesund und froh, und konnte mich nicht zum Einnehmen bequemen, weil ich in dieser Welt noch wenig Arzeneyen genommen, und einen großen Ekel dafür habe. Ich besorgte meine Geschäfte und mein Kopfschmerz folterte mich wieder wie gewöhnlich. Ich aß zum Mittage nichts als Hühnersuppe und etwas Semmel, trank aber statt des rothen, ein ganzes Maaß guten Rheinwein. Er schmeckte und behagte mir außerordentlich. Ich schlief die Nacht besser wie seit langer Zeit, hatte eine gelinde Ausdünstung und versah meine gewöhnlichen Geschäfte mit großer Munterkeit.

Nicht die geringste Beschwerde störte meine Arbeit, mein Kopfschmerz war wie weggezaubert, mein Pulver wurde einem Kranken gegeben, und ich aß noch einige Tage wenig, trank meinen gewöhnlichen Wein und wurde völlig gesund.

Es versteht sich von selbst, daß ich durch hinreichende Zeichen überzeugt war, daß ich keine Unreinigkeiten, noch irgend einen Krankheitsstof im Körper hatte, weil sonst meine Weinkur unschicklich gewesen wäre. Ich glaube aber, daß durch die starke Anstrengung des Kopfs, und weil ich mich zu lange im Lazareth bey so vielen schlechten Kranken und Verwundeten aufgehalten hatte, mein Nervensystem zu stark angegriffen war, und daß der Wein dies besänftigte und daher als ein Alexipharmakum würkte.

Funfzigste Beobachtung,

der Sitten, Lebensart und der Krankheiten der Polen.

Da ich mich nicht nur sechszehn Monat in dem neu eroberten Südpreußen aufgehalten habe, sondern auch dies Land dreymal durchreiset, und selbst in dem noch übrigen Polen theils dieß- theils jenseits der Weichsel verschiedentlich gewesen bin, und viel Umgang mit den Einwohnern gehabt, und ihre Lebensart beobachtet habe; so halte ich es nicht für überflüßig, diese Beobachtungen mitzutheilen.

Das Land selbst in Süd- und Westpreußen, wie auch in Polen, bis und um Warschau, ist schön, eben, und hat einen fruchtbaren Boden. Ich habe über hundert Meilen in der Länge und Breite wenige Berge, und außer dem Sendomirschen um Krakau herum kein Gebürge gefunden. Hier wird dies Land durch ein Gebürge gleichsam von Ungarn getrennt und begränzt. Das was sie in Polen Berge nennen, sind kleine fruchtbare Hügel. Der Erdboden ist fast durchgängig fett und ungewöhnlich fruchtbar. Er ist in den mehresten Gegenden, wenn es nur wenige Tage trockene Witterung ist, so hart wie eine Chaussee; dagegen er nach dem Regen schnell feucht, sehr schmutzig und leimigt wird. Daher die Wege im Sommer und bey trockner Witterung sehr gut, bey nasser Witterung aber schlecht und beschwerlich sind. Der Boden ist so fruchtbar, daß ihn die mehresten Polen mehrere Jahre gar nicht, und überhaupt nur sehr wenig düngen; sie behalten ihren Mist lieber aus großer Faulheit, zu ihrer Plage und großen Unbequemlichkeit, in den Straßen und Häusern, bis er verfault und ihre Unreinlichkeit vermehrt. Daher man alle Städte und Dörfer, und selbst die Häuser darin, außerordentlich schmutzig findet, und bey feuchter Witterung schwer durchkommen kann.

Nichts destoweniger trägt ihnen der Boden sehr reichlich, so daß ich überall das schönste Getreide, und besonders guten Weizen, gefunden habe.

Im Sommer gewähren diese reichen, in einer großen Ebene gelegenen Kornfelder und fetten Wiesen, dem Auge einen herrlichen Anblick, an dem ich mich oft mit großem Vergnügen geweidet und mich warlich erquickt habe.

Das fruchtbare Land ist nun durchweg mit großen Wäldern versehen und mit Flüssen durchschnitten. Erstere sind in mehrern Gegenden so groß und baumreich, daß das Holz von den Einwohnern nicht verbraucht, und aus gänzlichem Mangel der Indüstrie nicht genutzt wird. Deswegen, und weil sie bisher keine Forstbedienten und folglich gar keine Aufsicht hatten, sind die Wälder sehr dicht, oft undurchdringlich; und da sie viele Bäume umhauen und sie dann nicht brauchen, so bleiben sie liegen und verfaulen mit samt dem um- und abgefallenen Holze.

Es sind viele Ströme in diesem Lande, aber außer der Weichsel sind sie größtentheils unschiffbar; obgleich viele davon, zum größten Nutzen des Landes, schiffbar gemacht werden könnten; wie es denn der Bug, die Psorra, Narew, Pilica und Wartha schon zum Theil sind.

Da Polen größtentheils gegen Süden gelegen ist, so ist das Clima darin gut und gemäßigt. Im Winter fällt, nach allen Erzählungen, viel Schnee, und der Frost ist oft anhaltend, aber nicht stärker als er um Berlin bemerkt wird. Eben so verhält es sich im Sommer mit der Wärme; nur daß hier, weil das Land sehr eben ist und wenige Moräste hat, wenig Nebel fällt und die Witterung überhaupt beständig ist.

So schön und fruchtbar das Land ist, so schön und wohlgebauet sind die Menschen, ja selbst die Thiere darin. Sowohl Männer als Weiber sind alle so wohl gebauet, daß ich nie schönere Menschen gesehen habe. Sie sind nicht nur wohl und nach dem Ebenmaaß gebauet, sondern auch stark von Körper und mehr groß als klein. Die mehresten Menschen sind blond, haben schöne, große, blaue Augen, und Zähne ohne Vergleich.

Ich habe sie nie von der Schönheit gesehen, wie sie hier allgemein sind. Ich habe den Bauern oft Geld gegeben, damit sie lachen und den Mund öfnen möchten, um mich an den schönen Zähnen zu ergötzen.

Auch haben sie von Natur Talent. Ihre schlechte Erziehung und Sklaverey hat sie aber im Druck und in einer auffallenden Dummheit erhalten. Eine Lust ist es, einen polnischen Bauer fahren zu sehen. Er hat weder Zügel noch Sattel, sondern ein paar Stricke, die er statt jenem gebraucht, schwingt sich auf das ungesattelte Pferd, und fährt schneller und besser, als man es in Deutschland gewohnt ist.

Eben so hart, brav, aber auch tückisch ist ihr Vieh. Ihre Pferde bekommen wenig Körner und laufen dennoch mit einer großen Schnelligkeit, und trotzen lange Witterung und Strapatzen unter freyem Himmel. Selbst ihr Rindvieh, ihre Schweine, ja das Federvieh ist schön, wird groß, leicht fett, ist wohlschmeckend, aber auch alles tückischer Natur. Es ist nichts ungewöhnliches, daß die zahmen Schweine die Menschen und Pferde beißen, nnd verfolgen.

Aus dieser oberflächlichen Beschreibung erhellet schon, daß dies Land eine glückliche Lage und Beschaffenheit hat, und vorzüglich geschickt ist, die Menschen und das Vieh nicht nur reichlich zu ernähren und gesund zu erhalten, sondern daß auch die Bevölkerung schnell zunehmen müsse, und viele überflüßige Produkte, als

Vieh, Getreide, Holz und Honig ausgeführt, und dadurch ein großer Wohlstand des Landes bewürkt werden könnte.

Indessen verhindern dies mancherley Ursachen, so daß das Land wirklich arm an Menschen, und größtentheils — den vornehmen Adel ausgenommen — an Glücksgütern, und reich an Krüppeln ist.

Die erste wesentlichste Ursache liegt in den Menschen selbst, in ihrer fehlerhaften Lebensart und schlechten Sitten. Der Pole ist faul und träge; arbeitet entweder nur aus Zwang oder zur höchsten Nothdurft. Ueberdem war der Bauer bisher ein Leibeigner des Edelmanns, folglich ein wahrer Sklave. Für seinen Edelmann mußte er, samt seiner Frau und seinen Kindern, sechs Tage in der Woche, vom Morgen bis zum späten Abend, des Sommers und Winters, arbeiten, seine Felder bestellen, seine Scheunen füllen, dreschen, Holz fahren, hauen u. s. w. Es blieb ihm daher keine Zeit zur Arbeit für sich übrig, als die Nacht und der Sonntag. Daher findet man sie des Nachts mit der Bearbeitung ihrer Felder, oder ihres Hauswesens beschäftigt. Dies entkräftet sie, macht sie muthlos und tödtet jeden Trieb, ihren Zustand zu verbessern, oder etwas zu erwerben. Deßhalb ist auch der Landmann durchweg blutarm; hat kein Hausgeräth, keine Betten noch Leinen, und erwirbt nur täglich so viel, daß er sein Leben fristen kann.

Seine Nahrungsmittel bestehen grösstentheils aus Suppen von Brod und Kleyen und aus Capusta. Dies ist Weiskraut, das sie einsäuren und Winter und Sommer essen. Anderes Gemüse bauet er nicht, kennt er kaum. Daher findet man auch selten hinter dem Bauerhause einen Obstbaum, noch weniger Fruchtgärten. Die Häuser selbst sind klein und schlecht gebauet, und alle mit schwarzem Stroh bedeckt, so daß der Anblick der Dörfer traurig und schrecklich ist. In solchem Hause findet man selten mehr als eine kleine niedrige Stube und eine ähnliche Kammer, mit einem kleinen kaum sichtbaren Fenster versehen. Ställe und Scheunen haben sie äußerst selten; daher herbergt das Vieh, die Kuh, Ziege, Schweine, der Hund und alles Federvieh, mit den sämtlichen Einwohnern des Hauses, in der einen kleinen schmutzigen Stube, die nie gereinigt oder gelüftet wird. In dieser Stube steht nun beständig ein großes Faß Capusta, ihrem jährlichen Vorrath, der einen abscheulichen Gestank verbreitet; dieser wird dadurch noch vermehrt, daß alles Federvieh des Nachts auf Brettern über dem Steinofen sitzet und diesen stets bemistet. Hiezu kömmt nun die Ausdünstung der großen und kleinen Menschen und des Viehes, folglich ist die Luft äußerst unrein, fast mephitisch. Sie würde es noch mehr und pestartig seyn, wenn nicht in jeder Stube ein Camin wäre, in welchem Winter und Sommer fast Tag und

Nacht Holz gebrannt wird, wodurch die Luft einigermaßen verbessert und unschädlicher wird.

Des Nachts liegen alle diese Menschen mit dem Vieh an der bloßen Erde; höchstens auf Lumpen mit Laub gefüllt. Die mehresten entkleiden sich daher nie, sondern die Männer bleiben mehrentheils den Winter wie im Sommer in ihren Schaafspelzen und Pelzmützen. Strümpfe kennt der Bauer nicht, sondern umwickelt seine Füße im Winter und auf Reisen mit Stroh, und fährt damit in die großen, schlechten, mit Eisen beschlagenen Stiefeln. Auch die Weiber tragen größtentheils ähnliche Pelze. Die Kinder gehen mehrentheils nackend. Ich habe sehr oft alle Kinder des Dorfs bey der strengsten Kälte im Schnee barfuß und außer einem zerrissenen Hemde nackend laufen und frohlockend spielen sehen. Gewaschen und gekämmt wird nie; ja der gemeine Pole, außer den Einwohnern der wenigen Hauptstädte, kennt keinen Kamm, daher sie unbeschreiblich viel Ungeziefer nähren.

Der Sonntag ist ganz für den gemeinen Mann; den er auch recht für sich, nach seiner eigenen Weise genießt. Die Geistlichen sorgen, daß er die Messe besuchen muß; dies thut er auch heilig. Da fast in ganz Polen nur des Sonntags Markttag ist; so bringt er dann das Wenige, was er übrig hat, als Getreide, Vieh, und besonders ein Füderchen Holz, nach der nächsten Stadt zum Verkauf, dahin ihn seine Frau und

Kinder begleiten. Dies verkauft er erst, geht dann mit der Familie in die Messe, betet mit einer wahren Heiligkeit seinen Rosenkranz und knieet nicht nur dabey, sondern wirft sich oft an den Erdboden und küßt ihn, lauset sich aber auch mitunter, und wirft dann das reichlich erhaschte Ungeziefer um sich, daher man neben ihnen Gefahr läuft bevölkert zu werden, wie mir dies denn die ersten Male begegnete. Nachdem er so seinem Gott und Geistlichen ein halbes Stündchen gedient hat, geht er mit seiner Familie ins Wirthshaus. — Ein polnischer Krug ist über alle Vorstellung schlecht und nicht zu beschreiben. — Hier versäuft er größtentheils alles gelösete Geld in Brandwein, — den alle Polen in einer unglaublichen Menge trinken — tanzt dann mit seinrr Gattin durch die Straßen und so nach Hause, wenn er nicht viel gelöset hat. Im andern Fall säuft er aber so lange, bis er entweder im Hause oder vor der Thür umfällt. Hier entledigt er sich größtentheils oben und unten von seinem Ueberfluß, und bleibt darin schlafend, kürzer oder länger, im Hofe oder auf der Straße, liegen, bis er ausgeschlafen und sich ermuntert hat. Dann schlägt er sich vor den Bauch, streicht seinen Bart, lobt den Wirth und dessen Brantwein, und schreitet arm aber glücklich und gravitätisch aus der Stadt. Diese Scene habe ich alle Sonntage und in allen Städten sehr häufig gesehen. Er kömmt also eben so arm zu Hause, wie er ausging. Darüber ist er unbekümmert, denn einmal gehört ihm weder sein Haus noch sein Vieh, noch sein Feld. Dies hat ihm alles der Edelmann gegeben. Folglich verbessert er auch nichts darin und denkt an keinem Vorrath, weil er täglich Gefahr läuft aus dem Hause gestoßen zu werden.

Diese unglückliche Gewohnheit und die Gewalt des Edelmanns hat diese Menschen immer in der Trägheit nnd Liederlichkeit, und das ganze schöne Land in der Armuth, Unreinlichkeit und Dummheit erhalten. Zu Letzterer hat die Geistlichkeit nicht wenig beygetragen, die das Volk, ihres Vortheils wegen, nicht nur in einer unglaublichen Unwissenheit, sondern auch in einem nie gesehenen, nicht einmal vermutheten Aberglauben erhält.

Auch der größte Theil der vornehmern Polen, die Edelleute, sind davon nicht ausgeschlossen. Eben so haben diese im ganzen den nemlichen Charakter der eben beschriebenen gemeinen Polen. Sie sind bigot, folglich abergläubig, dumm, faul und üppig.

Der Edelmann — wenige ausgenommen — thut nichts als essen, trinken, und dies im höchsten Grade, schlafen, spielen und buhlen. Seine Speisen sind denen des Landmanns ganz entgegengesetzt. Er ißt viel Fleisch, alles aber hart, nicht gahr gekocht. Dieserwegen, und weil sein Essen schlecht bereitet, fast alles mit Knoblauch, Zwiebeln und Mährrettig vermischt und sehr stark gewürzt ist, mochte ich äußerst ungern sein Gast seyn, ob er mir gleich zuweilen zwanzig Schüsseln, und alles in silbernem Geräthe, vorsetzte.

Diese Mahlzeit verschlingt er in einer ungewöhnlichen Geschwindigkeit. Ich habe zuweilen die größten und reichsten Tafeln binnen einer halben Stunde enden sehen. Das Vorlegen und Wegnehmen geschieht von der großen Menge Bedienten in solcher Geschwindigkeit, daß es mir unbegreiflich schien und der Taschenspielerey glich; daher habe ich auch, weil ich gern rede und in großer Gesellschaft langsam esse, mehrentheils diese Tafeln hungrig und verdrüßlich verlassen. Ein Grund zu der Verderbung ihres Magens und endlich ihrer Eingeweide.

Getrunken wird wenig bey Tische, aber desto mehr nachher. Bis spät in die Nacht wird unaufhörlich gesoffen, und mehrentheils guter oder schlechter Ungarwein. Dazwischen wird auch Bier getrunken. Der weniger reiche Edelmann trinkt nichts als Bier und Brantwein, vom Morgen bis in die Nacht, und zwar in solcher Menge, daß es für einen Deutschen alle Vorstellung übertrift. Auch der gemeine Pole säuft gern Bier. Da er dies aber nicht in der Menge haben kann, so säuft er lieber Brantwein. Hiedurch wird so häufig der Grund zu chronischen Krankheiten gelegt.

Die verheuratheten Weiber sind größtentheils roquet; dagegen die Mädchen keusch und sehr zurückhaltend. Daher ist es ein seltener Fall, daß ein polnisches Mädchen von guten Eltern, oder gar von Familie, beschwängert wird. Ganz anders verhält sichs auf dem Lande; da hier der Edelmann völlig Herr seiner Unterthanen ist, so stehen auch alle Mädchen und Weiber zu seinem Befehl, wie einem türkischen Bassa.

Die vornehmen verheuratheten Weiber glauben ein Privilegium zu haben, mit dem Mann, der ihnen gefällt, zu coquettiren. Dies ist so in der Stadt wie auf dem Lande. Die Ursach davon liegt größtentheils im Mann. Dieser vernachläßigt bald sein Weib, hängt sich an eine andere, hält Maitressen und verläßt seine eigene Frau. Dazu kömmt, daß sie, theils ihrer von der Jugend an gewohnten Ausschweifung wegen, theils weil sie den starken Genuß des Weins lieben; auch wohl öfters von der Venusseuche gelitten haben, früh die Fähigkeit zum Beischlaf verliehren, oder doch wenig darin leisten können. Daher regiert auch in Polen das Weib, und der Mann ist größtentheils ihr Sklave.

Aber auch der gemeine Mann ist häufig venerisch. Ich habe diese Krankheit nicht nur in allen Städten, sondern auch anf dem Lande, ja ganze Dörfer davon angesteckt gefunden. Sie ist ihnen vorzüglich von den russischen Truppen mitgetheilt worden. Schon im siebenjährigen Kriege stand die Armee größtentheils des Winters in Polen. Da schon begann die Ansteckung und wurde nachher immer durch die in Polen stehenden russischen Truppen erhalten und endlich durch sich selbst fortgepflanzt. Wegen gänzlicher Miskenntniß und schlechter Behandlung griff die Seuche nicht nur bald weit um sich, sonderu ward auch bösartiger und unbezwingbarer. Ich habe in einem Dorf, auf Befehl, der venerischen Ansteckung wegen, einmal eine Untersuchung anstellen müssen. Da fand ich, daß ein Cosack zuerst eine Frau durch einen gezwungenen Beyschlaf angesteckt hatte. Diese hatte wieder ihren Mann, der die Magd, und diese den Knecht angesteckt. Ich konnte so, da diese Menschen unwissend waren, den Gang der Krankheit ergründen, und fand am Ende drey und zwanzig Menschen beyderlei Geschlechts unrein. Die mehresten hatten schankröse Geschwüre in den Geburtstheilen und im Halse; auch mit unter geschwollene Leistendrüsen, und nur einer den Tripper.

Nicht nur unter den Reichen und Armen beyderley Geschlechts, sondern auch unter den Kindern der Geistlichen und den hier häufigen Juden, habe ich die venerische Krankheit häufig bemerkt; solche oft sehr eingewurzelt gefunden, ohne daß sie das Uebel kannten.

Die zweyte Hauptursache der Entwickelung der vielen unheilbaren Krankheiten, und besonders der so häufigen Krüppel, die ich nie in einem andern Lande so zahlreich bemerkt habe, ist der gänzliche Mangel an Aerzten, Wundärzten, Geburtshelfern und Hebammen.

Außer Warschau, Crakau und Posen, gab es in ganz Polen dergleichen wissenschaftliche Menschen äusserst selten, und in den häufigen kleinen Städten und auf dem Lande gar nicht. Höchstens hatte sich ein Afterarzt in Warschau den Titel als Hofrath erkauft, den da jeder für eine Kleinigkeit erkaufen, und dann ohne alle Prüfung im Lande frey und ungestört prakticiren und morden konnte; welches denn auch häufig geschehen ist.

Wundärzte gab es gar nicht, außer einigen polnischen und von uns entlehnten Regimentschirurgen, ja nicht einmal in den Hauptstädten. Diese Wissenschaft samt der Geburtshülfe übten größtentheils die gemeinen Juden aus, so wie diese auch doctorirten.

Wegen mangelnder Aerzte und Wundärzte fand man auch in den mehresten kleinen Städten keine Apotheken, oder doch so schlecht, daß sie nicht den Namen verdienten. Auch den Verkauf der Arzeneyen maaßten sich die Juden an, und bereiteten sie zum Theil selbst, von denen ich schreckliche, kaum fürs Vieh taugliche Arzneyen gesehen habe. Diese Juden besorgten alle innern und äußern Krankheiten, und machen selbst mit den abscheulichsten Instrumenten Operationen. Ich habe gesehen, daß ein Jude einem jungen Mädchen, wegen eines kleinen Geschwürs, die ganze Oberlippe mit einem Federmesser abgeschnitten hatte, welches eine gräßliche Ungestaltheit nachließ.

Diese Juden leben unter dem gemeinen, dummen Volk, kennen genau dessen Sitten, Gewohnheiten und Aberglauben, und machen sich diese treflich zu Nutze.

Sie wissen, daß der Pole gern zur Ader läßt, bricht, purgirt oder schwitzt, und zwar alles in dem heftigsten Grade. Folglich wird bey allen Krankheiten viel Blut weggelassen, ein heftiges Brech = Purgier- oder Schwitzmittel gegeben. Wenn der gemeine Pole nicht funfzehn bis zwanzigmal bricht, und dreißig bis vierzigmal laxirt, oder nicht so schwitzt, daß er im Bette schwimmt, so bezahlt er die Mittel nicht. Daher müssen sie nicht selten bis zum Tode laxiren, brechen oder schwitzen. Und daher findet man auch hier so häufige chronische Krankheiten, besonders die Wassersucht.

Der gänzliche Mangel an Geburtshelfern und Hebammen verursacht vorzüglich viel Unglück unter dem gemeinen Mann. Die Kinder werden sehr oft schon in der Geburt zu Krüppeln, oder auch getödtet, und Glück genug, wenn die Mutter mit dem Leben oder der Gesundheit davon kömmt. Diese haben aber, wie ihre Männer, unglaubliche harte Naturen, deßwegen sie zuweilen den schrecklichsten Behandlungen trotzen und sich wieder erholen.

Ich habe von mehrern Kreißenden gehört, die man drey Tage recht henkermäßig behandelt, endlich das Kind stückweise von ihnen gerissen hatte, und die dennoch genasen.

Diese üble Behandlung im Wochenbette und die nachherige Verfütterung und Verwahrlosung der Kinder, tödtet sehr viele in der zartesten Jugend. Daher findet man auch oft durchgängig, daß eine bejahrte Mutter nur ein Kind oder zwey übrig behält, ob sie gleich funfzehn bis zwanzig gebohren hat. In der That sind die Ehen bey diesen so starken, gesunden Menschen, und weil sie alle sehr früh heirathen, sehr fruchtbar; nur Misbrauch, üble Behandlung und Grausamkeit tödtet oder verdirbt diese Früchte. Diejenigen welche übrig bleiben und dies alles überwinden, werden freylich ungewöhnlich hart und stark.

Die Juden, welche in diesem Lande überaus häufig sind, zuweilen den größten Theil der Einwohner in Städten und Dörfern ausmachen, und daher größtentheils alle Professionen ausüben, haben gleiches Schicksal mit den gemeinen Polen; leben noch schmutziger, unreiner; heirathen noch früher, zuweilen schon im zwölften Jahre. Daher, und weil sie ein weises Gesetz haben, erzeugen sie noch mehr Kinder, die größtentheils einer gleichen Behandlung bey und nach der Geburt ausgesetzt sind, aber doch im ganzen weniger sterben, weil sie menschlicher, häuslicher und nährender sind. Indessen ist es abscheulich, eine solche polnische, gemeine Judenfamilie zu sehen. Mehrere Familien sind in einem engen, scheulißchen Loche, samt den vielen Kindern, gleichsam eingepökelt. Halb nackend, mit aller Art Ausschlag, Ungeziefer und Schmutz, liegen sie in einander gedrängt, und haben kaum so viel Raum, daß sie alle aufgerichtet stehen können. Der Gestank und der Anblick ist so abscheulich, duß ich mir nichts abschreckenderes in der Natur denken kann. Ich habe ihnen oft versichert, daß ich lieber die größte Quaal erleiden, als eine Nacht unter ihnen aushalten wollte. Ach! und in diesen Pestlöchern sind vergangenen Winter gar häufig Soldaten eingelegt worden. Sie trieben dann wol das Vieh und mehrere Menschen hinaus, aber doch durften sie, der großen Kälte wegen, nicht alles wegjagen, sondern mußten unter dem schmutzigen Volk und dem Gestank aushalten, daher es kein Wunder war, daß so viele — dieser Lebensart ungewohnt — erkranken mußten.

Obgleich die Juden mehr Kinder wie die Polen erhalten, und daher dies Land vorzüglich bevölkern, so erreichen sie doch selten ein hohes Alter. Dies leite ich von ihrer zu frühen Verheuratung her. Sie werden dadurch, besonders die Weiber, durch ihre frühen und häufigen Geburten, gar sehr geschwächt, daher auch ein Weib von dreißig Jahren oft schon grau und Großmutter ist. Wird sie älter, so bekömmt sie eine recht schreckhafte Gestalt. Ein polnisches altes Judenweib hat ein solches scheußliches Ansehen, daß man zurückgeschreckt wird, und das ich zu beschreiben unfähig bin. Sie

wurden

würden noch früher sterben und verderben, wenn sie nicht, wie ich schon vorhin gesagt, ein weises talmudisches Gesetz hätten, daß ihnen in der That von großem Nutzen ist, und das sie so gern befolgen und für ein himmlisches halten.

Das Gesetz heißt nemlich: es sey viehisch, seine Ehefrau alle Nacht beyzuwohnen, sondern es gezieme sich für einen frommen Juden, diese Pflicht nur einmal in der Woche zu erfüllen; und weil die mehresten des Sonnabends zu Hause seyn müßten, so wäre dies die schicklichste Zeit, wo die Ehe gepflogen werden könnte. Von der Onanie ist auch der größte Theil dieser Nation befreyt; ja sogar nächtliche Pollutionen werden für die größte Sünde gehalten, so daß sich mancher den Tag darauf im kalten Wasser bis über den Kopf badet, wenn es auch der strengste Winter wäre, und oft wegen dieser Sünde fastet.

Dies ist ebenfalls ein talmudisches Gesetz, welches die Juden auch für himmlisch halten. Es heißt nämlich im Talmud: daß durch den Saamen, welcher durch Onanie oder verliebte Gedanken hervorgebracht wird, ja sogar der durch nächtliche Pollutionen ergossen wird, dem Menschen das größte Verderben bereitet werde. Auf dieser Welt ist dafür die Strafe, daß ihm seine Kinder jung sterben; aber auch in der Ewigkeit muß er für diese Sünde leiden, weil von diesem Saamen böse Geister, Teufelskinder, geschaffen würden, die ihn nach seinem Tode als Vater anerkennen, und dann viel martern würden.

Dies Gesetz ist kräftiger als Tißots Schrift und dgl. m., diese Nation von dergleichen Lastern abzuschrekken. Vielleicht das einzige Beyspiel, wo auch Aberglauben Nutzen schaft.

Nach allem dem, was ich von diesem Lande und dessen Einwohner angeführt habe, erhellet, daß dasselbe schön, gesund und fruchtbar ist, und die Menschen es ebenfalls seyn würden, wenn sie sich dies Glück nicht durch Gewohnheit, Unsittlichkeit und durch schlechte, besonders medizinische Polizey raubten, aber auch, daß dies alles unter unserer Regierung verbessert und dann dies Land eines der glücklichsten auf dem Erdboden werden kann.

Endemische Krankheiten hat es nach meiner Beobachtung gar nicht, man müßte denn den Weichselzopf, plica polonica, dazu zählen. Da dieser aber nichts zur Sterblichkeit beyträgt, sie vielmehr nach ihrer Meinung gesund erhält; so ist er nicht wohl für eine Krankheit zu rechnen. Ueberdem glaube ich, daß er nicht von der Natur, sondern vielmehr durch Unreinigkeit erzeugt und durch Gewohnheit gepflegt und erhalten wird. Dies bestätigen mir folgende Gründe. Erstlich findet man den Weichselzopf äußerst selten bey einem solchen Polen, der die Reinlichkeit liebt und pflegt. Wie ich ihn denn nie bey solchen und bey keinem Frauenzimmer gesehen habe. Zweytens bewirkt der Pole gar oft solchen Weichselzopf durch die Kunst. Er glaubt nämlich, daß er ihn vor allen Krankheiten bewahre. Fühlt er sich nun oft kränklich, so nimmt er Wachs und schmilzt dies mit andern Fettigkeiten zusammen, schmieret damit die zusammengedrehten Haarbündel ein; bindet sie dann fest zusammen, setzt eine Pelzmütze auf, bindet die auch fest, damit sie nie abfallen könne, und trägt sie so vier Wochen ungestört. Dann ist zu seiner größten Freude der Weichselzopf fertig, deren er sich aber auch mehrere auf gleiche Weise verfertigt. Bey den Christen verrichten dies größtentheils gewisse Geistliche; bey den Juden alte Weiber, die dazu allerlei besondere Wörter aussprechen.

Drittens beweisen dies jene Fälle, wo man sie ohne allen Schaden weggeschnitten hat. Ich habe von einigen Regimentschirurgen in Westpreußen erfahren, daß sie einigen aus Polen erhaltenen Soldaten den Zopf mit Gewalt abgeschnitten und sie gesund erhalten hätten.

Indessen will man häufig, besonders der gemeine Mann, die Erfahrung gemacht haben, daß nach den abgeschnittenen Weichselzöpfen allerley Krankheiten, Lähmung, Auszehrung, ja der Tod erfolgt sey. Aber diese Erfahrung ist nicht sicher. Hiebey kann auch der Aberglaube und die Todesangst, die der Pole bey dem Wegschneiden empfindet, gewürkt haben. Ich habe mehrmalen polnischen Bettelleuten einen Dukaten für solchen Haarbündel geboten, ihn aber nicht erhalten. Er antwortete immer: daß dies eben so gefährlich sey, als wenn ich ihm den Hals abschnitte. Auch können sich wohl in einem solchen oder vielen dergleichen von Jugend an getragenen festgeballten Haarbündeln gewisse Feuchtigkeiten absondern; die nach dem plötzlichen Verlust der Zöpfe im Körper bleiben, und samt der Furcht mancherley Zufälle oder Krankheiten verursachen können Ich hoffe aber, daß bey unserer bessern Polizey, wenn der Pole nicht mehr Tag und Nacht die Pelzmütze tragen und seine Haare täglich auskämmen und sich reinigen muß, dies Uebel mit der Zeit verschwinden wird.

Epidemische Krankheiten giebt es in Polen sowohl wie in andern Ländern. Und dann raffen diese freilich, wegen Mangel der Aerzte und der Polizey, dort mehrere Menschen als in gesittetern Ländern weg. Aber auch diese Krankheiten überstehen sie, wenn sie nur einigermaßen gut behandelt werden, ihrer harten Natur wegen, leichter als die weichlichern Menschen.

Dies habe ich besonders in dem harten Winter 1794 bemerkt. In dieser Zeit grassirten die Faulfieber, die in der ganzen Armee herrschten, auch häufig unter den Einwohnern, so daß ganze Städte und Dörfer erkrankten, auch am Anfange, da sie sich selbst überlassen blieben, viele daran starben. Aber auch bey diesen bewies sich der gute König so gnädig und väterlich als bey der Armee. Ich erhielt den Allerhöchsten Befehl, in allen Städten und Dörfern, in denen die Epidemie grassirte, Ober- und Unterchirurgen, nebst der zweckmäßigsten Anweisung zu beordern. Dies geschah mit so glücklichem Erfolg, daß nunmehro die mehresten Kranken genasen und erhalten wurden. Es wurde allen freie Arzney und auch Lebensmittel gereicht, und in allem Betracht für die armen unglücklichen Menschen so gut gesorgt, daß nicht nur nach einigen Monaten diese Krankheiten völlig nachließen, sondern sich die Menschen auch wieder samt ihrem Vieh dürftig ernähren, und auch in Zukunft für ihre Erhaltung sorgen konnten.

E n d e.

www.ingramcontent.com/pod-product-compliance
Lightning Source LLC
La Vergne TN
LVHW092111300926
849161LV00002B/103